AVEC
JUJU
FITCATS

SANS FILTRE

AVEC
JUJU FITCATS

SANS FILTRE

Portraits de Juju : Liltone Morris

Photos culinaires : Atelier Chez Elles

SOLAR EDITIONS

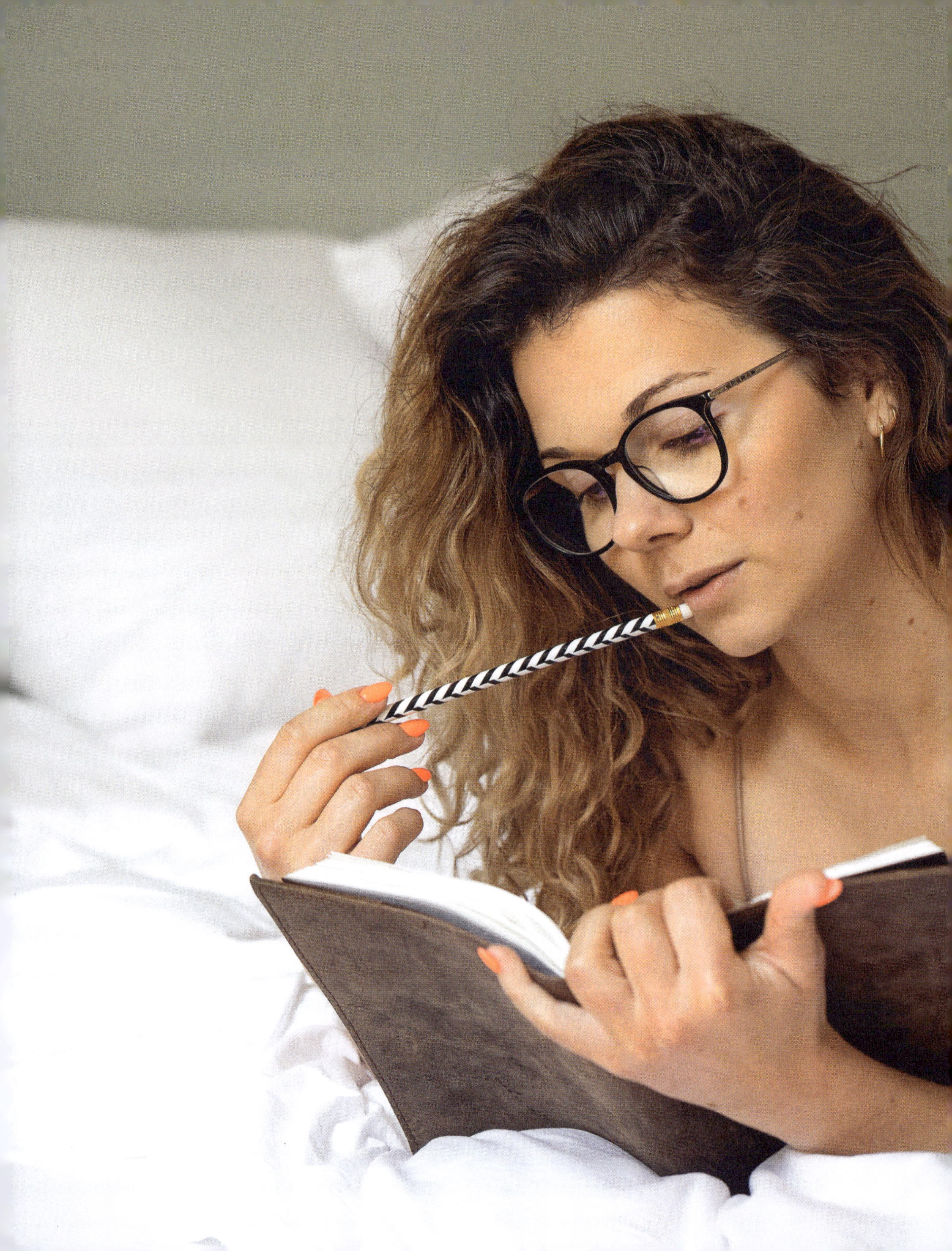

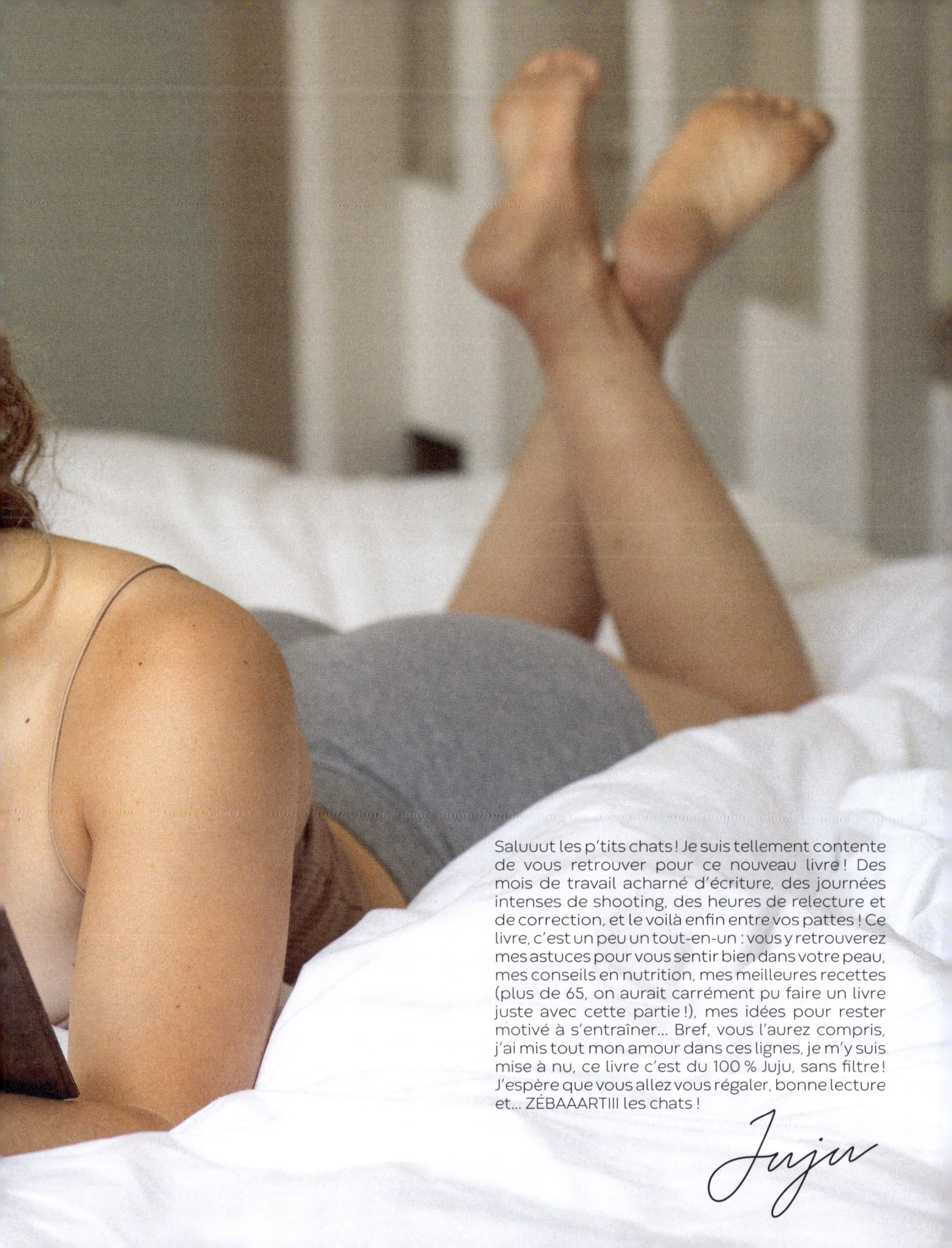

Saluuut les p'tits chats ! Je suis tellement contente de vous retrouver pour ce nouveau livre ! Des mois de travail acharné d'écriture, des journées intenses de shooting, des heures de relecture et de correction, et le voilà enfin entre vos pattes ! Ce livre, c'est un peu un tout-en-un : vous y retrouverez mes astuces pour vous sentir bien dans votre peau, mes conseils en nutrition, mes meilleures recettes (plus de 65, on aurait carrément pu faire un livre juste avec cette partie !), mes idées pour rester motivé à s'entraîner... Bref, vous l'aurez compris, j'ai mis tout mon amour dans ces lignes, je m'y suis mise à nu, ce livre c'est du 100 % Juju, sans filtre ! J'espère que vous allez vous régaler, bonne lecture et... ZÉBAAARTIII les chats !

Juju

SANS FILTRE

Juju Fitcats

cats

SOMMAIRE

M

Yooo p'tit chaaaaaaaaat d'amour ! Comment tu vas ? (Pssst, habitue-toi parce que si tu ne le sais pas encore, je risque de t'appeler comme ça très souvent.) Je suis sûre que tu pensais que j'allais faire la fameuse, la célèbre, l'unique (j'me suis enflammée, ouais) introduction de vidéo YouTube que (je l'espère) tu connais par cœur… Mais je me suis dit… et si je te laissais quelques lignes pour l'écrire, cette intro ? Histoire de voir à quel point tu me connais bien ?

Salut … … …, c'est … et j'espère que … …. …. …. …. !
Aujourd'hui, on se … …. …. pour mon tout nouveau … …. …. .

OK, T'as gagné, tu t'es bien débrouillé.e mais… si jamais tu t'es un peu trompé.e, laisse-moi me présenter :

Salut, moi c'est Juju.

Juju comme (à toi de jouer)… Justine, Justine, JUSTINE ! Oui, j'avoue, j'ai été traumatisée à force d'être appelée Julie. J'ai 26 ans (déjà… aïe, aïe, aïe) et ce livre est le deuxième que j'ai la chance d'écrire. Peut-être as-tu déjà entendu parler du livre *50 nuances de patate douce*, ou peut-être l'as-tu déjà chez toi ? (Si ce n'est pas le cas, fonce en librairie !) Eh bien, après l'accueil incroyable qu'a reçu ce premier livre, composé exclusivement de recettes à base de patate douce, j'ai eu envie de poursuivre l'aventure ! Mais cette fois-ci, j'ai décidé de partager toutes les facettes de ma personnalité. Parce que oui, je suis une passionnée du « MAAANGER » mais je suis surtout une passionnée, tout court. J'aime les sciences, le sport, les voyages, l'humour, le chant, le développement personnel, la danse, l'équitation… et c'est ce que je partage au quotidien sur mes différents réseaux sociaux. Mais aujourd'hui, j'ai envie de partager toutes ces choses en plus grand, alors accorde-toi du temps et laisse-toi transporter dans mon univers… déjanté !

La première chose à savoir, c'est que je suis diplômée d'une licence en biologie et santé option biochimie et nutrition sportive, depuis mes 21 ans. Crois-moi, j'étais une élève très studieuse. La bibliothèque voyait pointer le bout de mon nez à 7 heures pétantes, m'accueillait entre les cours et me laissait repartir à 20 heures.

Durant mes études, j'ai eu la

chance de finir ma dernière année de licence au Canada pour étudier les sciences de la nutrition. Cette année a été la plus bénéfique de toute ma vie car, depuis déjà deux ans, je souffrais d'anorexie. Cette maladie m'a poursuivie de 18 à 20 ans et c'est au Canada que j'ai commencé à aller de l'avant. Vaincre cette maladie est l'une de mes plus belles victoires mais je t'en reparlerai un peu plus tard (voir page 12).

La deuxième chose à savoir, c'est que je suis sportive depuis mon plus jeune âge. J'ai pratiqué l'équitation, beaucoup en compétition, pendant plus de 15 ans. J'ai d'ailleurs obtenu mon Galop 5, et mon truc à moi, c'était les concours complets.

(Psst : merci papa de m'avoir accompagnée tous les dimanches en compète et de m'avoir suivie au championnat de France, plusieurs étés d'affilée !)

J'ai également fait de la danse (modern jazz puis afro jazz et enfin ragga dancehall), du taekwondo... Et, durant ma longue période d'anorexie, beaucoup, beaucoup, beaucoup (trop) de course à pied... Bref, tu l'as compris, j'ai ce besoin inconditionnel de me dépenser.

Mais ce n'est qu'à l'âge de 20 ans, les deux pieds posés sur le sol canadien, que j'ai poussé les portes d'une salle de musculation pour la toute première fois. Et c'est grâce à ce sport que j'ai réussi, petit à petit, à vaincre mon anorexie. Ce sport m'a appris que mon corps était mon ami, qu'il méritait que je lui fournisse de l'énergie et que si je lui donnais ce qu'il me demandait, il me réserverait bien des surprises.

Après deux ans de pratique, une prise de masse et une « sèche », j'ai foulé les planches d'une compétition de culturisme (à l'âge de 22 ans). Compétition que j'ai remportée en la présence de tous mes proches et de Bibou (ah oui, Bibou, c'est le p'tit nom que j'donne à Thibaud, mon chéri). L'un des plus beaux jours de ma vie, clairement. Mais après cette compétition et malgré tout l'amour que je porte à la musculation, j'ai eu besoin de prendre une nouvelle direction. Et c'est pourquoi, depuis trois ans maintenant, je pratique le crosstraining.

Ah, et la dernière chose à savoir, c'est que JE PARLE (J'ÉCRIS) beaucoup, BEAUCOUP, BEAAAUCOUUUP ! Mais ça, tu vas vite t'en rendre compte.

À travers ce livre, j'espère sincèrement que tu trouveras des réponses à tes questions : sur la nutrition, la pratique sportive, mais aussi les recettes, le développement personnel ou encore l'environnement... Ce livre te réserve bien des surprises, alors régale-toi ! (C'est le cas de le dire !)

AVOIR CONFIANCE EN SOI

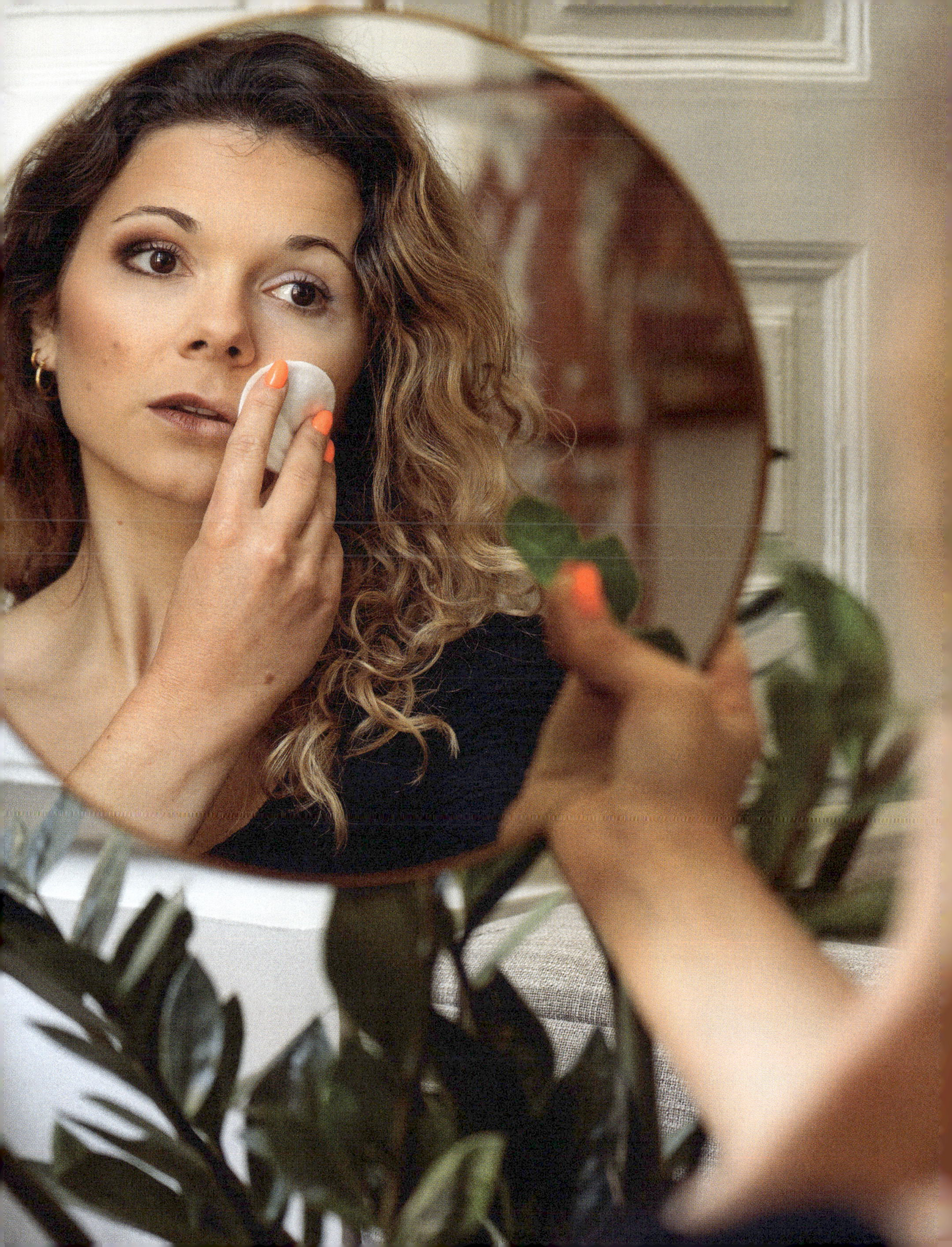

Mon histoire

SORTIR DE L'ANOREXIE

(Avant toute chose, maman, sache que je t'aime et que même si notre relation n'a pas toujours été facile, je sais que tu n'as jamais rien voulu d'autre que mon bonheur.)

Comme beaucoup (trop d'ailleurs) de jeunes filles, de jeunes femmes, de femmes… j'ai longtemps souffert de troubles du comportement alimentaire (TCA) et, plus particulièrement, d'anorexie. Cette maladie s'est introduite dans ma vie alors que je n'avais que 18 ans et, à cette époque, j'entretenais une relation assez difficile avec ma maman. Les TCA sont souvent déclenchés suite à une remarque reçue de la part d'un de nos proches… et dans mon cas, ce proche, c'était ma maman.
Pour t'expliquer les choses brièvement (parce que je pourrais en écrire un roman), ma maman s'est toujours beaucoup souciée de l'avis des gens. Du plus loin que je m'en souvienne, elle a toujours porté un regard très dur sur elle-même et je l'ai toujours connue en train de jongler entre tout un tas de régimes et de solutions « miracles » pour perdre du poids et répondre à certains « critères physiques ». Je crois que c'est aussi sa génération qui est à l'origine de ça. Mais je pense qu'elle a tellement cherché à obtenir un physique ou une image parfaite d'elle-même sans ne jamais être pleinement satisfaite, qu'elle a, sans forcément le vouloir, transposé toutes ces choses qu'elle voulait pour elle, sur moi.
Pour te donner un exemple, petite déjà, il n'y avait pas de bonbons, de petits gâteaux ou de boissons sucrées à la maison. Je ne me resservais jamais deux fois à table. Et même si aujourd'hui je la remercie de m'avoir appris à avoir une alimentation saine et que toutes ces choses ne me manquent absolument pas, enfant, il n'y a rien de mal à manger un petit gâteau de temps en temps.
Là où tout est vraiment devenu compliqué, c'est lorsque ma puberté a commencé. Ma maman avait en tête un poids et un physique « parfaits » pour moi : 47 kg et pas 1 g de gras ! Mais je le sais, tu le sais, on le sait, la puberté et l'adolescence étant là, mon corps s'est mis à changer et les 47 kg ont vite été dépassés. À l'âge de 18 ans, je pesais 54 kg pour 1 m 60, le poids que je pèse actuellement mais réparti différemment (pas les mêmes pratiques sportives, tout simplement). Et, comme 90 % des femmes, j'ai commencé à voir apparaître de la cellulite par-ci, des petites vergetures par-là. Rien de bien grave ! Je me sentais totalement à l'aise avec ça et je n'avais absolument aucun problème avec mon alimentation. Je mangeais sainement (merci maman) et je ne me posais jamais la question : « Cet aliment est-il bon ou mauvais pour moi ? » À partir du moment où il n'y avait jamais eu d'excès, je n'avais pas de raison de me la poser. Mais un soir, en rentrant des cours, en fin de terminale, l'inconditionnelle fan de pain que je suis a décidé d'en manger pour le goûter et j'avoue que ce soir-là, j'ai peut-être dévoré la moitié de la baguette… et lorsque ma maman est rentrée, tout a dérapé. On a commencé à hausser la voix, toutes les deux, et très vite, elle a prononcé des mots très durs à mon égard et à l'égard de mon physique ; des mots qu'il m'est d'ailleurs trop douloureux d'écrire ici même si je les connais tous encore par cœur, comme si c'était hier. Ces mots ont résonné en moi et une

très grosse dispute a éclaté. Suite à celle-ci, j'ai quitté la maison de mes parents pendant plusieurs jours (plusieurs semaines, même) pour aller me réfugier chez des ami.e.s très proches, encaisser le coup et prendre du recul sur la situation.

C'est à ce moment-là que mon anorexie a « débuté ». Au départ, c'était presque volontaire, c'est-à-dire que c'est moi qui, de mon plein gré, me suis dit : « Je veux punir ma mère pour les mots qu'elle a prononcés, alors je vais arrêter de manger pour qu'elle se sente responsable si je maigris et que je finis par être en mauvaise santé. » Chaque jour, pendant plusieurs semaines, je me suis forcée à ne manger qu'un yaourt ou une pomme… J'avais faim mais j'étais bien décidée à lui faire « regretter » les mots qu'elle avait employés. Mais, assez rapidement, mon grand frère (oui, si tu ne le savais pas, j'ai un grand frère) a remarqué que quelque chose n'allait pas. On a beaucoup discuté, il m'a réconfortée et au même moment, ma maman s'est excusée et j'ai décidé d'arrêter. Mais le profond mal-être que ma maman ressent envers elle-même ne l'a jamais quittée et les remarques ont très vite recommencé. À tel point qu'en première année de licence, je me souviens m'être dit : « Tu sais quoi, Juju ? Au pire, mets-toi à courir un peu après les cours et de cette façon, tu pourras continuer de manger comme tu le souhaites sans que Maman ne te fasse de réflexions ! »

Et c'est comme ça que la maladie s'est réellement installée dans ma vie. Quand j'ai commencé à courir, je mangeais tout à fait normalement. J'avais retrouvé une alimentation classique, qui me faisait plaisir et qui était celle que j'avais avant cette fameuse dispute avec ma maman. Mais au fil du temps, plus les kilomètres s'enchaînaient et moins je mangeais. C'est comme si tous les mots qu'elle avait eus à mon égard s'étaient infiltrés dans mon esprit sans même que je ne m'en rende compte. Et ils ont fini par prendre tellement de place que chaque fois que je me regardais dans le miroir, je voyais exactement toutes les choses que ma maman reprochait à mon corps. Petit à petit, j'ai sombré dans l'anorexie. Au fil des mois, mes assiettes ne ressemblaient plus qu'à des feuilles de salade verte accompagnées, parfois, d'un fruit. J'en étais arrivée à un stade où je courais plus de 30 km par semaine sans rien manger d'autres que des feuilles vertes. Et de 54 kg, je suis tombée à 40. Mon médecin a alerté mes parents, leur expliquant que mon poids devenait de plus en plus inquiétant et j'ai commencé un suivi psychologique pendant plus d'un an. Durant ce suivi, je crois que ce qui m'a le plus marquée, c'est lorsque ma psy m'a fait comprendre que je devais me libérer de l'emprise presque « toxique » que ma maman avait sur moi, que je devais me détacher du regard qu'elle portait sur mon corps et que je devais comprendre que je n'étais pas la responsable du mal-être qu'elle ressentait au fond d'elle.

> J'AI COMMENCÉ À VIVRE POUR MOI ET À ENTREPRENDRE CE QUI ÉTAIT BON POUR MON CORPS.

Et c'est ainsi qu'en dernière année de licence, à 20 ans, j'ai décidé de partir vivre au Canada, seule. Cette année a été la plus bénéfique de toute ma vie. C'est là-bas que j'ai commencé à vivre pour moi et à entreprendre ce qui était bon pour mon corps. J'ai découvert le sport qui m'accompagne toujours un peu aujourd'hui (en plus du crosstraining), la musculation, pour laquelle j'ai développé une véritable passion et, j'ai compris que pour m'entraîner, je devais fournir à mon corps l'énergie dont je l'avais si longtemps privé. J'ai commencé à suivre des comptes Instagram axés sur le fitness et l'alimentation pour me motiver et, non sans efforts, j'ai doucement réintroduit certains aliments. Je ne vais pas te cacher que cela a été un combat de tous les instants, mais je ne saurais te dire pourquoi, ce sport a été la première raison

pour laquelle j'ai ressenti l'envie, le besoin et le courage de m'en sortir. Je pense pouvoir dire que le Canada a marqué le début de ma guérison, j'ai réappris à nourrir mon corps, à m'entraîner pour ma santé, pour mon plaisir et non pour me punir. Et au fil des mois, j'ai réussi à reprendre du poids.
Là-bas, j'ai d'abord suivi une diète alimentaire très stricte pour renouer avec des aliments simples tels que du riz, des pâtes, du fromage blanc ou encore de la viande... Puis, après quelques mois, j'ai commencé à peser tout ce que je mangeais et j'ai pratiqué le fameux « cheat meal » : ce repas que tu fais une fois par semaine et durant lequel tu t'exploses le bide avec tous les aliments dont tu t'es privé.e la semaine. Rien de très sain, soyons honnête, puisque cette méthode revient à diaboliser certains aliments tout au long de la semaine pour finir par les accepter uniquement le temps d'un repas le week-end. Repas qu'on regrette généralement le lendemain. Je me souviens encore de certains samedis soir où j'avais tellement mangé toutes les choses dont je me privais que je n'en dormais plus la nuit tellement j'en avais mal au ventre. Mais ce sont ces différentes phases qui m'ont permis, jour après jour, d'apprendre à connaître mon corps et, même si ça peut paraître fou, de guérir.
En rentrant du Canada, à l'âge de 21 ans, j'avais atteint les 50 kg, avec un physique totalement différent de celui que j'avais avant, dû à la pratique de mon sport, mais ça me convenait. Je ne vais pas te cacher que ce nouveau corps plus musclé n'a pas fait l'unanimité, surtout auprès de ma maman qui trouvait que j'avais perdu ma féminité. Mais le Canada m'avait rendu tellement plus forte et plus sûre de moi, que j'ai continué de m'entraîner pour me soigner.

Je me suis rapidement lancé le défi, avec mon coach de l'époque, de préparer une compétition de fitness, de culturisme plus précisément. À ce moment-là, j'étais bien décidée à me prouver que l'anorexie (et ma maman) n'avait plus d'emprise sur moi et que cette compétition serait la dernière étape pour mener à bien mon combat. Pour préparer cette compétition, j'ai passé plus d'une année à peser tout ce que je mangeais. Je suis d'abord passée par une phase de « prise de masse » où je mangeais beaucoup plus que ce dont j'avais besoin pour construire du muscle, puis j'ai enchaîné sur plusieurs mois de « sèche » où j'ai de nouveau suivi une diète

> PUIS, APRÈS QUELQUES MOIS, J'AI COMMENCÉ À PESER TOUT CE QUE JE MANGEAIS ET J'AI PRATIQUÉ LE FAMEUX « CHEAT MEAL »

AUJOURD'HUI

1

Je mange quand j'ai faim.
Si je n'ai envie que de trois repas dans la journée et non pas cinq, je m'écoute. Si je n'arrive pas à finir mon assiette, je ne me force pas. Si j'ai encore faim, je reprends quelque chose à manger.

1

Je mange sainement mais de façon gourmande.
J'apprends encore et toujours à découvrir de nouveaux aliments sains, ce qu'ils peuvent m'apporter et j'apprends à les cuisiner de façon à apprécier mes assiettes tous les jours.

3

Je ne pèse plus ce que je mange.
Si j'ai besoin de faire une recette précise, oui, je sors ma balance alimentaire. Sinon, je la laisse au placard et je fais à l'œil et à ma faim.

4

Je me fais plaisir.
Autant dans mon alimentation saine que dans mes petits craquages. Je ne me refuse pas les plaisirs du quotidien (chocolat, glace, verre de vin lors d'une sortie entre ami.e.s...) lorsque j'en ai envie mais je ne me forcerai jamais à «cheater», je déteste ce mot et ce principe. Pour l'avoir pratiqué lorsque j'étais en préparation de compétition, il m'a écœuré car il n'a absolument rien de bon et il entraîne un mauvais rapport à la nourriture.

5

Je ne compte plus mes calories.
Compter, la pire des choses pour créer des troubles du comportement alimentaire. Alors, si tu n'es pas un.e athlète préparant une compétition, qui sait pourquoi il.elle le fait, je te le déconseille.

alimentaire bien précise, où j'ai pesé le moindre aliment ingéré pour perdre du poids et afficher le meilleur physique possible sur scène.
Avec le recul, je réalise aujourd'hui que je ne suis réellement sortie de l'anorexie qu'à l'âge de 23 ans, au moment où j'ai démarré le cross-training. Durant les trois années qui ont précédé, j'étais en pleine guérison et durant ce processus, je suis passée par tout un tas d'étapes intermédiaires plus ou moins saines, mais ce sont ces étapes qui m'ont permis d'être celle que je suis aujourd'hui et d'éliminer la maladie. Et depuis trois ans maintenant, j'ai renoué avec ce que j'appelle « l'alimentation-santé ». Celle où tu arrêtes de tout peser, celle où tu n'as plus besoin de te priver, celle où tu apprends à manger équilibré, celle où tu arrêtes d'amener ton Tupperware en soirée… Bref, je mange ce qui est bon pour moi, pour ma santé physique mais aussi mentale, pour la pratique de mon sport et pour MON PLAISIR. Parce que finalement, l'alimentation, c'est un peu comme le sport : tu dois trouver celle qui te convient à toi, pas au voisin.
En bref, je kiffe, mais j'apprends encore et toujours à trouver mon équilibre car c'est un travail de tous les jours et qui prend du temps.
Et si tu te demandes comment a évolué ma relation avec ma maman ? Eh bien, il y a des hauts, et puis des bas. Notre dernière grosse dispute liée à mon physique remonte à mes premiers mois de relation avec Thibaud, il y a trois ans environ. On venait de démarrer le crosstraining et ma maman a vite trouvé que ce sport me rendait encore plus « masculine » que la musculation. Je ne vais pas entrer dans les détails car tu sais, les relations mère-fille peuvent être très difficiles et nos disputes ne regardent que nous mais s'il y a une chose que j'ai comprise, c'est que, malheureusement, elle a ce besoin irrationnel que je ressemble à ce qu'elle avait imaginé. Ça me dépasse mais je crois que ça la dépasse aussi et que c'est plus fort qu'elle. Aujourd'hui, on évite au maximum de parler de mon physique et chaque fois que le sujet vient sur la table, j'essaie de très rapidement détourner la conversation car sinon, je sais que je suis capable de vite m'emporter. Même si ça n'est pas toujours facile, je lui ai pardonné car je vois tous les efforts qu'elle fait, au quotidien, pour essayer de contrôler ses émotions et surtout, pour que je sois heureuse.

LE PETIT MOT DE LA FIN

S'il y a bien une chose que j'ai apprise durant cette maladie, c'est à quel point l'humain est capable de s'autodétruire lorsqu'il a une image faussée de la réalité et de lui-même. J'ai aussi appris que l'anorexie (tout comme les autres TCA) est une maladie qui nous suit toute notre vie et que c'est à nous de rester sur nos gardes, de rester fort.e.s pour continuer de faire fuir nos vieux démons. Mais par-dessus tout, j'ai aussi appris que nous sommes tous et toutes capables de trouver la force de nous en sortir. Et même si les suivis psychologiques peuvent aider à faire une partie du chemin, la personne qui détient la véritable clé pour guérir, c'est toi et toi seul.e.

⊕

MES CONSEILS

(Disclaimer : je ne suis ni médecin ni psychologue et c'est pour cette raison que les conseils que je vais te donner ne sont pas des conseils médicaux mais des petites choses qui m'ont aidée et qui peuvent t'aider à t'en sortir. Le suivi psychologique et/ou médical est fortement recommandé. Dans mon cas, le suivi psychologique m'a énormément aidée.)

1

Trouver LE sport qui te plaît. Le sport ne doit pas être un moyen de punir ton corps mais bien une façon de le chérir. À partir du moment où tu trouves le sport qui te fait kiffer et que tu comprends que ton corps a besoin que tu lui fournisses de l'énergie pour le pratiquer, c'est une première étape franchie.

2

Créer des assiettes qui te font envie. L'une des choses qui m'ont le plus aidée à sortir de l'anorexie, c'est le fait de rendre mes assiettes «jolies». J'avais besoin que les aliments présents dans mon assiette soient bien dressés pour me donner, visuellement, l'envie de les manger, et cette technique a vraiment bien fonctionné.

3

Cuisiner tes repas toi-même. Lorsque j'ai commencé le processus de guérison, il m'était impossible de laisser quelqu'un me préparer à manger. Je ressentais le besoin de «tout contrôler» et de savoir de quoi mes assiettes étaient composées. Alors oui, ça peut paraître étrange mais ça m'a évité de refuser de manger par peur de ne pas savoir ce que j'allais ingérer. Et puis, petit à petit, j'ai réussi à lâcher prise et à accepter de regoûter ce que les autres avaient cuisiné.

AVOIR DE L'AMBITION

L'AMBITION, QU'EST-CE QUE C'EST ?

C'est TENTER DE FAIRE et OSER FAIRE ce que l'on te croit incapable d'accomplir, à n'importe quel niveau, dans n'importe quel domaine, avec TES propres moyens et sans avoir peur du résultat.
L'ambition, ce n'est pas vouloir être LE ou LA meilleur.e, non, c'est te donner les moyens d'avancer chaque jour, de réaliser ce qui TE semble impossible dans les projets qui t'inspirent : dans le domaine sportif, professionnel, personnel... pour finir par te prouver que tu peux y arriver, que tu vas y arriver. Parce que TES ambitions TE sont PROPRES et qu'elles sont différentes de celles de ton voisin ou ta voisine.
Être ambitieux.euse, c'est NE PAS AVOIR PEUR de donner tout ce que tu as au plus profond de toi pour voir tes plus beaux projets devenir RÉALITÉ.
Être ambitieux.euse, c'est NE PAS AVOIR PEUR de chuter, de manquer, de se tromper tout en persévérant vers la clé de TON succès.
Être ambitieux.euse, c'est NE PAS LAISSER autrui te faire croire que tu n'atteindras jamais tes buts. Rien n'est trop ambitieux à qui s'en donne les moyens.
Il n'existe ni PETITE ni GRANDE ambition.
TU ES TA PROPRE AMBITION.
N'oublie pas que tu ne seras JAMAIS totalement prêt.e.
LE BON MOMENT n'existe PAS et l'attendre ne te fera que PERDRE du temps.
Crois en TOI, en TES capacités, TES projets et accomplis dès maintenant toutes ces choses qui TE font vibrer.

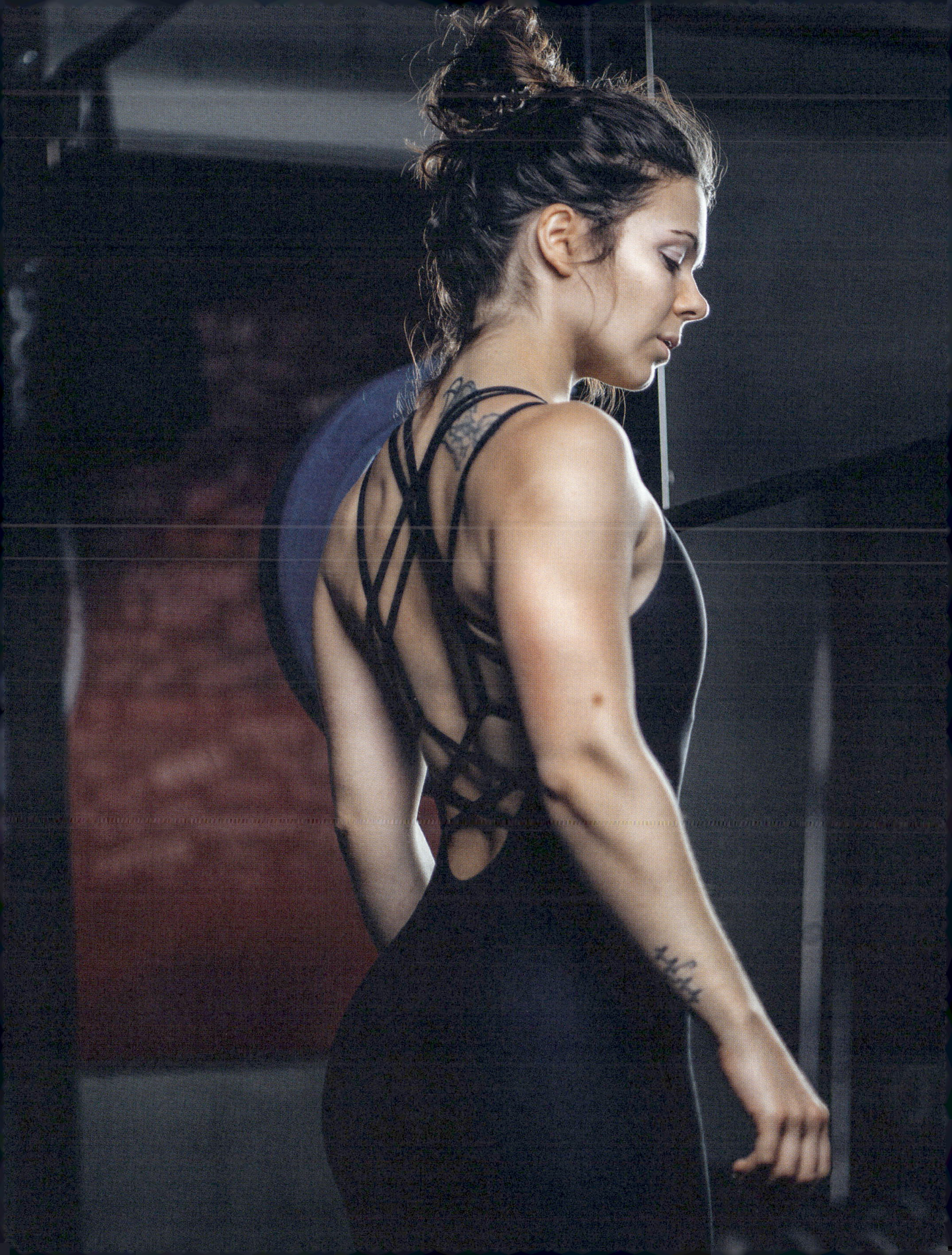

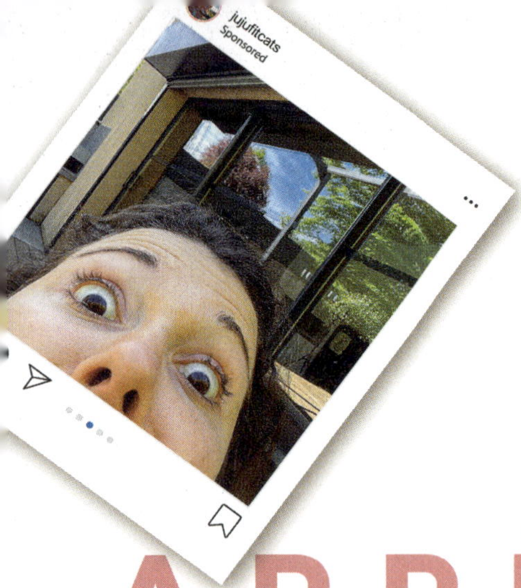

ARRÊTER DE SE COMPARER

Je sais comme il est difficile de ne pas se comparer, de ne pas se sentir « moins bien que... », « inférieur.e à... », « trop ceci... », « trop cela... », etc. Et je sais comme les réseaux sociaux n'ont que trop accentué ce phénomène.

C'est devenu une course à la performance : quel que soit le domaine. Course aux projets pro les plus impressionnants, course aux meilleurs perfs ou au meilleur physique côté sport, aux meilleurs voyages côté vacances, à la meilleure hygiène de vie côté santé, aux meilleures connaissances, à qui sera le.la plus écolo, aux plus grosses annonces sur les réseaux...

On veut toujours faire mieux, toujours faire plus mais rarement pour les bonnes raisons. Est-ce que tu t'es déjà demandé si tu avais envie de faire quelque chose plus pour toi ou plus pour les autres ? Moi, oui. J'ai parfois eu envie de réaliser un projet parce que quelqu'un d'autre l'avait fait. J'ai souvent dévalorisé mon travail par rapport à celui de quelqu'un d'autre. Mais aujourd'hui, chaque fois que j'ai ce genre de pensées, j'essaie d'abord de prendre le temps de réaliser que j'ai fait du chemin et que même si ce n'est pas le même que celui du voisin ou de la voisine, mon chemin, il est tout aussi bien. Ensuite, je m'efforce de me rappeler que ce n'est pas la bonne façon d'avancer. Que mes projets doivent être construits et réalisés, non pas pour battre qui que ce soit, mais parce qu'ils me tiennent à cœur, parce qu'ils me font du bien et parce que, potentiellement, ils peuvent faire du bien autour de moi.

Le but d'une vie, ce n'est pas d'être le ou la meilleur.e et encore moins d'être meilleur.e que les autres. Je sais que c'est difficile à entendre, à lire ou à comprendre mais la seule personne que tu dois sans cesse challenger et avoir envie de battre, c'est toi. Vouloir être meilleur.e que la personne que tu étais hier, c'est te surpasser.

PETIT RAPPEL QUI ME TENAIT À CŒUR

TOUT LE MONDE N'EST PAS TOI

Ce n'est pas parce que 80% des gens ne sont pas capables de faire quelque chose que tu ne l'es pas. Ce n'est pas parce que 80% des gens trouvent que quelque chose est trop risqué que tu dois avoir peur. Ce n'est pas parce que 80% des gens n'essayent pas de réaliser leurs rêves que tu ne dois pas tenter d'aller au bout des tiens. Ce n'est pas parce que 80% des gens auraient honte de faire ce que tu fais que tu dois abandonner. Ce n'est pas parce que 80% des gens préfèrent rester dans des cases que tu ne dois pas franchir tes barrières. Ce n'est pas parce que 80% des gens préféreraient que tu sois à leur image que tu ne dois pas te battre pour être celui ou celle que tu as toujours voulu être.

Sors du lot, fais de ta différence ta force. Et avec le sourire, parce qu'avec le sourire, on se sent prêt.e à tout !

AVOIR LE DROIT D'ÊTRE COMPLEXÉ.E

Depuis quelque temps, j'ai constaté l'apparition d'un phénomène sur les réseaux sociaux : la course aux complexes. Qui en a le plus ? Qui en souffre le plus ? Quels complexes sont plus graves que les autres ? Qui est légitime d'en avoir ? Qui a le droit d'en parler ? Du coup les gens complexent d'avoir des complexes. Et ça, c'est pas normal.

Quand j'ai commencé à parler d'acceptation de soi sur les réseaux sociaux, j'ai reçu des remarques du style : « Pourquoi, toi, tu parles de ça ? » « C'est pas comme si t'avais de quoi complexer ! » « Fais pas genre que tu sais ce que c'est d'avoir du mal à s'accepter ! »... Au début, ça m'a blessée parce que les gens qui se permettent ce genre de commentaires ne savent pas quelles étapes tu as traversées. En ce qui me concerne, à une période, j'ai détesté mon corps si fort que j'en ai arrêté de manger. L'anorexie a été, pendant deux ans, ma « partenaire de vie ». Alors je sais ce que ça fait de ne pas être capable d'aimer son propre reflet. Mais personne ne peut se mettre à la place de l'autre. Personne ne peut te dire si tu as le droit de ressentir et d'exprimer des complexes parce que personne ne connaît ton histoire mieux que toi. Personne ne décide de la gravité d'un complexe. Tout le monde est susceptible d'en avoir et personne n'a le droit de remettre en cause ton mal-être.

POURQUOI ?

Parce que les complexes ne proviennent pas directement de notre corps, mais de l'image qu'on s'en fait par rapport aux « normes » imposées par la société. Parce que nos complexes proviennent de l'environnement dans lequel on s'est construits depuis notre plus jeune âge. Exemple : une personne qui entre dans les « critères de beauté » imposés par notre société peut quand même être complexée parce qu'elle a grandi dans un

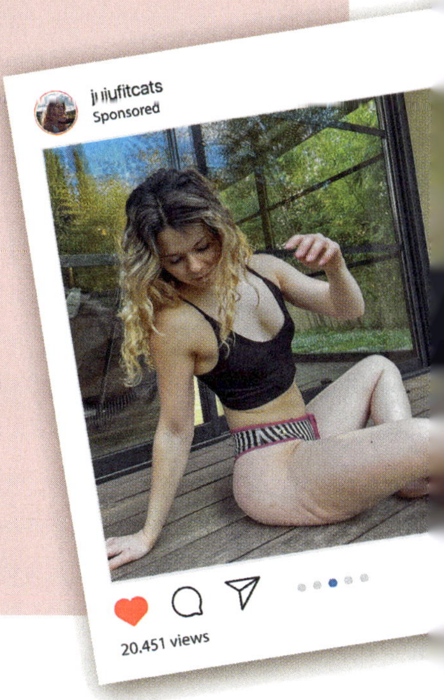

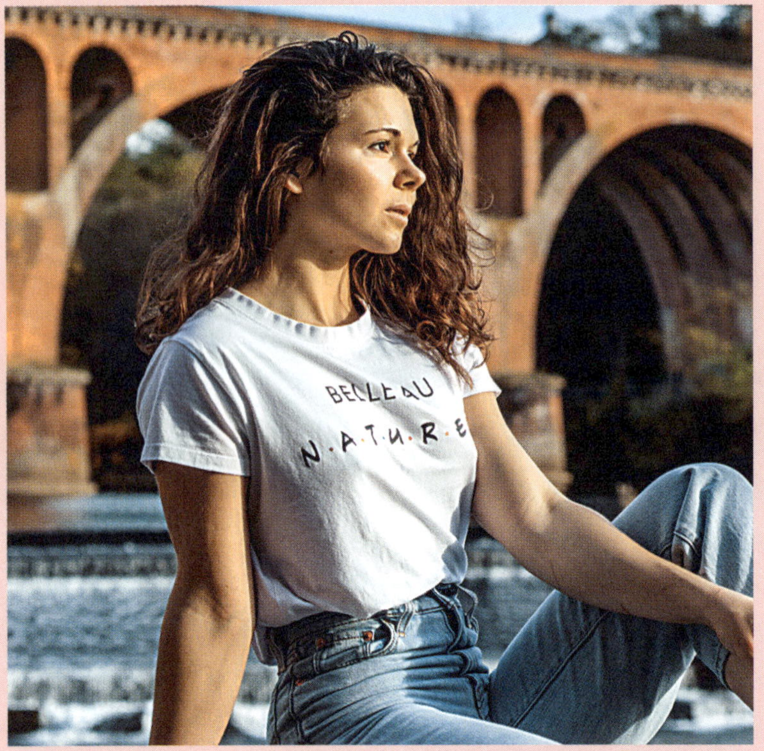

environnement très critique sur certaines particularités physiques ou traits de caractère, où on ne lui a jamais appris à se faire confiance… À l'inverse, une personne avec des particularités n'entrant pas dans « la norme » peut afficher une confiance en elle déconcertante parce que des personnes bienveillantes lui ont appris à être fière d'elle et de ce qu'elle représente.

Le problème lorsque l'on remet en cause la légitimité de quelqu'un.e sur l'image qu'il.elle a de lui-même ou d'elle-même, c'est que ça revient à dire : « Eh mec.meuf, TON avis sur TON corps, on s'en balance, il ne compte pas tant que nous on estime que ça va ! » Comme si on forçait la personne à s'aimer parce qu'on estime qu'elle entre dans nos « critères de beauté ». Ce n'est pas parce que toi, tu penses que telle particularité physique est un atout que la personne qui porte cette particularité physique doit penser de la même façon. Ce n'est pas parce que toi tu trouves « moche » telle ou telle particularité physique que tout le monde doit se dire la même chose. Personne ne peut te dire ce que tu dois aimer ou non.

La minceur, notamment chez les femmes est l'un des critères de beauté les plus valorisés. Dès que l'on croise une femme mince, on ne peut s'empêcher de penser qu'elle doit forcément s'aimer et s'accepter puisque, nous, on adorerait lui ressembler. Mais ce n'est pas à nous d'en décider et aujourd'hui, il y a beaucoup de femmes minces ou filiformes qui adoreraient avoir plus de formes et pour qui être « menues » n'est pas la définition qu'elles se font de la beauté. À contrario, avoir de gros trapèzes ou un dos très large quand on est une femme est souvent qualifié de « masculin ». Et dès que l'on croise une femme très musclée, on se dit qu'elle « commence à se masculiniser ». Mais si cette femme se sent bien comme ça, qui sommes-nous pour juger ?

Mon message ici n'est pas de dire que les femmes minces ou que les femmes musclées souffrent autant que les autres, car je suis consciente que certaines particularités physiques sont bien plus stigmatisées que d'autres. Je pense aux personnes grosses, aux personnes noires… et à tellement d'autres encore. Mon message ici, c'est plutôt de dire : SENS-TOI LIBRE d'avoir des complexes et d'en parler. Libre d'aider tes proches à accepter les leurs et de t'en parler. Libre d'être bienveillant.e envers celles et ceux qui sont encore plus stigmatisé.e.s que toi car on ne peut pas comprendre à quel point un complexe peut être dur à vivre, physiquement et mentalement. Mais on peut être une oreille attentive, une épaule sur laquelle se reposer… On se respecte, on se soutient et on essaye de se comprendre les un.e.s et les autres.

FAIRE DES ERREURS C'EST OK

TU SAIS, PETIT CHAT, TU AS LE DROIT À L'ERREUR.

Je crois même qu'on dit qu'elle est humaine. Se tromper, s'en rendre compte, faire fausse route, retrouver son chemin, se remettre en question, trouver des réponses, modifier ses opinions, en conforter certaines, faire évoluer ses croyances, en consolider d'autres... tout ça fait partie du processus ; le processus de ta vie, de ma vie, de qui tu es, de qui je suis.

Nous ne sommes pas et nous ne serons jamais des êtres figés. On apprend de notre environnement, on grandit grâce à nos rencontres et puis, on change ou plutôt, on évolue.

Alors n'aie pas peur, c'est aussi ça le bonheur.

Même si tu as peur de faire des « erreurs », dis-toi qu'il n'y a rien de pire que de passer le reste de ta vie à te demander ce que tu aurais obtenu ou ce que tu serais devenu.e si tu avais osé croire en toi, là, maintenant.

C'est aujourd'hui que tu dois prendre des risques., aujourd'hui que tu dois y croire, demain il sera trop tard.

La seule chose qui peut ou qui doit te décevoir, c'est de ne pas avoir essayé.

Alors, petit chat, quoi que tu rêves de faire, laisse-toi la chance de TENTER TA CHANCE. Un échec n'est pas une fin en soi, ce n'est jamais qu'une déception éphémère qui te motive, qui te guide et qui t'embarque vers de meilleures réussites.

MA RECETTE DU BONHEUR

ON ME DEMANDE SOUVENT :

Quelle est ta recette du bonheur ?

Ma réponse? Je n'en ai pas! Il n'existe pas de recette toute prête. C'est à toi de créer ta propre recette du bonheur. Le bonheur nous appartient, il est propre à chacun.e et nous en avons tous.tes une définition bien personnelle.
La chance se provoque, le bonheur se crée ; tu es maître de tes actions, de tes choix mais surtout de toi-même.
Fais ce que personne d'autre ne fera pour toi, n'attends pas : le bonheur, c'est maintenant !
Ton bonheur ne dépend pas des événements qui surviennent dans ta vie mais plutôt de la manière dont tu décides de vivre. Si regarder tomber la pluie te rappelle que tu es bloqué.e et que ton programme initial est annulé, alors tu te sentiras déprimé.e. Mais si tu choisis d'y voir un petit dimanche après-midi au coin du feu, à regarder une série qui te fait kiffer, à lire un bouquin ou à avancer sur un projet, alors tu te sentiras apaisé.e, peut-être même motivé.e. Ton bonheur ne dépend finalement que de ta capacité à communiquer avec toi-même et à te créer ton monde, ton univers, celui qui te rend heureux.euse. Tu as le pouvoir d'interpréter chaque situation qui s'offre à toi de deux manières possibles, soit tu te laisses abattre, soit tu en prends le contrôle. À toi de choisir.
Tu dois aussi comprendre que le bonheur, c'est être capable de se construire son propre monde, celui dans lequel on se sent bien, on se sent libre d'être soi, libre de ses choix et capable de vivre à sa façon, celle qui nous correspond. Il est même possible d'accueillir dans son monde des personnes qui ont leur propre univers mais qui ne porteront jamais de jugement sur le nôtre et voudront même en partager une partie. Ces personnes sont magiques, crois-moi. Alors surtout, ne laisse personne te pousser à devenir une caricature vivant dans un bonheur inventé par les autres. Ton monde, ton bonheur !
Et le bonheur, petit chat, c'est aussi de prendre le temps. Le temps de comprendre qui l'on est et qui l'on désire être, plus que tout. Le temps de laisser un mot, une victoire, un geste, une action, un combat, te faire évoluer chaque jour. Le temps de savoir apprécier ce que la vie nous enseigne dans les réussites comme dans les difficultés. Le temps de rêver à ce que l'on désire par-dessus tout. Le temps d'être heureux.euse, d'avoir de la gratitude pour les petits bonheurs simples qui égayent des moments plus sombres. Le temps d'apprendre à se connaître soi-même, dans nos moindres détails, de se regarder, d'analyser chaque parcelle de notre corps et de notre esprit, d'accepter nos changements. Le temps d'aimer et de s'aimer.
Il y a une chose que j'aimerais que tu retiennes : réaliser ses rêves implique de sortir de sa zone de confort (souvent), d'être différent.e (tout le temps), de prendre des risques (quelques fois), de sortir du lot et de déranger (parfois), de croire en soi (à chaque instant) mais surtout d'oser exister à sa façon.

Vis pour toi !

S'il y a bien une chose que j'ai comprise, c'est que tu ne dois pas subir ta vie. Que ce soit au boulot, au sport ou encore au sein de tes relations humaines, tu as le pouvoir de décider ce qui te fait du bien, ce qui t'épanouis et te rend heureux.euse. Sois à l'origine de ton bonheur,ne le cherche pas, provoque-le !

BRISER LES CODES

Je n'ai jamais voulu rentrer dans une case. J'ai toujours trouvé ça trop réducteur. Comme si nous n'étions pas « en droit » ou pas « capables » d'être une multitude de choses à la fois, des plus simples aux plus complexes, et de changer au cours de notre vie.
J'aime penser qu'on en a le droit mais surtout, les capacités. On a le droit d'être passionné.e, intéressé.e, attiré.e par tout un tas de domaines. C'est ce qui fait notre richesse, c'est ce qui forge nos caractères, c'est ce qui fait évoluer nos mentalités, c'est ce qui construit les êtres que nous sommes et que nous allons devenir et c'est ce qui fait grandir nos relations.
Alors à toi, petit chat, qui lis ces quelques lignes : tu n'es pas défini.e par une seule chose.
Tu n'es pas juste un.e INTELLO, un.e RIGOLO.TE, un.e SPORTIF.VE, un.e bon.ne CUISINIER.ÈRE, un.e PARENT.E, un.e ARTISTE, un.e LGBT+... et j'en passe...
Tu sais, un jour, j'ai lu un commentaire sous une de mes vidéos YouTube qui disait : « C'est dommage... Tu dis des trucs intelligents et tu expliques bien les choses mais t'es tellement une gamine que ça te décrédibilise. » Eh bien, tu sais quoi ? C'était le plus beau compliment que l'on puisse me faire. Parce que oui, j'ai fait des études, j'étais d'ailleurs passionnée par les sciences de la biochimie, de la santé et de la nutrition sportive et j'ai passé trois années merveilleuses à les étudier, et à aimer être hyper studieuse. Et aujourd'hui encore, J'AIME, je dirais même que J'ADORE APPRENDRE. Ce n'est pas parce que j'ai fini mes études que je ne continue pas de m'instruire dans les domaines qui me passionnent au quotidien. Mais oui, à côté de ça, j'ai toujours été une grande enfant, une gamine qui aime s'amuser, ne pas se prendre au sérieux, rire de tout et je le resterai.
Et si j'te dis ça c'est parce que toi aussi, tu es PLEIN DE CHOSES à la fois, et heureusement ! Heureusement que tu n'es pas JUSTE sportif.ve, JUSTE drôle, JUSTE grognon, JUSTE intelligent.e... Ça serait tellement réducteur de n'être défini.e que par une seule et unique chose. Pourquoi devoir choisir entre être quelqu'un.e de bosseur.euse, d'instruit.e, de rêveur.euse, de drôle, de passionné.e, de penseur.euse, de spontané.e, de sentimental.e, de gamin.e, d'émotif.ve... Ceux qui font un choix n'ont pas compris, pas compris que nous avons LE DROIT d'être tout ce que nous voulons et tout ce que nous croyons.
Mais j'aimerais que TOI, tu n'oublies JAMAIS que TU ES TOUTES LES CHOSES QUI FONT QUE TU ES À 100% TOI !
S'il te plaît, sois fier.ère de ça, sois fier.ère de toi.
J'ai un petit exercice à te proposer. Sur les quelques lignes qui vont suivre, j'aimerais que tu te décrives. Que tu utilises tous les mots qui te viennent en tête et qui te représentent le mieux. Attention, j'te vois venir, hors de question de ne mettre que du NÉGATIF ! Je veux que tu sois OBJECTIF.VE ! Et pour t'aider, je vais le faire avec toi ! Si je devais me décrire, je dirais que je suis principalement :

« Souriante. Sportive. Passionnée (dans le bon et le mauvais sens du terme). Studieuse. Beaucoup trop têtue. Naturelle. Indépendante. Grognon (le matin, c'est chaud comment j'suis pas du touuuut d'bonne humeur). Réservée (j'ai du mal à exprimer mes p'tits sentiments et ce que je ressens) mais aussi extravertie. Déterminée. Gênante (mais j'adore ça tu l'sais). Exigeante. Courageuse. Persévérante. Amusante. Garçon manqué. Rêveuse. Maniaque. »

Maintenant, c'est à toi, prends tout ton temps :

L'HISTOIRE DE MON FILTRE « BELLE AU NATUREL »

Lorsque j'ai sorti mon tout premier livre *50 nuances de patate douce* en septembre 2019 (PS : si tu ne l'as pas encore, je te le conseille vivement dans ta cuisine), j'ai eu la chance de rencontrer tout un tas de petits chats. Tu en faisais peut-être partie, d'ailleurs ?
À chaque dédicace, sans mentir, 9 jeunes filles sur 10 me demandaient, au moment de prendre une photo-souvenir de ce merveilleux moment qu'on passait ensemble : « Juju, ça ne te dérange pas si je mets un filtre pour la photo car je n'aime pas mon visage sans un filtre ? » Et chaque fois que cette phrase sortait de la bouche d'une d'entre elles, ça me brisait littéralement le cœur.
Et ça s'est mis à m'obséder : « Comment est-il possible que de simples filtres, qui étaient censés être amusants au départ (avec des oreilles de chiens, des moustaches de chats...) transforment le physique d'une personne, à tel point qu'elle ne soit même plus en mesure de s'apprécier telle qu'elle est ? Comment en est-on arrivé à créer des filtres qui nous lissent la peau, effacent nos petits boutons, gonflent nos lèvres, maquillent nos yeux, changent la couleur de nos cheveux, ajoutent des taches de rousseur sur nos petites joues... ? »
Et je t'avoue que de dédicaces en dédicaces, j'ai commencé à en avoir ma claque. J'en ai eu ma CLAQUE de voir les filtres ancrés dans nos quotidiens. Qu'ils soient devenus la version dans laquelle on se sent le mieux. Qu'ils nous

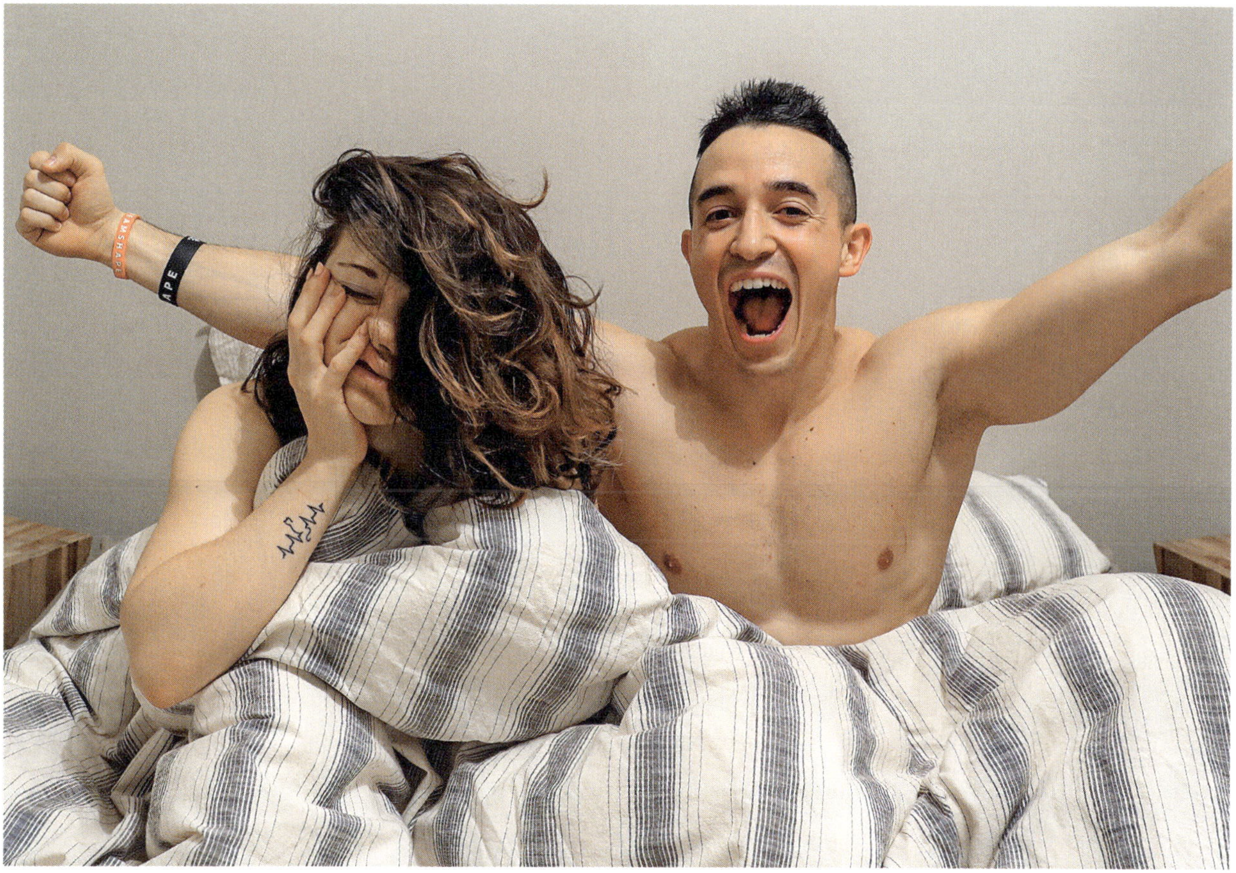

empêchent de nous regarder dans un miroir et d'AIMER LE PUTAIN DE REFLET MAGNIFIQUE qu'il nous renvoie. Qu'ils nous privent de voir la vraie beauté dont on est toutes et tous doté.e.s. Qu'ils nous fassent croire que le monde ne mérite pas de nous voir tel.le que l'on est réellement. Qu'ils nous terrorisent à l'idée qu'une autre personne puisse nous découvrir au naturel. Tu vaux tellement plus que ça. Tu mérites de te sentir BIEN, de te sentir BEAU ou BELLE mais aussi d'être fier.ère de QUI TU ES.

Et c'est avec cette sorte de colère qui est montée en moi que j'ai décidé, en avril 2020, de me battre contre tout ça, de me battre pour toi, pour moi, pour nous. Et j'ai créé mon filtre Instagram « Belle au Naturel », un filtre sans filtres, comme j'aime l'appeler.

La seule chose que fait ce filtre, c'est te rappeler à quel point tu es « BELLE AU NATUREL » en te l'écrivant sur le visage, ni plus ni moins.

Un filtre à travers lequel tu peux te voir tel.le que tu es : avec les cheveux de travers parfois, les yeux cernés de fatigue, des boutons sur le menton mais aussi avec ton teint le plus éclatant les jours de pleine forme, avec ton plus beau sourire lorsque tu apprends une chouette nouvelle. Bref, ce filtre, c'est juste toi et ces trois mots qui te rappellent que tu mérites de te sentir bien, qu'importe les petites imperfections que tu estimes avoir car justement, ce sont elles qui te rendent parfaitement imparfait.e.

N'OUBLIE JAMAIS QUE...

TU ES BELLE.BEAU AU NATUREL !

AVOIR CONFIANCE EN SOI

PRESSION DES RÉSEAUX SOCIAUX

Je pense qu'on s'est tou.te.s déjà comparé.e.s à quelqu'un : que ce soit dans la vie de tous les jours ou en scrollant sur nos réseaux sociaux. Il n'y a rien de plus humain puisque c'est un sentiment qu'on cultive depuis notre plus jeune âge. Petits, on comparait nos jouets ou nos résultats à l'école. Plus grand, on compare nos voitures, nos boulots, nos maisons, nos vacances... L'humain aime se comparer. Et le développement des réseaux sociaux n'a pas aidé. Au départ, ils ont été créés pour partager. Nos expériences, nos réussites, nos difficultés et nos échecs aussi... Et puis, au fur et à mesure qu'ils se sont développés, le partage s'est peu à peu effacé pour laisser place à une course à la « vie rêvée » : la plus belle tenue, le plus beau physique, les plus belles photos de vacances, les meilleures perfs en sport... le plus de likes !

Les réseaux sont devenus une sorte d'endroit où le but est de toujours faire mieux que tout le monde et de l'afficher.

Moi-même, j'ai parfois ressenti comme un malaise en me baladant sur Instagram, par exemple, et je me suis déjà sentie rabaissée en allant sur le compte de quelqu'un. C'est bizarre, hein ? Si tu as déjà ressenti ça toi aussi, laisse-moi te donner quelques conseils :

1

Si, lorsque tu scrolles sur Instagram, tu ne te sens pas vraiment bien, demande-toi : «Est-ce que je suis les bons comptes ?» Si 90% des posts que tu vois te font te sentir «moins bien que...», voire te donnent envie de quitter l'application, c'est que tu n'es pas abonné.e aux bonnes personnes. Je ne dis pas que tu dois valider à 100%, on est humain, c'est normal de ne pas être en accord sur tout, mais c'est bien d'être en phase sinon ce sentiment de malaise et d'insécurité ne va pas te lâcher.

TOUS CES CONSEILS S'APPLIQUENT AUSSI DANS LA VRAIE VIE !

2

Prends du recul. Les réseaux sociaux (surtout Instagram) sont une vitrine sur laquelle n'apparaît que 10 % de la vie des personnes que tu suis. Certains vont décider de ne montrer que les côtés positifs, si parfaits. Ce qui ne veut pas dire qu'une fois le téléphone éteint, ils ont une vie plus belle et plus remplie que la tienne. Et puis ces instants parfaits ne leur sont pas tombés dessus du jour au lendemain. On a toujours plus de facilités à montrer les réussites que les échecs. Même si on a besoin de se rassurer en se disant que tout le monde peut échouer, tout le monde n'est pas prêt à le montrer. Certain.e.s ne vont choisir de ne montrer que le négatif. Et puis, il y a ceux.celles qui vont tenter de te montrer la réalité, la « vraie » avec ses nuances. C'est à toi de faire le tri pour trouver les personnes qui te semblent sincères, honnêtes, chargées de bonnes intentions et qui te proposent un contenu auquel tu adhères et avec lequel tu te sens bien.

3

Extrais le positif de chaque compte auquel tu es abonné.e. Nourris-toi des choses inspirantes, fais abstraction de toutes les choses qui ne font pas écho chez toi.

Sur les lignes qui vont suivre, liste 5 comptes Instagram que tu aimes suivre et pourquoi ? Qu'est-ce qu'ils ont changé chez toi ?

Pour ma part, je suis abonnée à différents types de contenus. Des personnes végétaliennes, des comptes zéro déchet, des sportives avec des perfs qui me font rêver, des personnes qui parlent de développement personnel... Il m'est parfois arrivée de me sentir démotivée en les lisant. de me dire : « Je n'arriverai jamais à ne plus du tout consommer de viande... J'ai encore du plastique à la maison... Je n'atteindrai jamais les mêmes performances... » Et puis, j'ai pris un peu de recul et je me suis dit : « Peut-être qu'il m'arrive encore de manger de la viande, mais avant j'en mangeais à chaque repas et aujourd'hui, je n'en mange plus que deux fois dans le mois. » Ou : « Oui, j'ai encore des bouteilles de shampoing en plastique, mais ma brosse à dents est en bambou, mes cotons sont en tissus, j'achète en vrac... » Ou encore : « Non, je n'ai pas un squat à 130 kg, mais à mon niveau, je suis passée d'un squat à 55 kg à un squat à 85 kg. »Je me concentre sur tout ce que j'ai réussi à faire dans ma vie grâce à la motivation que j'ai trouvée sur tous ces comptes . Je prends le temps d'avancer à mon rythme car je me rappelle qu'on est tous différent.e.s. Et je me rappelle aussi que ces personnes n'ont pas non plus réussi du jour au lendemain. Les personnes que tu suis sont là pour te guider et te donner les clés pour ouvrir les portes te menant à tes objectifs.

4

Ne t'abonne pas à des personnes que tu n'apprécies pas (connues ou non) simplement dans le but de « fouiner », de « jacter » ou de te « valoriser ». C'est malsain et ça ne t'apportera rien. Tu ressens le besoin de te rassurer au détriment de quelqu'un d'autre ? Tu vaux mieux que ça et ce n'est pas de cette façon que tu te sentiras bien. Si tu suis des comptes pour de mauvaises raisons, désabonne-toi ! Ne t'abonne pas non plus à des comptes tenus par une personne qui se rabaisse dans le but de « rassurer » sa communauté. Suis des comptes qui t'inspirent, qui te montrent la vérité : les échecs pour te rassurer, mais aussi les réussites pour te motiver et te montrer qu'on peut être fier.e de soi.

HARCÈLEMENT SCOLAIRE

Le harcèlement scolaire touche énormément d'élèves. Il existe sous deux formes : le HARCÈLEMENT MORAL (insultes, moqueries, chantage, etc.) et le HARCÈLEMENT PHYSIQUE (coups, bousculades, etc.).

L'ASSOCIATION DONT JE SUIS LA MARRAINE

Il s'agit de l'association **HUGO** (se prononce « You Go »), fondée par Hugo Martinez (lui-même victime plus jeune) en janvier 2018. C'est la première association française engagée dans la lutte contre le harcèlement.
↘ Son rôle ? La sensibilisation dans les écoles mais aussi auprès des familles et du grand public, l'accompagnement des familles et des enfants victimes de harcèlement pour apporter une assistance juridique et thérapeutique, la formation des différents acteurs autour du harcèlement scolaire (médical, éducatif, socio-culturel).

En 2019, l'association a obtenu que le harcèlement scolaire soit défini dans le code de l'éducation, qui ne reconnaissait pas son existence auparavant (cela signifie que la France reconnaît que ce phénomène existe !).

MON HISTOIRE

Si tu ne le savais pas, petit chat, j'ai été victime de harcèlement scolaire à deux étapes de ma vie : la première fois en CM2, et la deuxième durant toute ma 5e et ma 4e.
Au primaire, c'était une « amie » à qui j'avais fait confiance pour me créer un Skyblog (je ne suis même pas sûre que tu saches de quoi je parle tellement c'est vieux… Un Skyblog, c'est comme un blog, en fait.) Étant donné qu'elle m'avait aidé à le créer, elle en avait tous les accès (mot de passe, identifiant…). Et comme le font parfois les enfants, un jour, on s'est disputées. En regardant mon blog pour surveiller que je n'y postais pas n'importe quoi, mon grand frère a découvert des photomontages de moi avec du faux caca dans les cheveux, des boutons sur le visage, les dents vertes… et les textes qui accompagnaient ces photos n'avaient rien de plus glorieux, crois-moi. On a très vite compris que le « piratage »

LES CHIFFRES EN FRANCE

7000 élèves touchés, soit 1/10 des enfants.

12% des élèves subissent du harcèlement scolaire au primaire, 10% au collège et 4% au lycée.

Il y a autant de victimes que d'harceleur.euse.s et on estime qu'il y a 3 à 4 témoins par situation de harcèlement.

Avec le développement des réseaux sociaux, **6% des collégiens subissent du cyberharcèlement** (les filles étant plus ciblées par la cyberviolence sexuelle ou portant sur leur apparence physique).

3 à 4 adolescents se suicident chaque année suite à une situation de harcèlement scolaire et **61% des enfants harcelé.e.s avouent avoir déjà eu des pensées suicidaires.**

Chaque 1er jeudi du mois de novembre : journée nationale de lutte contre le harcèlement scolaire.

3020 Numéro vert à joindre en cas de harcèlement (appel gratuit)

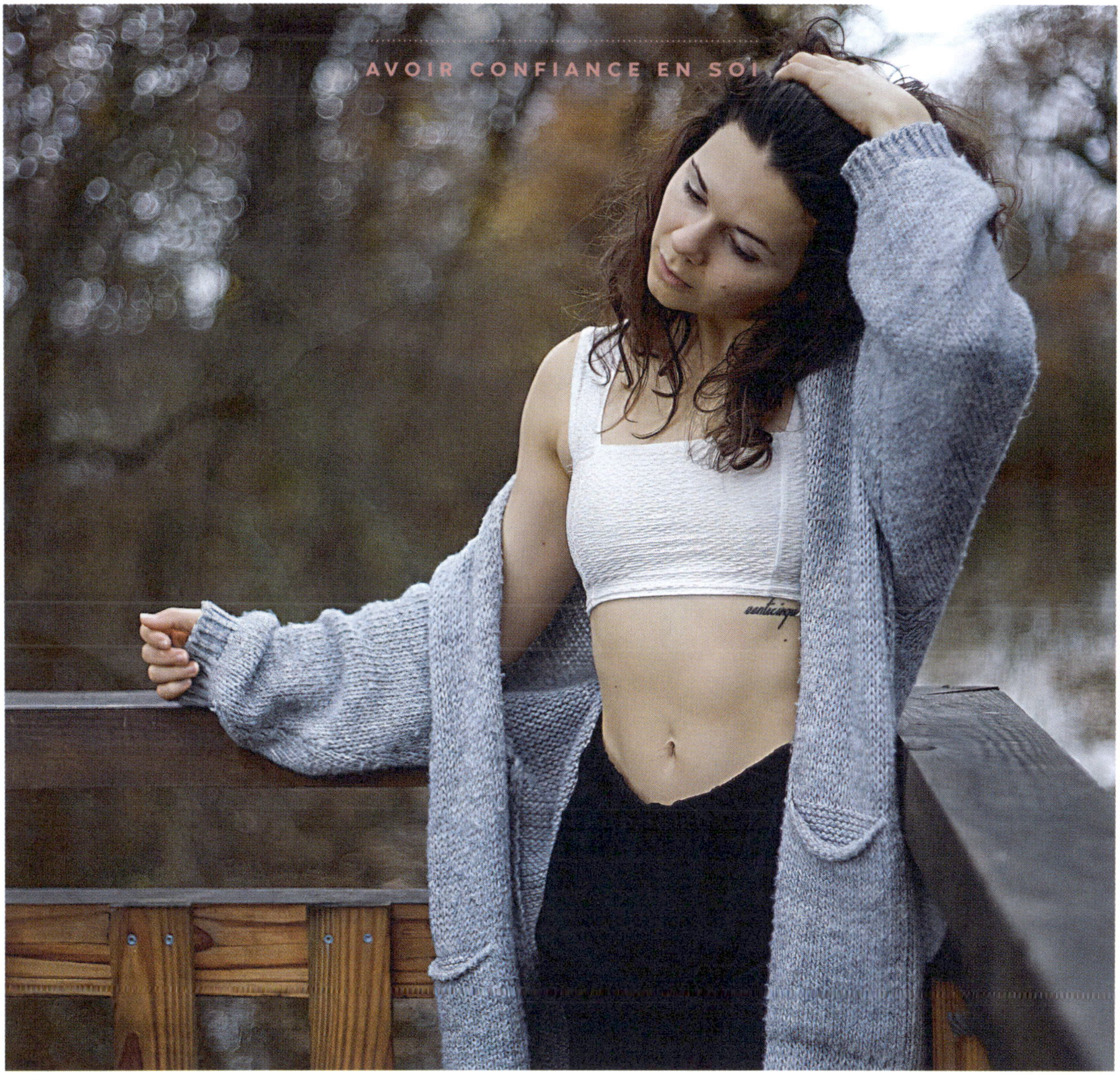

venait d'elle. Qui s'autolyncherait sur ses propres réseaux ? Raconté comme ça, ça paraît « futile » mais, à 10 ans, quand toute l'école a vu mon Skyblog et s'est moquée de moi, crois-moi que ça ne l'était pas...

Plus tard, au collège, ce sont six filles toutes plus âgées que moi qui ont décidé de me prendre pour cible. Elles ont commencé par m'insulter puis par me bousculer et me tirer les cheveux dans les couloirs pour ensuite me pousser ou m'écraser les pieds à la récré... Ce harcèlement a duré deux ans. Deux années extrêmement difficiles à vivre pour moi. Ces filles-là prenaient le même bus que moi, alors, pour essayer d'atténuer un peu mon calvaire, j'ai passé ces deux années à faire les trajets de 30 minutes me séparant de l'école à pied, qu'il pleuve, qu'il neige, qu'il vente... À cette époque, mes « amies » ne m'ont jamais défendue. Elles ne m'ont jamais défendue parce qu'elles étaient aussi « amies » avec les filles qui me faisaient subir tout ça... Paradoxal, n'est-ce pas ?

Aujourd'hui, c'est du passé et je m'en suis très bien remise. Même si j'ai passé des soirées entières à pleurer, j'ai compris, avec le temps, que je ne méritais absolument pas ce qu'elles m'ont fait vivre, que je n'étais pas fautive et que j'étais même bien plus forte que ces filles. Mais ça m'a pris du temps...

MES CONSEILS

SI TU ES VICTIME…

Ose en parler : je sais à quel point c'est difficile. Moi la première, je ne l'ai avoué à ma famille qu'à l'âge de 21 ans, presque 7 ans après l'avoir vécu. Tu imagines comme ça a été difficile pour mon frère et mes parents de l'apprendre ? Comme ils ont imaginé le « pire » ? Aujourd'hui, je vais bien et je m'en suis sortie, mais tout le monde n'a pas cette chance et certain.e.s ne s'en remettent jamais… C'est pour ça que j'insiste sur le fait qu'il faut vraiment en parler. Si tu ne te sens pas capable d'en parler à tes parents, tu peux te rapprocher d'un.e ami.e, d'un frère, d'une sœur, d'un.e cousin.e, d'un.e enseignant.e à l'école ou d'un.e prof de sport… Il est essentiel d'en parler à quelqu'un.e de CONFIANCE, qui sera à ton écoute et qui fera en sorte de trouver des SOLUTIONS. Tu n'as pas de honte à avoir, ni à te sentir responsable de ce qu'il t'arrive !
Protège-toi : avec l'apparition des réseaux sociaux, le harcèlement a pris une autre forme et s'est amplifié. Heureusement, il existe des moyens de t'en protéger. Que ce soit sur Facebook, Instagram ou autre, tu peux BLOQUER ou SIGNALER une personne qui tient des propos déplacés à ton égard. Tu peux aussi SUPPRIMER les commentaires blessants pour éviter que d'autres ne les voient et soient, eux.elles aussi, tenté.e.s de se moquer.
Entoure-toi des bonnes personnes : je te promets qu'il y a un endroit quelque part où se trouvent des personnes qui auront envie de t'apporter du SOUTIEN, de l'AMOUR et de l'AIDE. Alors les « ami.e.s » qui ne prennent pas ta défense, qui ne t'écoutent pas ou qui n'essayent pas d'en parler à quelqu'un.e qui pourrait t'aider, tu les oublies.
Trouve une activité qui te change les idées : pour ma part, le sport a toujours été ma thérapie pour de nombreux maux : le harcèlement, l'anorexie… C'est un excellent moyen de se vider la tête, de se débarrasser des pensées et des énergies négatives et, qui plus est, de rencontrer de nouvelles personnes. Mais ça peut également être une activité artistique, une activité de plein air, ça peut même être un endroit… À toi de trouver.
N'aie pas peur de te faire aider : quand on est harcelé.e, on pense devoir changer d'école pour que tout s'arrange. Parfois, ça peut aider. Mais si on ne traite pas le problème de fond, ça risque de ne pas évoluer. Quelqu'un.e qui a été harcelé.e pendant des années va avoir tendance à se positionner en victime et, peu importe l'endroit où cette personne ira étudier ou faire une activité, elle pourrait être de nouveau harcelée. Il faut se faire aider par des professionnel.le.s de santé. J'ai 26 ans et j'ai déjà été suivie par trois psychologues différent.e.s au cours de ma vie. Je n'en ai pas honte. Ça m'a permis de débloquer certaines choses en moi, de me relever, et d'être celle que je suis aujourd'hui.
N'oublie pas qu'ils.elles sont plus malheureux.euses que toi… : c'est difficile à croire mais, très souvent, les personnes qui te harcèlent ressentent un mal-être au moins aussi grand, si ce n'est encore plus grand, que celui qu'elles déclenchent chez toi. C'est parce qu'elles sont mal dans leur peau, qu'elles ressentent le besoin de provoquer le même mal-être chez quelqu'un.e d'autre.
Bats-toi : ne laisse personne te faire croire que tu es inférieur.e, que tu n'en vaux pas la peine ou que tu mérites ce qu'il t'arrive. TU N'ES PAS RESPONSABLE. Tu es quelqu'un.e de bien, tu n'as jamais mérité tout ça, énormément de personnes t'aiment et tu mérites d'accomplir de très grandes choses. Ta réussite sera ta plus belle victoire.

SI TU ES TÉMOIN…

Ne participe pas : sois différent.e, sois cette personne qui n'alimentera pas le harcèlement. Souvent, on se dit : « Mais moi, je n'ai rien fait, je n'ai rien dit. » C'est vrai. Mais peut-être que tu as rigolé à toutes ces moqueries ? Peut-être que tu les as filmées pour les poster sur Internet et te moquer ? Alors, s'il te plaît, ne sois pas cette personne. Sois plutôt celle qui osera ne pas faire comme les autres, qui osera défendre la victime, qui osera en parler pour elle, qui osera dire : « NON, STOP ! » haut et fort. Tu n'imagines pas comme cela peut briser quelqu'un.e et comme c'est difficile de se reconstruire après ça. Si les harceleur.euse.s voient qu'une personne prend la défense de la personne, puis deux, puis trois, ils arrêteront. C'est toujours plus facile de s'attaquer à une seule personne plutôt qu'à un groupe.
Apporte ton soutien : tu sais, un sourire, un câlin, un mot, une amitié… Tu ne réalises pas comme ces choses peuvent sauver. Les personnes harcelées sont en détresse et elles ont juste besoin de quelqu'un.e qui leur apportera du réconfort, quelqu'un.e qui s'intéresse à elles et qui leur montre qu'elles ne seront plus seules.

SI TU ES HARCELEUR.EUSE…

Mets-toi à la place de la victime : serais-tu réellement capable, ne serait-ce qu'une minute, d'endurer ce que tu lui fais subir au quotidien ? Je ne pense pas. Alors pourquoi est-ce que tu fais ça ? Ça t'apporte quoi, au fond ?
Demande de l'aide : tu as besoin de comprendre pourquoi tu es comme ça, pourquoi tu t'exprimes comme ça, pourquoi tu fais subir ça.
Pratique une activité : il faut que tu trouves une façon d'exprimer ta colère et ton mal-être différemment.

SI TU ES PARENT.E…

Sois attentif.ve : souvent, un changement radical de comportement peut être l'alarme qui signifie que ton enfant subit du harcèlement ; un changement de notes brusque d'un trimestre à l'autre, une agressivité, un sac d'école abîmé, des affaires qui disparaissent, des bleus cachés…
Ne culpabilise pas si tu n'as pas été capable de t'apercevoir que ton enfant était victime de harcèlement. Tu n'imagines pas comme on est fort.e, quand on est jeune, pour cacher ce qu'on endure. Parfois parce qu'on a honte, parfois parce qu'on pense que c'est normal et que ça fait partie du quotidien d'un.e enfant. Et en tant qu'enfant, on a le sentiment de devoir protéger nos parents. Alors, le jour où tu t'en aperçois, ne t'en veux pas, ne te demande pas ce que tu aurais pu/dû faire et fais de ton mieux, à partir de maintenant, pour aider ton enfant.

SI TU ES ENSEIGNANT.E…

Dialogue avec tes collègues : si, en discutant entre vous, vous réalisez que c'est le.la même enfant qui est assis.e tout seul au fond de la classe, qui a des difficultés à trouver des groupes de travail, qui déjeune tout.e seul.e à la cantine, qui subit des insultes en cours de sport… c'est qu'il y a une situation de harcèlement.

LE JUGEMENT

TU NE T'ES JAMAIS DIT QUE TU AVAIS JUGÉ QUELQU'UN.E TROP TÔT, TROP VITE, TROP FORT ?

Tu sais, cette fille que tu as vue passer près de toi à la récré, que tu as dénigrée et qui s'est finalement avérée être une de tes plus belles amitiés. Ce garçon que tu prenais pour un gros con sans savoir ce qu'il vivait à la maison. Pour te répondre, oui, tu l'as fait. Et, oui, je l'ai fait. Mais j'ai appris et surtout j'ai compris que les apparences sont parfois trompeuses, que ce que l'on pense deviner de quelqu'un.e au premier abord est souvent bien loin de la réalité, de ce que la personne peut nous apporter, de ce qu'elle a vécu dans son passé et qui a construit son tempérament d'aujourd'hui. J'ai appris, et surtout j'ai compris que, bien souvent, ça valait la peine de s'intéresser, de chercher, de creuser. J'ai appris et surtout j'ai compris que les personnes envers lesquelles nous avions le plus de préjugés s'avèrent être celles qui, de par leurs qualités, nous donneront le plus envie de les aimer.

SOU RIEZ

VOUS ÊTES FILMÉ.E.S

ON ME DEMANDE SOUVENT

«MAIS JUJU, COMMENT EST-CE QUE TU FAIS POUR QUE TON SOURIRE NE TE QUITTE JAMAIS ?»

MA RÉPONSE

N'oublie jamais que « personne n'est assez riche pour se passer d'un sourire » (*Comment se faire des amis*, Dale Carnegie, 1936). Clairement, ma citation préférée de tous les temps.
Ton sourire ? C'est ta plus belle arme et surtout, ta plus belle réussite. Il te protège, te rend plus fort.e, plus fier.ère et plus sûr.e de toi. Il te rend beau, te rend belle et il donne à ton visage un tout autre aspect. Il n'appartient qu'à toi de le garder, de le faire briller et de t'en servir à chaque seconde de ta vie. Et tu n'imagines pas une seconde à quel point il peut faire du bien. Du bien à toi et surtout, tout autour de toi. Alors, s'il te plaît, ne le perds pas. Trouve toujours le moyen de sourire : au-delà de toi et de ton propre bonheur, n'oublie pas à quel point il peut apaiser les âmes et réchauffer les cœurs.
Ne laisse à personne le plaisir de t'enlever ce sourire. Je ne te dis pas qu'il sera tous les jours facile à garder et qu'il ne te demandera pas de te battre pour continuer de briller mais, s'il te plaît, tente de le faire vivre. Et ça, chaque jour de ta vie.

POUR QUOI

JE NE ME MAQUILLE PAS ?

TU ES BELLE (ET BEAU !) AU NATUREL !

Si tu me connais depuis longtemps, tu n'es pas sans savoir que le maquillage et moi… c'est pas trop ça. Et si tu ne me connais pas, maintenant, tu es au courant !
La première raison, disons-le, est que je suis une VERY GROSSE QUICHE en make-up, genre vraiment, et s'il y a bien une chose que j'ai retenue, c'est : « Meuf, si tu ne sais pas, ne fais pas ! »
La deuxième raison est que, quand j'étais ado, je n'étais pas la fille qui attirait, ni même celle que les garçons regardaient (et je te dis ça avec beaucoup de recul hein, t'en fais pas pour moi). Alors, j'ai longtemps tenté de me « maquiller comme je pouvais », pensant que c'était la seule façon de me sentir plus féminine, plus jolie, plus attirante et… de plaire aux garçons ? (WTF)
Mais en grandissant, j'ai compris. J'ai compris que ce n'était ni le maquillage ni même mes tenues vestimentaires qui me rendraient plus jolie. J'ai compris que la vraie beauté ne se révélait que lorsque l'on prenait conscience de qui l'on est. J'ai compris qu'une belle personnalité pouvait dégager bien plus de beauté qu'un maquillage bien fait. Et j'ai surtout compris qu'apprendre à avoir confiance en soi était le premier pas vers l'acceptation de soi.
Et aujourd'hui, j'suis juste heureuse de me dire que les quelques fois où je suis maquillée, ce n'est pas pour cacher quelque chose qui me déplaît mais simplement pour kiffer. Et c'est ce que je te souhaite.
Alors non, je ne te dirai jamais de ne pas te maquiller si c'est ce qui te fait kiffer mais je veux simplement que tu saches que même un maquillage très bien fait ne remplacera JAMAIS ta vraie BEAUTÉ.

APPR
À S'A

C'est certainement la chose la plus difficile pour chaque être humain… Et pourtant, si tu savais comme c'est important. Le problème aujourd'hui, c'est que « s'aimer » est souvent considéré comme narcissique, égocentrique. Ça fait presque prétentieux, comme si c'était quelque chose de tabou.

On grandit dans une société où, dès notre plus âge, on nous a appris à être poli.e, à partager (nos jouets, nos goûters, nos connaissances…), à vivre en communauté, à respecter nos camarades, nos proches ou encore nos collègues, à accepter l'autre, voire à aimer l'autre. Mais qu'en est-il de nous-même, dans tout ça ?

Et si, depuis toujours, on oubliait le point le plus essentiel de l'épanouissement personnel : l'apprentissage de l'amour de soi ? Et si on reprenait tout à zéro ? Et si on apprenait, enfin, à s'aimer soi avant d'aimer les autres ?

POUR MOI, S'AIMER, ÇA VEUT DIRE QUOI ?

• C'est apprendre à accepter la personne que l'on est, à l'intérieur et à l'extérieur.

À l'intérieur, c'est comprendre qu'on a tou.te.s des qualités et des défauts, évidemment, mais aussi des forces et des faiblesses. (Les qualités et les défauts ne sont pas la même chose que les forces et les faiblesses. Les premiers sont, en quelque sorte, en nous depuis toujours et ont été renforcés par notre environnement tandis que les seconds se sont développés suite à des événements qui ont eu lieu au cours de notre vie et qui nous ont impacté de différentes manières). C'est important d'en avoir conscience, de savoir les reconnaître et surtout, de savoir les nommer.

C'est un peu comme quand tu passes un entretien d'embauche et qu'on te demande : « Selon vous, quelles sont vos plus grandes forces ou vos plus gros atouts pour cette boîte ? » ou, à contrario : « Qu'est-ce qui vous fait défaut ? » Sans dec' petit chat, tu dois réellement être capable de répondre à ces questions. Pas pour les futur.e.s employeur.euse.s auxquel.le.s tu feras face dans ta vie mais pour toi-même. Savoir reconnaître les aspects positifs et négatifs de ta personnalité, c'est l'une des clés les plus importantes pour apprendre à t'aimer et à t'accepter. Tout en retenant que ce que tu estimes « négatif » est souvent lié au fait qu'en tant qu'être humain, nous sommes souvent beaucoup trop exigeants, trop durs envers nous-même, que nous nous jugeons avec bien plus de rigueur que nous ne jugeons les autres et que nous avons du mal à nous satisfaire de ce que nous sommes et surtout, de qui nous sommes.

On voudrait toujours « être plus », « faire plus », mais si on réalisait

NDRE

IMER

> TU N'AURAS JAMAIS LE MÊME PHYSIQUE QUE QUELQU'UN D'AUTRE, ET C'EST TANT MIEUX.

déjà que ce que l'on est, que ce que l'on fait, c'est bien ? Apprendre à s'aimer, c'est aussi être tolérant envers soi-même.
Maintenant, garde aussi en tête qu'il est possible de travailler sur les défauts qui te posent le plus de problèmes au quotidien et qu'il n'y a rien de mal à vouloir changer sur certains points, sur certains traits de caractère ou sur certains aspects de ta personnalité si cela t'apporte plus de confort dans ta vie ou encore dans tes relations.
À l'extérieur, c'est apprendre à aimer son corps, à l'accepter tel qu'il est, dans sa forme la plus naturelle. C'est dire ADIEU aux filtres qui te refont la face de A à Z à coup de faux make-up ou de fausses chirurgies mais c'est aussi arrêter de comparer ton corps à celui des autres, voire à le dévaloriser par rapport à celui des autres.
Prends conscience des atouts dont tu es toi-même doté.e plutôt que d'envier ceux du voisin ou de la voisine. Il est temps de réaliser que tous les corps sont beaux mais surtout que ton corps est beau dans sa forme la plus singulière, la plus imparfaite et la plus personnelle possible. Toutes ces choses que tu vois comme des imperfections sont en réalité ce qui te confère tout ton charme.
Alors, cultive-les, tes particularités et tes différences physiques, pour en faire une véritable force. Tu ne pourras jamais être plus beau ou plus belle qu'en l'étant à ta façon. Après, attention, ça ne veut pas dire que tu ne peux pas changer les petites choses qui te complexent au quotidien et qui sont modifiables. L'idée n'est surtout pas de tomber dans ce que j'appelle « l'excès du body positive ». Tu as le droit d'aimer et d'accepter ton corps tout en ayant conscience que tu peux jouer sur certains paramètres pour te sentir encore mieux. Les deux ne sont pas incompatibles et j'en ai marre que l'on ait tendance à vouloir les dissocier. Personnellement, je me considère totalement « body positive » et pourtant, ça ne m'a pas empêché d'avoir besoin, à certaines étapes de ma vie, de faire du sport ou de modifier mon alimentation, pour me sentir mieux, pour me sentir bien, tout simplement. J'insiste mais s'accepter et se sentir bien tel que l'on est n'empêche pas d'avoir

envie et besoin de se dépenser et de bien manger. Il ne s'agit pas de rentrer dans une norme, mais de se sentir bien.

• S'aimer, c'est aussi accepter de ne pas atteindre la perfection et donc, apprendre à se pardonner et à pardonner ses erreurs.

Personne n'a jamais mené une vie sans fausses routes, sans échecs ou encore sans déceptions. Aucun n'objectif n'a jamais été atteint sans erreurs de parcours. Personne ne s'est non plus réveillé.e en se disant : « Putain mais qu'est ce que je suis canon, y'a vraiment rien à jeter là-dedans. » OK, j'avoue, ça m'est déjà arrivé ! Ça vaaa, je rigooooooooooole !

Bref, tu dois apprendre à lâcher prise et à ne plus chercher à ce que tout soit parfait puisque rien ne le sera jamais, ni toi ni les choses que tu entreprendras au cours de ta vie, et c'est normal. Ça serait tellement moins marrant si tout était trop parfait. Finalement, faire des erreurs, c'est ce qui rend la réussite plus savoureuse, avoir des imperfections, c'est ce qui enrichit les corps et c'est ce qui crée la diversité dans la beauté. Alors je te demande juste de réaliser que le plus important, c'est de toujours donner le maximum, le meilleur de toi-même, de ce que tu peux donner à l'instant T, peu importe la situation et surtout, peu importe le résultat final.

S'AIMER, C'EST ACCEPTER DE NE PAS ATTEINDRE LA PERFECTION ET DONC, APPRENDRE À SE PARDONNER ET À PARDONNER SES ERREURS.

• S'aimer, c'est aussi se respecter et accepter de faire ce qui est juste pour toi et non pour le monde ou les personnes qui nous entourent. Quelque part, s'aimer, c'est aussi être un peu égoïste et penser à soi, à ce qui te fait du bien.

Comment apprendre à s'aimer si chaque jour, tu tentes de plaire à tout le monde ?

Comment apprendre à s'aimer si ton comportement, si tes actions, si tes idées et si tes paroles sont dictés par ce que les autres vont penser de toi ?

Moi aussi, j'ai passé de nombreuses années à tenter de plaire aux autres. J'ai passé mon collège à lisser mes cheveux par peur de ressembler à un mouton et surtout à teindre ma mèche blanche pour ne pas qu'on se moque de moi, j'ai passé mon lycée à me maquiller pour paraître plus féminine et faire comme mes copines, j'ai passé mes études supérieures à ne rien manger pour répondre à des critères de beauté qui ne correspondaient pas à ma morphologie... Bref, j'ai perdu trop de temps à vouloir plaire à tout un tas de personnes et rien de tout cela ne m'a rendu plus heureuse. Mais aujourd'hui, enfin, je suis pleinement moi-même, avec mes cheveux ébouriffés, ma mèche blanche, mon visage non maquillé et mon corps musclé.

Ce que je souhaite te faire comprendre par-là, c'est que tu as le droit de t'affirmer quel que soit le sujet : tes convictions alimentaires, ton choix d'études ou de carrière, tes relations humaines, ton apparence, ton orientation sexuelle, tes choix vestimentaires, ton sport... bref. C'est toi qui vis ta vie, pas les autres, alors vis-la comme tu l'entends pour qu'elle te rende heureux.euse, toi.

Trouve la force d'agir comme tu

en as envie et besoin. Ose parler à voix haute, faire part de tes idées, de ta façon de penser. Mais surtout, apprends à poser tes limites. Et admets aussi que tes limites ne sont pas les mêmes que celles des autres et que c'est OK. Ce n'est pas parce que quelqu'un de ton entourage accepte une chose que tu es dans l'obligation de l'accepter. Tu as le droit de faire respecter tes limites à ton entourage proche et à ton entourage moins proche et tu te dois, à toi-même, de dire stop lorsque cela est nécessaire à ton bien-être mental.

• S'aimer c'est apprendre à être fier.ère de soi. Être fier.ère de toutes les choses que tu as accomplies. Si tu les énumères, tu te rendras compte qu'il y en a beaucoup, beaucoup plus que tu ne le crois. Même les plus petites choses, celles qui te paraissent insignifiantes, doivent te rendre fier.ère.

On a trop tendance à l'oublier et à se focaliser sur le négatif, sur toutes les choses qu'on n'a pas encore eu le temps ou le courage d'accomplir. Mais si on apprenait à savourer, pleinement, toutes les petites choses qu'on a déjà réussi à mettre en place pour nous améliorer, nous, en tant que personne, qu'il s'agisse d'un changement physique, mental… ou dans nos relations avec les autres et avec notre environnement. Nous sommes tous différent.e.s et chacun.e d'entre nous avance à son rythme, comme il.elle en a envie et comme il.elle le peut. Alors sois fier.ère, vraiment fier.ère de tes petites victoires de chaque instant. C'est aussi être fier de soi, de la personne que l'on est et pour ça, tu dois apprendre à te valoriser plutôt qu'à te rabaisser, tu dois aussi apprendre à te parler avec bienveillance plutôt qu'avec dureté.

On a tou.te.s déjà pensé : « Je n'y arriverai jamais », « Je vais échouer » et j'en passe… Et si on apprenait à se parler de façon positive ? Et si, plutôt que de te dire : « Je ne suis pas assez doué.e », tu te disais : « Ça va me demander du travail, ça risque d'être difficile, mais je sais que je peux et que je vais y arriver ! »

AIME-TOI COMME JE M'AIME, S'IL TE PLAÎT.

• Enfin, s'aimer, c'est aussi prendre soin de soi. Mentalement et physiquement. Trouve un sport qui te plaît et pour lequel tu n'auras pas besoin de chercher la motivation chaque jour pour le pratiquer. Un sport qui t'aide à te vider la tête et qui te fait te sentir bien dans ton corps, qui t'aide à accepter tes petits complexes. Et ce sport, ça n'est pas forcément la musculation comme ta Maman Fitcats. Si ce n'est pas la muscu ou le crosstraining, ça peut être autre chose : yoga, danse, course, équitation… Il existe tellement d'autres sports qui peuvent t'aider à te sentir bien, à te sentir toi. Trouve ton sport !

Adopte une alimentaire saine et gourmande. Une alimentation qui t'évite de te sentir lourd.e, ballonné.e, qui te permet de mieux digérer et donc de mieux dormir et de te sentir mieux.

Et prends du temps pour toi : quelques heures pour lire un livre, pour te faire un masque sur le visage ou dans les cheveux, pour danser comme une folle (un fou) en écoutant ta musique préférée, pour aller te balader seul.e avec toi-même… Tu vas me prendre pour une folle mais crois-moi, se retrouver seul.e avec soi, c'est aussi le meilleur moyen de faire un gros travail d'introspection et d'apprendre à savoir qui l'on est ou qui l'on veut être, et commencer ce dur travail qu'est l'apprentissage de l'amour de soi.

UN CHEMIN VERS LA CONFIANCE EN SOI

PETIT CHAT, LA PREMIÈRE CHOSE QUE TU DOIS SAVOIR C'EST QU'IL EST IMPOSSIBLE DE RÉALISER SES OBJECTIFS SANS CROIRE EN SOI.

La confiance en soi, c'est quoi ? C'est se sentir capable d'affronter toutes les situations qui interviennent dans nos vies sans avoir peur, sans être anxieux.euse, sans se poser trop de questions et surtout… c'est être capable de rebondir face à ces situations. Les barrières que tu te crois incapable de franchir ne sont que des limites que tu t'es toi-même fixées. Franchir et faire exploser ces limites ne dépend que de toi. La confiance ne s'acquiert pas du jour au lendemain. C'est un travail sur le long terme, qui évolue tout au long de la vie et qui est souvent soumis à rude épreuve. Voilà quelques étapes pour t'aider dans ton cheminement vers la confiance en toi.

• Apprends à te connaître, à savoir qui tu es, vraiment. Tu dois déterminer d'où provient ce manque de confiance en toi. Il peut provenir de blessures profondes, de traumatismes ancrés depuis l'enfance. On a tou.te.s subi des moqueries, parfois sur nos goûts, souvent sur notre physique et de temps en temps, sur notre comportement. D'ailleurs, si tu creuses, je suis sûre que toi aussi, tu te souviendras de quelque chose qui t'a marqué.e et qui t'a fait perdre toute confiance en toi. Il est difficile d'avoir confiance en soi dans un monde où la critique et la méchanceté gratuites sont quotidiennes.

• Pour avoir confiance en toi, tu dois t'aimer. La confiance en soi va de pair avec l'amour de soi et ça n'a rien de narcissique. Aime-toi, toi tout.e entier.ère, dans ta globalité, qualités et

EXERCICE DE CONFIANCE EN SOI

Cherche au fond de toi tous les événements, toutes les paroles et tous les actes qui ont eu un impact sur toi ou sur ton comportement et qui ont diminué ta confiance.

Liste ci-dessous toutes ces choses pour tirerun trait dessus (au sens propre et au sens figuré).

défauts confondus car ce sont tes petits défauts qui font ta singularité et qui font de toi une personne unique. Tu es la personne la mieux placée pour croire en toi. En toi se cachent force, envie, capacités pour mener tes propres combats.
Enfin, sauf si tu ronfles, là j'peux plus rien faire... Ça va je rigoooooooole !
Arrête de te trouver tous les défauts du monde, apprends à t'aimer à ta juste valeur. Tu as une valeur, et elle n'a pas de prix.

SI TU NE T'AIMES PAS :

Tu ne seras jamais capable de te valoriser aux yeux des autres. L'image que tu as de toi est celle que tu renvoies aux autres. Donc si tu passes tout ton temps à te dénigrer auprès de quelqu'un, il y a fort à parier que cette personne va finir par avoir une image réellement négative de toi alors que ce n'était pas le cas au départ.
Tu auras beaucoup plus de mal à réaliser tes projets. Si tu ne vois que les aspects négatifs de ta personnalité et que tu te répètes sans cesse : « Je n'y arriverai jamais », soit tu n'oseras jamais te lancer, soit tu ne mettras pas tout en œuvre pour réussir. De façon inconsciente, tu vas te brimer et tout mettre en place pour échouer jusqu'à pouvoir te dire : « Et voilà, j'avais raison, je savais que je n'y arriverai jamais » ce qui, forcément, va diminuer ta confiance en toi. C'est ce qui s'appelle un cercle vicieux ! Tu dois être fier.ère de toi. On passe à peu près 90 % de notre temps à se dévaloriser. Et si on décidait plutôt de s'autoféliciter ? Si tu décides d'être positif.ve à ton égard, tu vas te donner le droit de réussir et tu vas mettre en place plein de choses pour y arriver. C'est la spirale positive. Fais-toi des compliments bordel ! N'attends pas que les autres t'en fassent sinon tu risques d'attendre longtemps.
Tu rechercheras l'amour des autres pour de mauvaises raisons. L'un des plus gros problèmes quand on ne s'aime pas, c'est que l'on cherche désespérément à combler le manque d'amour qu'on a pour nous avec l'amour de quelqu'un.e d'autre, et il n'y a rien de plus mauvais. L'amour d'autrui ne remplacera jamais l'amour que tu as pour toi-même.

• Pratique la pensée positive. Le principe c'est se répéter plein de petites choses positives chaque jour. On transforme toutes les formules négatives par des formules positives : « Je n'y arriverai jamais. »

« J'EN SUIS CAPABLE. »

• Apprends à t'affirmer. Au sein d'un groupe, tu dois être capable d'affirmer tes opinions, tes croyances, tes idées, tes goûts et tout ça, sans avoir peur du regard et du jugement des gens qui t'entourent. Affirmer tes idées est une preuve de force et de courage. Tout le monde ne sera pas toujours d'accord avec toi, mais même si tu essuies quelques critiques tu as raison de t'affirmer plutôt que de te taire. La différence est une source inépuisable de savoir. Ce sont nos différences qui enrichissent nos débats. Mais n'oublie pas aussi d'écouter ! Sors de ta zone de confort, prends des risques. Tu sais, cette zone où tu te sens constamment en pleine possession de tes

EXERCICE DE CONFIANCE EN SOI

Sur les quelques lignes qui vont suivre, note toutes les choses que tu apprécies le plus chez toi : physiquement, mentalement... Tout et n'importe quoi, tant que c'est quelque chose que tu aimes chez toi ! Tu reliras ces lignes chaque fois que tu en auras besoin ! Apprends à te connaître : tes qualités et tes défauts, tes forces et tes faiblesses, tes points positifs et négatifs... Si tu as conscience de tes qualités, petit chat, tu pourras les mettre en avant afin de te tirer vers le haut. Et si tu as conscience de tes défauts, tu sauras quoi faire pour tenter de les gommer. Ne sois pas pour autant trop dur.e envers toi-même et envers tes faiblesses. Personne n'est parfait, O.K. ? Fais de tes faiblesses des atouts afin d'évoluer de manière positive.

EXERCICE DE PENSÉE POSITIVE

J'ai du boulot pour toi, petit chat ! Sur les quelques lignes qui vont suivre, tu vas noter les trois choses pour lesquelles tu es fier.ère de toi aujourd'hui :

1

2

3

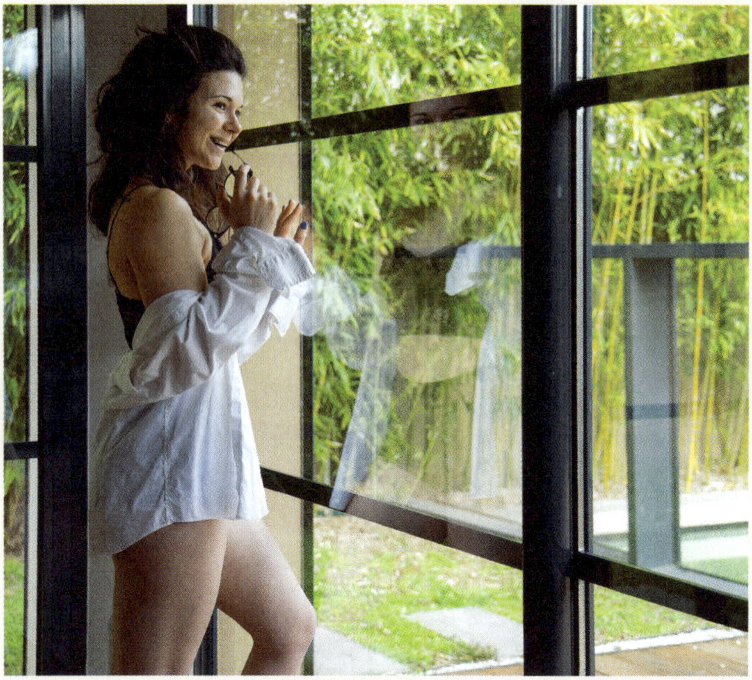

moyens. Eh bien, même si sur le moment, ça te paraît plaisant, sur le long terme, ça ne t'apportera pas grand-chose. Si tu es de nature timide, parle en public ou abordes un.e inconnu.e. Si tu as peur du regard des autres, inscris-toi dans un sport ou une activité qui te demande de te mettre en avant comme le théâtre ou la danse. Fais des choses qui te procurent un sentiment d'insécurité sur le moment mais une fierté immense une fois qu'elles sont réalisées. Plus tu te sortiras de ta zone de confort et plus tu seras capable de réagir et de t'adapter face aux imprévus sans être déstabilisé.e. Si, chaque jour, tu répètes les mêmes actions, je suis à peu près certaine que tu en tireras les mêmes conclusions. Alors que si tu décides de bousculer tout ça, tu vas emprunter des nouveaux chemins qui te mèneront vers de nouveaux résultats.

SOIS DÉTERMINÉ.E. NE T'EMPÊCHE SURTOUT PAS DE FAIRE QUELQUE CHOSE PAR PEUR D'ÉCHOUER.

• Sois déterminé.e. Ne t'empêche surtout pas de faire quelque chose par peur d'échouer. Personne n'a jamais mené un parcours parfait sans aucun « échec ». J'emploie ce terme même si, pour moi, l'échec n'existe pas. Un échec n'est qu'une expérience de plus qui te permet de mettre en place une nouvelle méthode dans le but d'atteindre tes objectifs. Et même si cet « échec » t'amène à la conclusion que le but que tu cherchais à atteindre n'était pas le bon, eh bien, tant mieux, ça te permettra de prendre une nouvelle direction !

Toutes les réussites sont précédées de tout un tas d'obstacles, de périodes de doutes. Mais face à tout ça, il existe deux types de personnes. Celles qui se contentent de rêver à ce qu'ils auraient « pu faire », ce qu'ils auraient « pu obtenir ». Ces personnes ne le feront jamais et s'arrêteront à la première difficulté. Et il y a celles qui continuent de croire en elles, de tout donner sans ne rien lâcher. C'est cette personne que je veux que tu sois !

Je sais, ça fait beaucoup de choses à assimiler ! Avoir confiance en soi, ce n'est pas toujours évident, encore plus dans une société comme la nôtre où la critique est si facile. Les critiques sont la preuve que tu peux réussir. Elles ne sont que le reflet du manque de confiance de la personne qui te critique. Alors fonce, je serai toujours là pour te répéter d'oser et de croire en toi. Tu as le pouvoir de faire changer les choses, n'attends pas que les autres le fassent pour toi. Et personne ne peut croire en toi plus fort que toi ! Tu es la clé pour débloquer toutes les étapes qui te mèneront à tes objectifs ! Accorde-toi le droit de croire en toi !

SE DÉTACHER DU REGARD DES AUTRES

LE «REGARD DES AUTRES» POURRAIT S'APPELER «CE QUI, DANS 90% DES CAS, T'EMPÊCHE D'AGIR.»

Réussir à se détacher de ce que pensent les autres, c'est un processus long, évolutif et souvent soumis à rude épreuve. Alors, comment faire pour t'autoriser à vivre ta vie comme tu l'entends ?

01

PASSE AU-DESSUS DES DIKTATS

La société actuelle nous impose tout un tas de diktats concernant les critères de beauté, les règles de bonne conduite, les tenues, les comportements à adopter en communauté, les études, métiers ou sports à choisir… tout ça pour nous faire entrer dans un moule, sans vraiment nous laisser le choix et l'opportunité de nous exprimer. À force, on embrasse nous aussi ces diktats et on se met à ne plus accepter ceux qui ont décidé de sortir du moule. Et pourtant, je veux que tu sois de ceux.celles qui sortent des sentiers battus, qui cassent les codes et qui osent s'exprimer.

02

RAPPELLE-TOI QUE L'ÊTRE HUMAIN EST ÉGOCENTRIQUE…

Si tu penses que les gens autour de toi ont du temps à perdre pour t'observer, le plus souvent, tu te trompes. Sache que les gens passent plus de temps à s'inquiéter eux aussi d'eux-mêmes qu'à observer les autres. Et d'ailleurs, n'est-ce pas l'égocentrisme qui est responsable du fait que nous pensons constamment que les autres nous jugent ? Si nous sommes persuadés que les autres nous jugent, n'est-ce pas parce que nous-même, nous jugeons les autres, quand nous ne sommes pas préoccupé.e.s par ce que les autres pensent de nous ?
Si pour toi, la réponse est oui, alors concentre-toi sur toi et sur ce dont tu as envie et besoin. Si tu es en paix avec toi-même, le regard et l'avis des autres t'importera peu car tu seras trop occupé.e à réaliser tes projets ou à kiffer la vie que tu as décidé de mener.

03

RETIENS QUE TON BONHEUR NE DÉPEND PAS DES AUTRES

Penses-tu sincèrement que te soucier de ce que les autres pensent de toi te rendra plus heureux.se ? Je ne crois pas. Je pense au contraire que si tu passes ton temps à réfléchir à ce que X ou Y va penser de ce que tu fais et de qui tu es, tu risques de te brider et de te limiter dans tout ce que tu souhaites accomplir et surtout, tu ne laisseras pas ta personnalité s'exprimer. C'est de cette façon qu'on finit par réaliser des projets qui ne nous tiennent pas à cœur, qu'on finit par se comporter d'une façon qui ne nous ressemble pas pour rentrer dans les cases qui plaisent à tout le monde sauf à soi.

04

N'OUBLIE PAS QUE TU NE PEUX PAS PLAIRE À TOUT LE MONDE

Commence par toi, ça suffira ! Je pense que tu connais cette fameuse phrase : « Plaire à tout le monde, c'est plaire à n'importe qui. » Il n'y a rien de plus vrai. Il faut accepter que tes choix, tes croyances ne plairont pas à tous ceux qui croiseront ta route, et c'est OK. Ça ne veut certainement pas dire que tu dois adapter ta façon d'être pour plaire à ces personnes. Il existe suffisamment de gens sur Terre pour que tu en trouves avec qui partager tes idées, tes envies. Reste fidèle à qui tu es et à ce en quoi tu crois.

05

N'AIE PAS PEUR D'ÉCHOUER

J'ai toujours pensé qu'à partir du moment où on essaie, il n'y a pas moyen d'échouer… Pour moi, quelqu'un qui échoue c'est quelqu'un qui n'essaie pas.

06

ÉLOIGNE-TOI DES HATERS

Il y a deux types de critiques. Celles qui sont constructives et bienveillantes, qui t'aident à évoluer, à t'adapter. Et puis, il y a celles qui sont mauvaises et blessantes. Celles-là, il ne faut pas que tu les prennes pour toi. Souvent, lorsqu'une personne critique de façon malveillante, c'est simplement parce qu'elle n'est pas capable de faire ce que toi, tu fais : être toi-même, ne pas te soucier du regard des autres, te donner pour tes projets… Et ta réussite dans toutes ces choses lui renvoie l'image qu'elle-même n'en est pas capable. Ce qu'elle critique, quand elle te critique toi, c'est son incapacité à prendre les risques que toi tu prends. C'est si facile de se cacher derrière la critique plutôt que d'avoir la volonté de changer. Finalement, être critiqué.e, n'est-ce pas la preuve que tu vas ou que tu as déjà tout gagné ?

07

N'OUBLIE JAMAIS TA « CAPE MAGIQUE »

Mon papa m'a toujours dit qu'on avait tou.te.s une cape. Cette cape, elle est magique. Elle te permet de recevoir toutes les critiques constructives et de faire obstacle à toutes les méchancetés gratuites. Le matin, n'oublie pas de la mettre pour qu'elle te protège toute la journée et comme ça le soir, une fois rentré.e, tu n'auras plus qu'à l'enlever et aucune méchanceté ne t'aura affecté.e.

PENSER POSITIF

AVOIR CONFIANCE EN SOI

«LE POSITIF ATTIRE LE POSITIF», DICTON AUQUEL JE CROIS PLUS QUE TOUT.

Penser positif, c'est apprendre à communiquer avec soi-même ET avec les autres, de manière positive. C'est retirer du « bon » de toute situation ou personne avant de ne voir que le « mauvais ». C'est se persuader que l'on détient toutes les clés qui nous permettent de réussir dans ce que l'on désire. C'est se convaincre que l'on a la capacité de réaliser nos plus grands rêves (ou plutôt projets). C'est se prouver que chaque obstacle n'est qu'un défi de plus à relever. C'est se dire que si l'on y croit très fort, tout est possible.

Parce que nous avons tou.te.s la capacité de RÉUSSIR dans ce que nous désirons le plus au monde, encore faut-il agir... Penser positif, c'est te donner les moyens d'AGIR.

Notre pensée a une forte influence sur le cours de notre journée, je dirais même de notre vie. À force de trop penser aux possibilités d'échouer, on en oublie d'essayer, de se surpasser, et bien souvent on finit par se sous-estimer. Et tout simplement, par abandonner.

Et si aujourd'hui, tu décidais que tu pouvais RÉUSSIR, ou même que tu as le droit de réussir ? Fais-toi confiance, crois en toi, cherche le positif dans chaque situation, même celles qui te semblent insurmontables, et crois-moi, c'est de cette façon que tu vas redoubler d'efforts pour atteindre tes buts.

En 2022, petit chat, tu penses POSITIF !

AVOIR CONFIANCE EN SOI

MA LISTE DE PENSÉES POSITIVES

TA VIE TES CHOIX

Tu sais, toute ta vie, il y aura toujours quelqu'un pour te dire que « tu es trop comme ci, trop comme ça, pas assez ceci ou pas assez cela... » mais au fond, ce qui importe, c'est TOI. Alors, quelle est la personne que tu veux être ?
Tu as le droit de désirer autre chose que ce que la société a décidé pour toi. Tu n'es pas destiné.e à suivre le chemin qui te paraît tout tracé. Tu as le droit de choisir une route différente, une route qui te fait vibrer malgré les doutes et les peurs, juste une route qui te ressemble. Et pour ça, sache que tu n'as besoin de l'approbation de personne d'autre que toi.
J'ai un petit exercice à te proposer. Sur les quelques lignes qui vont suivre, j'aimerais que tu écrives toutes les choses que tu choisis de faire pour toi. Et pour t'aider, je vais le faire aussi ! Perso :
- je choisis de ne pas me maquiller au quotidien parce que je me sens mieux comme ça mais je ne force personne à en faire de même...
- je choisis d'être souvent en tenue de sport parce que je ne prête pas vraiment d'importance à ce que l'on pense de mon look mais je ne force personne à en faire de même ;
- je souris 95% du temps parce que je décide que ce sourire ne doit pas me quitter, peu importe la situation mais je ne force personne à en faire de même ;
- je fais du crosstraining parce que je m'épanouis à 1000 % dans ce sport mais je ne force personne à en faire de même ;
- je choisis de faire des vidéos sur YouTube parce que c'est un métier qui me passionne même s'il peut s'arrêter du jour au lendemain, mais je ne force personne à en faire de même ;
- je choisis de diminuer ma consommation de viande parce que je souhaite faire plus attention à mon environnement mais je ne force personne à en faire de même...
Et je pourrais continuer longtemps comme ça !

ET TOI, QU'EST-CE QUE TU CHOISIS DE FAIRE POUR ÊTRE EN ACCORD AVEC TOI-MÊME ?

N'OUBLIE PAS, TA VIE, TES CHOIX.

Tu as le droit de faire les choses comme tu les ressens, et de toujours agir comme tu le désires.
Ne ressemble à personne d'autre qu'à toi-même. Ne vis pas pour les autres mais pour toi.
Ne fais pas ce que les autres veulent te voir accomplir, accomplis plutôt ce qu'ils ne te croiraient pas capable de réaliser ;étonne-toi, étonne-les... étonne-moi !
Brille de la plus belle des façons : la tienne.

AVOIR CONFIANCE EN SOI

À LIRE ET À RELIRE

Tu as de l'importance.
Ton avis compte.
Tu es fort.e.
Tu es différent.e.
Tu peux croire en tes rêves.
Tu es une belle personne (à l'intérieur et à l'extérieur).
Tu es capable de tout.
Tu as de quoi être fier.ère de toi.
Tu es unique.
Tu mérites d'être respecté.e.
Tu es courageux.euse.
Tu es parfaitement imparfait.e.
Tu mérites d'être aimé.e.
Tu peux te faire confiance.
Tu as le droit de te tromper.
Tu mérites d'être écouté.e.
Tes imperfections font ta singularité.
Ton sourire fait du bien.
Tu fais le bonheur de quelqu'un.e.
Tu as de la valeur.
Tu es indispensable.
Et surtout, tu es aimé.e.

MES

NOTES

AVOIR CONFIANCE EN SOI

MES

NOTES

MES

NOTES

AVOIR CONFIANCE EN SOI

MES
CITATIONS

Se plaire à soi-même, c'est prendre le risque de déplaire à certains.

Ton bonheur ne dépend que de ta capacité à communiquer avec toi-même.

La plus belle réussite de ta vie sera de la vivre comme tu l'imagines et non comme on l'imaginait pour toi.

Le bonheur ne dépend pas des événements qui nous arrivent mais de l'interprétation que l'on en fait.

Tu es Belle au Naturel !

Tu as le droit de vouloir autre chose que ce que la société a décidé pour toi.

Nous avons tous comme point commun d'avoir des différences.

Vis chaque journée avec la certitude qu'elle n'a été écrite que pour toi.

Ose être de ceux qui se démarquent si tu souhaites laisser ta marque.

Sans guacamole, la fête est moins folle.

Apprends à aimer ton corps car c'est le seul endroit où tu seras obligée.e de vivre toute ta vie.

Tu es parfaitement imparfait.e.

Ton corps est ton seul compagnon de vie capable de raconter parfaitement ton histoire.

Il vaut mieux être heureux dans son monde que triste dans celui des autres.

Rien n'est impossible à qui s'en donne les moyens.

Tu es la preuve vivante que la beauté existe en chacun.e de nous, aussi différente soit-elle, d'une personne à une autre.

AVOIR CONFIANCE EN SOI

MES

CITATIONS

Ce que tu dois craindre, ce n'est pas d'échouer, mais de ne pas oser par peur d'échouer.

Le seul regard qui importe est celui que tu portes sur toi-même.

Tu es la personne la mieux placée pour croire en toi.

Inspire. Expire. Respire. Il n'y a que toi pour décider où tu vas.

Il m'a dit : aie confiance en toi, et le monde te verra tel que je te vois.

Le monde a besoin de quelqu'un comme toi.

Ton corps mérite tout l'amour que tu as à lui offrir.

Tu n'es pas le sexe fort, t'as juste le sexe qui ressort.

Tu es la seule personne en mesure de décider qui tu veux être.

Face à un choix, la meilleure décision à prendre n'est autre que la tienne.

Le véritable succès, ce n'est pas ce que tu as, mais ce que tu donnes.

L'une des plus belles choses que tu puisses faire dans ta vie, c'est de réussir dans un domaine où personne ne t'attend.

Ta féminité ne se résume pas à l'aspect de ton corps mais plutôt à la façon dont tu te l'appropries et dans ton attitude.

La difficulté à exprimer ses sentiments n'empêche pas d'aimer passionnément. Il existe mille et une façons de témoigner de toute ton affection.

Apprends à t'aimer avant d'apprendre à aimer les autres.

RENDRE LA VIE PLUS FUN

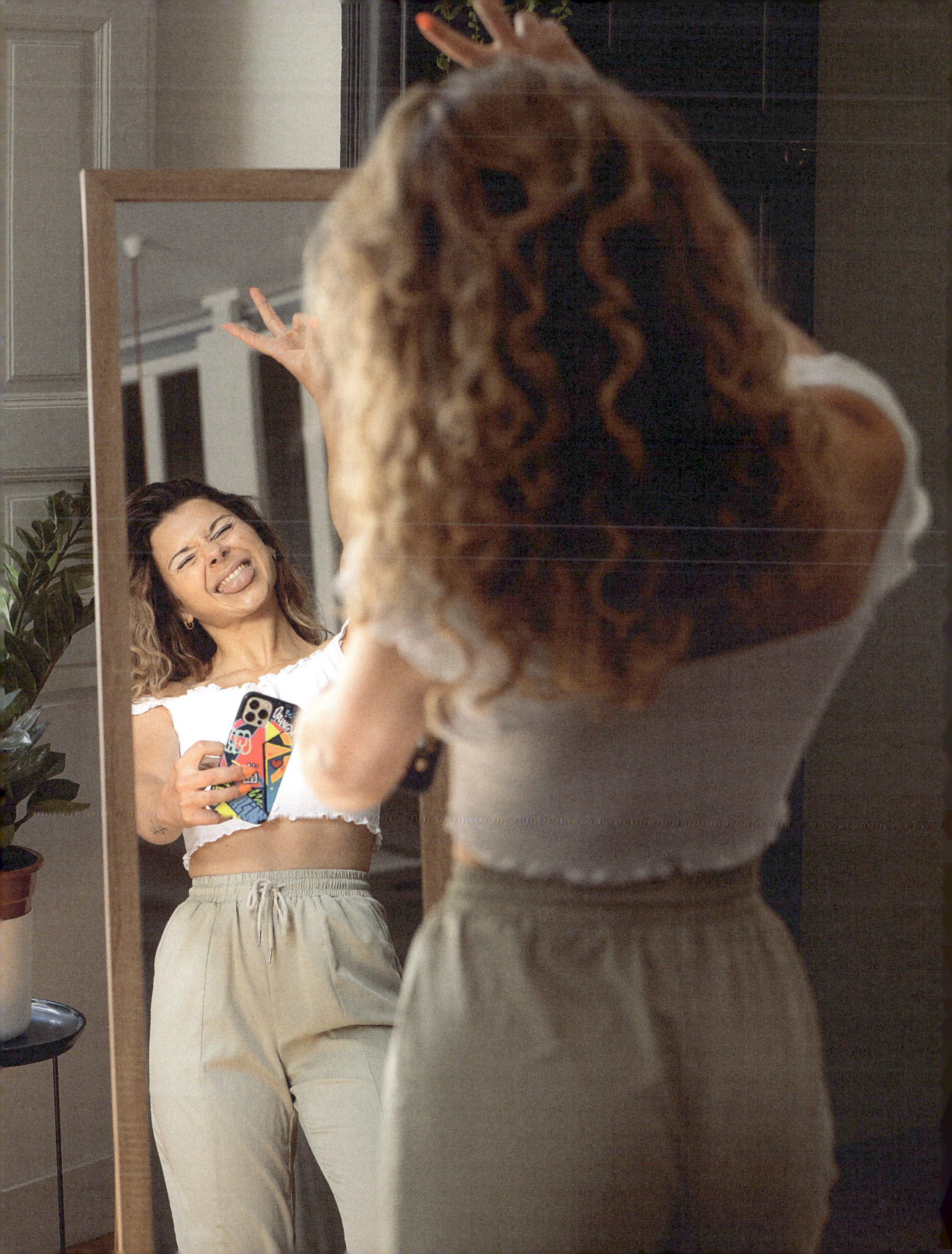

TU VERRAS, ÇA SIMPLIFIE LE QUOTIDIEN !

Toujours commencer par une TO DO LIST

PETIT CHAT, SI TU ME SUIS DEPUIS LONGTEMPS, TU N'ES PAS SANS SAVOIR QUE JE SUIS UNE FANA DES TO DO LIST. PARCE QUE C'EST HYPER EFFICACE ET PARCE QUE C'EST TELLEMENT SATISFAISANT ! À TRAVERS CE LIVRE, J'AI ENVIE DE T'INITIER À MA PASSION POUR L'ORGANISATION !

Le principe d'une To Do List, c'est de noter toutes les choses que tu as à faire dans ta journée, des plus importantes aux plus banales, histoire de diminuer au maximum ta charge mentale ! Le mieux, c'est de la préparer la veille au soir.

- ❑ *(Toujours) noter la date du jour, histoire d'être sûr.e que ce que tu as noté, tu dois le faire aujourd'hui et non le reporter !*

- ❑ *Tirer un trait vertical pour séparer la page en deux : « Perso » et « Pro ». On pense (à tort) que les To Do List ne doivent contenir que les objectifs professionnels de la journée. Si tu veux réellement vider tes pensées et être efficace pour travailler, tu dois également y inscrire toutes les choses perso que tu as l'intention d'accomplir dans cette même journée. La vie ne se résume pas qu'à travailler, et une fois la journée terminée, une deuxième commence à la maison !*

- ❑ *Lister toutes les choses que tu as à faire dans ta journée et les classer, avec des numéros, par ordre de priorité, histoire de consacrer plus de temps et d'énergie aux choses les plus importantes ou à celles qui ne peuvent vraiment pas attendre. Attention par contre à ne pas trop surcharger cette liste, sinon tu risques d'être frustré.e quand, à la fin de la journée, il t'en restera encore la moitié…*

- ❑ *En plus : inscrire des horaires à respecter, dans la mesure du possible, pour chaque tâche à accomplir afin de ne pas trop « déborder ». C'est d'autant plus important si tu as des réunions ou des rendez-vous à caler.*

- ❑ *Rayer chaque tâche réalisée à l'aide d'un stylo ou d'un Stabilo (#teamstabilo) pour ne plus avoir besoin de t'en soucier (c'est ça, la partie satisfaisante !).*

- ❑ *Ne pas culpabiliser s'il te manque quelques tâches à rayer. Il arrive qu'il y ait des imprévus et que certaines tâches ne puissent pas être réalisées, et c'est OK. Il te suffit de les inscrire dans les tâches IMPORTANTES à faire dès le lendemain.*

LUTTER CONTRE L'ENNUI ET LE STRESS

à la Juju Fitcats

01

T'ISOLER DANS UN ENDROIT OÙ TU NE SERAS PAS DÉRANGÉ.E

02

CHOISIR TA PLAYLIST DE MUSIQUES PRÉFÉRÉES

03

CONNECTER TON TÉLÉPHONE À UNE ENCEINTE BLUETOOTH

04

MONTER LE VOLUME À FOND (EN ÉVITANT DE TE CREVER LES TYMPANS)

05

FERMER TES PETITS YEUX

06

LAISSER LA MUSIQUE TE TRANSPORTER ET TON CORPS S'EXPRIMER

(PSSST : TU PEUX MÊME TE METTRE À CHANTER !)

◆

POSOLOGIE

Pour un usage quotidien : réaliser cet exercice entre 5 et 15 minutes par jour.
Pour un usage occasionnel (en cas de stress émotionnel intense) : réaliser cet exercice entre 15 et 30 minutes dès que tu en ressens le besoin.

GUID

SURV

RÈGLE 01

DE MANGER, TU NE TE PRIVERAS PAS !

Que ce soit avant ou après les fêtes, je ne le répéterai jamais assez, mais on oublie les régimes et autres détox à la c*n spécial fêtes de fin d'année… Que ce soit avant ou après les repas de fêtes, ton corps n'a pas besoin de ça, TU n'as pas besoin de ça. Alors ne me fais surtout pas le coup de : « Et si j'évitais de manger la veille et/ou le jour de Noël ? » NON. C'est justement la pire des décisions car c'est de cette façon que tu vas accroître ta frustration et que tu vas te jeter sur le foie gras en entrée. Mange à ta faim tout au long de la journée et tu verras que pendant le repas, tu n'auras aucune envie de te jeter sur quoi que ce soit. Idem, oublie les détox surcotées après le 31 janvier. Reprends simplement une alimentation normale, celle de ta vie de tous les jours et les potentiels quelques kilos de bûche en trop (synonymes de rétention d'eau) repartiront aussitôt.

RÈGLE 02

DE L'EAU DANS TON VIN, TU METTRAS !

Les fêtes sont synonymes de retrouvailles… et souvent, c'est un peu le CHOC des générations et des croyances qui vont avec. Alors, reste curieux.euse, ouvert.e d'esprit et surtout, prends du recul. Même si tout le monde n'est pas en accord avec tous tes choix (convictions alimentaires, métier, études, centres d'intérêt, pratiques sportives, etc.), rappelle-toi que toi non plus, tu n'es pas en accord avec les leurs… et c'est justement grâce à ça que les discussions autour de la table s'enrichissent et que les gens grandissent. Respire un grand coup et partage tes idées avec le sourire et dans la bienveillance.

E DE

VIE AUX FÊTES DE FIN D'ANNÉE

RÈGLE 03

DE L'AMOUR, TU DONNERAS !

N'oublie pas que Noël est avant tout un moment d'amour et de partage. Le plus beau cadeau que tu puisses faire à tes proches est d'être auprès d'eux et de t'intéresser à ce qui, au cours de cette dernière année, les a rendu.e.s heureux.euses. Et non, je te rassure, le prix de tes cadeaux ne représente en rien l'amour que tu éprouves pour eux.

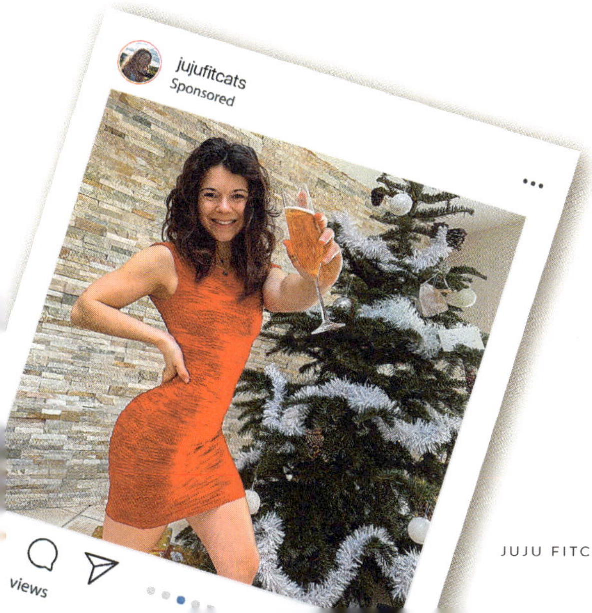

RÈGLE 04

DES BONNES RÉSOLUTIONS, TU NE PRENDRAS PAS !

On me demande souvent : « Juju, quelles sont tes bonnes résolutions ? »
La réponse est que je n'en ai pas. Je n'en ai pas parce que je n'aime pas ça. J'ai l'impression que les « bonnes résolutions » sont souvent synonymes de pression. Qu'on les prend sans vraiment savoir pourquoi ou pour faire plaisir à tout le monde, sauf à soi. Alors même si, oui, une nouvelle année est en quelque sorte le signe d'un renouveau et un bon moyen pour faire bouger certaines choses dans nos vies, je préfère largement parler d'objectifs (que je me fixe) ou de promesses (que je me fais, à moi, à ma tête et à mon petit corps). Je fais en sorte qu'ils (mes objectifs) ou qu'elles (mes promesses) ne soient pas inatteignables (en termes de temps) ou à l'opposé de ce dont j'ai réellement besoin, et je tente, chaque jour de l'année, de me satisfaire de toutes les petites victoires qui me rapprochent de ce que je souhaite au plus profond de moi.
Et puis, pour être honnête, je suis du genre à ne pas attendre. Quand je veux quelque chose ou que je sais que j'ai besoin de changer quelque chose, peu importe le jour ou l'heure qu'il est, je me bouge. Et je te conseille vivement d'en faire de même. Rappelle-toi, le bon moment n'existe pas et le temps file et ne t'attend pas... Alors bouge-toi, et crois en toi !

FAIRE ATTENTION À LA PLANÈTE

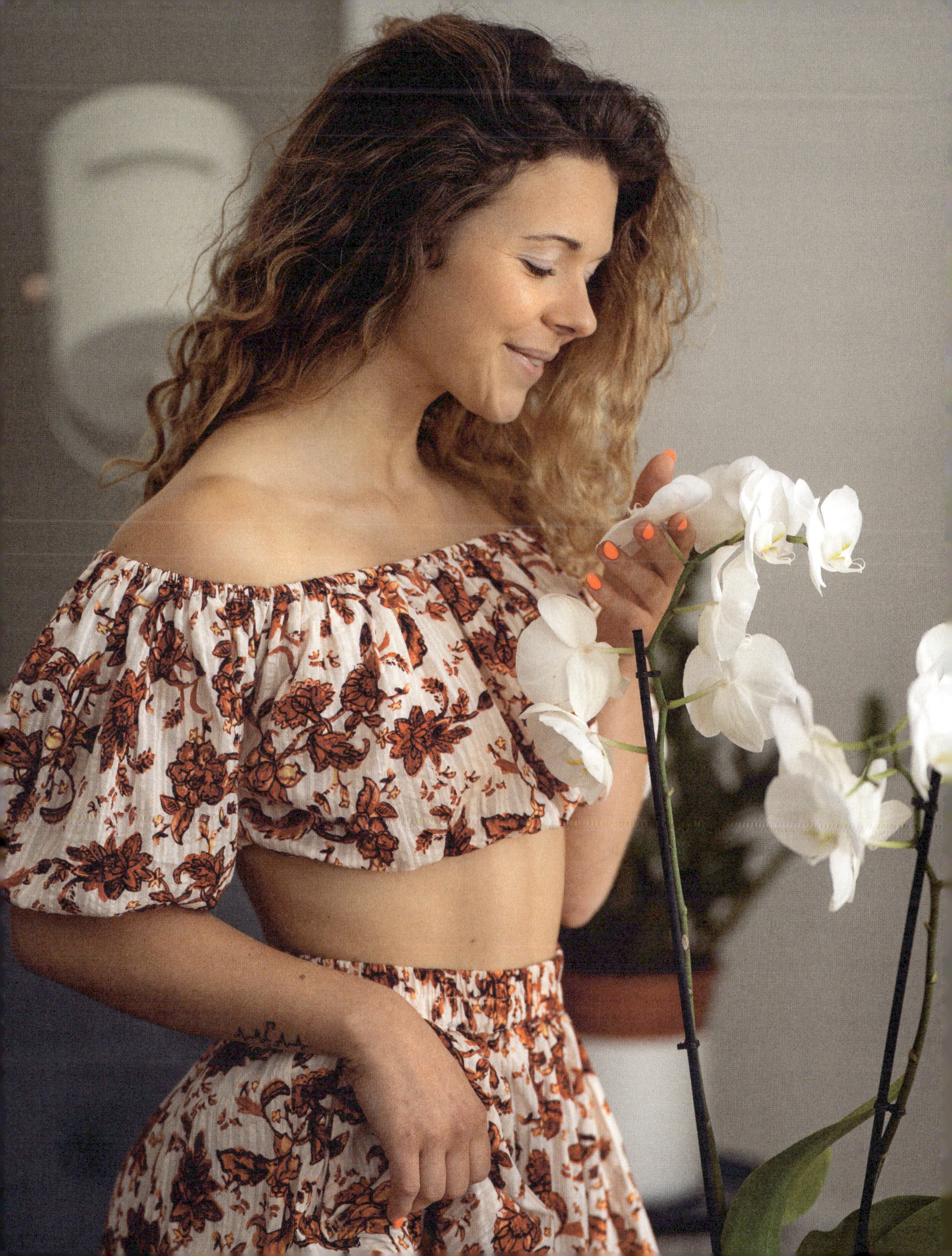

DÉBUTER DANS LE ZÉRO DÉCHET

Je t'arrête avant même que tu t'inquiètes, petit chat, le but ici n'est surtout pas de te faire culpabiliser pour quoi que ce soit. Moi la première, je n'ai clairement pas la prétention d'être parfaite. Mais j'aimerai beaucoup t'aider, tout comme on m'a aidée dans le passé, à diminuer tes déchets ou à les recycler. Alors je me suis dit, pourquoi pas te partager des petits tips et surtout toutes les choses que, moi-même, j'ai changées dans mes journées pour te permettre d'avancer, à ton rythme, vers le zéro déchet ?

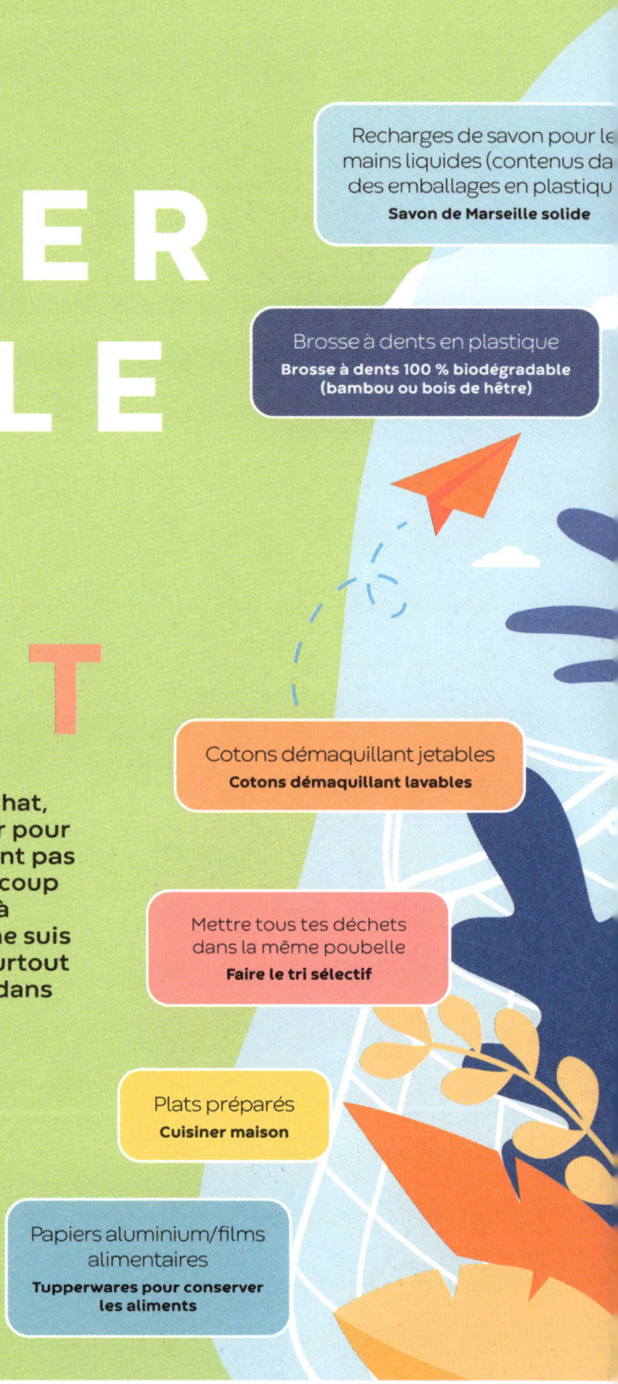
Recharges de savon pour le
mains liquides (contenus da
des emballages en plastiqu
Savon de Marseille solide
Brosse à dents en plastique
Brosse à dents 100 % biodégradable (bambou ou bois de hêtre)
Cotons démaquillant jetables
Cotons démaquillant lavables
Mettre tous tes déchets dans la même poubelle
Faire le tri sélectif
Plats préparés
Cuisiner maison
Papiers aluminium/films alimentaires
Tupperwares pour conserver les aliments

FAIRE ATTENTION À LA PLANÈTE

Mettre les fruits et légumes dans des sacs en plastiques
Utiliser du papier kraft

Acheter les oléagineux/graines/pâtes/céréales dans des sachets en plastique
Utiliser des petits sacs en tissu lavables et se servir en vrac

Serviettes hygiéniques ou tampons
Culottes menstruelles lavables

Grands sacs en plastique pour ramener les courses à la maison (qu'on a tendance à racheter parce qu'on les oublie à chaque fois)
Utiliser de grandes cagettes en bois réutilisables à chaque course (en avoir deux ou trois chez soi) + sacs de courses en tissu

Bouteille d'eau en plastique
Carafe d'eau du robinet avec un morceau de charbon dedans pour retirer les mauvaises particules et les métaux lourds de l'eau + utilisation de gourdes

Pailles en papier/carton
Pailles en bambou ou en fer

Gobelets en carton
Apporter son thermos réutilisable dans les cafés et demander de mettre la boisson dedans

Prendre des bains
Prendre des douches

Jeter les pots en verre (exemple : pots de confiture)
Les utiliser pour mettre des oléagineux dedans, créer une bougie maison, faire des petites verrines quand on reçoit du monde à la maison, etc.

Protéines d'origine animale à tous les repas
Diversité/curiosité alimentaire = apprendre à cuisiner aussi des protéines végétales pour diminuer la consommation de viande et avoir une alimentation plus diversifiée

PRENDRE SOIN DE SON ASSIETTE

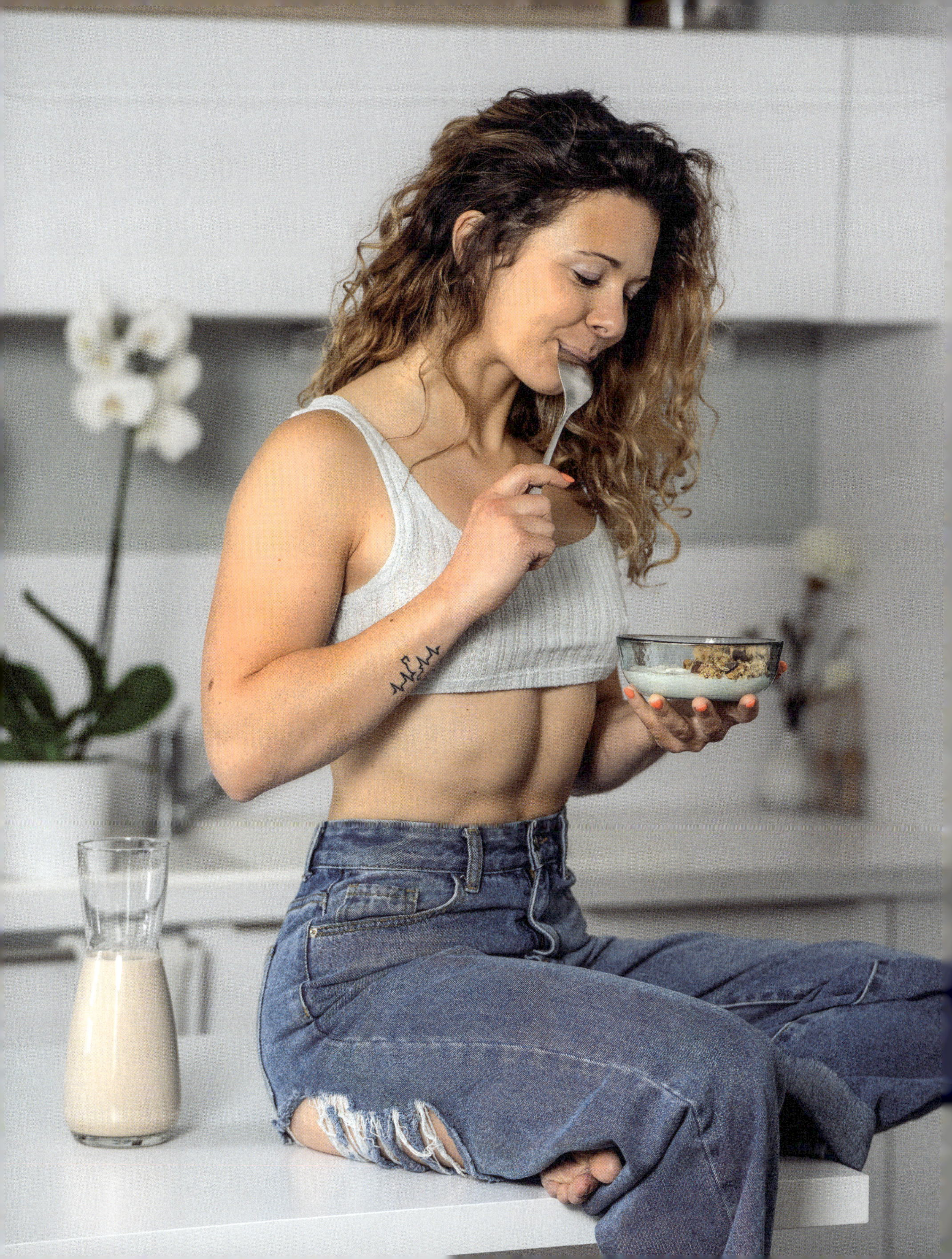

LES BASES DE LA NUTRITION

Mon but à travers ce nouveau livre, c'est aussi de t'aider à devenir indépendant.e dans ton alimentation et à faire les meilleurs choix possibles ! Et pour ça, il va te falloir un minimum de connaissances. La clé d'une alimentation saine, c'est l'équilibre alimentaire.

L'ÉQUILIBRE, C'EST LA CLÉ.

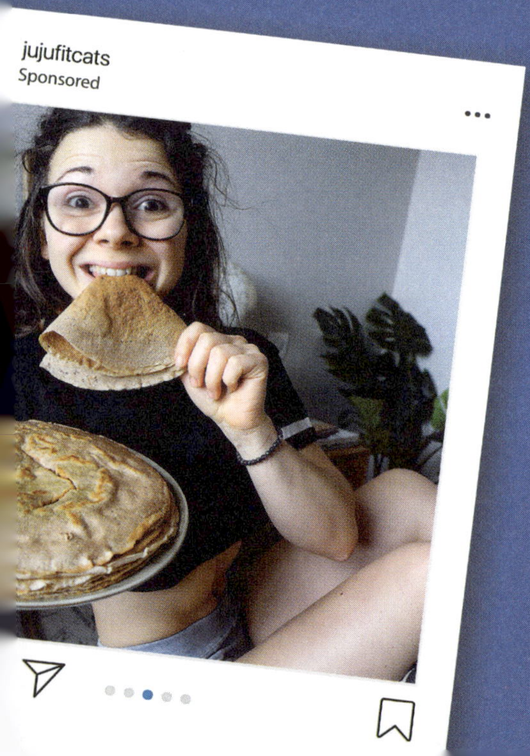

Du petit déjeuner au dîner en passant par le déjeuner ET LE GOÛTER (ouais je prends toujours un goûter à 26 ans ouais... et alors ? Les goûters c'est la vie les gars !), tous mes plats contiennent tous les nutriments nécessaires au bon fonctionnement de mon corps, que ce soit pour mon sport mais aussi pour mon travail et surtout pour ma santé. Les nutri... quoi ? Les nutriments ! Ce sont des composés chimiques qui constituent les aliments.

ILS SONT DE DEUX NATURES :

- **Macronutriments :** protéines, lipides, glucides (ceux qui vont nous intéresser en premier lieu pour équilibrer nos gamelles en fonction de nos besoins) ;

- **Micronutriments :** vitamines et minéraux (à ne surtout pas négliger pour avoir un corps de chat en bonne santé).

Promis, je vais essayer de ne pas trop te saouler avec ma science, et je vais tenter de ne donner que les infos nécessaires à avoir en tête pour adopter une alimentation plus saine et plus en adéquation avec tes besoins, sportifs ou non d'ailleurs.

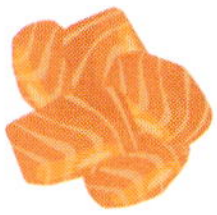

LES PROTÉINES

Elles sont le premier nutriment essentiel. Elles sont dites essentielles puisqu'une grande partie des acides aminés qui les composent ne sont pas synthétisables par notre corps et doivent être apportés par notre alimentation.
Les protéines sont les principaux matériaux de construction de notre corps. Si ton corps était une maison, les protéines en seraient les murs et les acides aminés seraient les petites briques qui composent ces murs. Tu me suis ?
Les protéines assurent tout un tas de rôles structuraux et fonctionnels au sein de notre organisme : au niveau externe, elles constituent et régénèrent notre enveloppe (os, cheveux, peau, muscles…) et au niveau interne, elles permettent le bon fonctionnement du système immunitaire, du cœur… Elles me passionnent et je pourrais en parler des heures !
Il est donc indispensable d'apporter des protéines à ton organisme et pour ça, chacun de tes repas doit en comporter, qu'elles soient d'origine animale (viande, poisson, œuf) ou végétale (soja, légumineuses, oléagineux). Les protéines sont les matériaux de construction des tissus musculaires, alors on ne s'en prive pas !

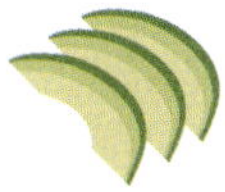

LES LIPIDES

Le GRAS ! Trop souvent diabolisés, les lipides constituent la plus grande réserve d'énergie de notre organisme ! À quantité égale, ils apportent deux fois plus d'énergie que les protéines ou les glucides. Ils fournissent 90 % de l'énergie nécessaire au bon fonctionnement de notre organisme au repos. Par ailleurs, ils sont l'un des composants principaux de nos cellules vivantes. Alors, même si ton objectif est de perdre du poids, tu ne dois jamais supprimer complètement les matières grasses de ton alimentation. Le tout, c'est de savoir les choisir correctement (huile d'olive, amandes, poisson gras, avocat) de façon à apporter de bonnes graisses à ton organisme avec un bon apport en oméga 3-oméga 6.

3 SORTES DE LIPIDES :

Acides gras saturés :
beurre, crème fraîche, huile de palme, huile de coco… à ne pas consommer en excès !

Acides gras mono-insaturés :
huile de colza, d'olive, de noix, d'arachide, de sésame, de noisette…

Acides gras poly-insaturés :
poissons gras (saumon, anchois, maquereau, sardine…), huile de tournesol, de maïs, de pépins de raisin…

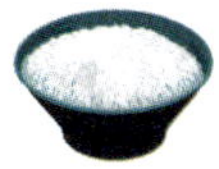

LES GLUCIDES

Ils constituent la seconde source d'énergie de l'organisme et fournissent l'énergie nécessaire au bon fonctionnement du cerveau, du cœur, des reins, des muscles… C'est le premier paramètre sur lequel jouer pour perdre ou prendre du poids (diminuer ou augmenter la quantité de glucides). On a tendance à penser que ce sont les matières grasses qui sont à l'origine de l'obésité mais le sucre est bien plus coupable. C'est lui qu'on va supprimer en premier lorsque l'on souhaite perdre du poids. Cependant, veille toujours à garder un apport suffisant de glucides dans ta journée car 80 % des glucides ingérés sont nécessaires au bon fonctionnement du cerveau. Même si tu souhaites perdre de poids, ne te prive pas complètement de glucides. Choisis-en à index glycémique faible ou modéré (patate douce, riz basmati complet, quinoa, boulgour…), qui auront un effet plus rassasiant.

3 SORTES DE GLUCIDES :

Glucides complexes ou « amidons » : (forme sous laquelle les sucres sont stockés dans les végétaux) : patate douce, pâtes, pains spéciaux, légumineuses, flocons d'avoine…

Glucides simples ou « sucres » :
fruits et jus de fruits, sucrants naturels (miel, sirop d'agave, sirop de coco…), produits laitiers…

Édulcorants caloriques :
(sorbitol, xylitol, mannitol…) et acaloriques (aspartam, saccharine, acésulfame K…)

À SAVOIR

1G DE GLUCIDES = 4KCAL

1G DE PROTÉINES = 4KCAL

1G DE LIPIDES = 9KCAL

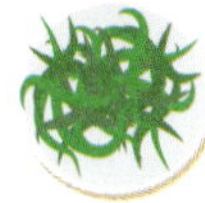

FOCUS SUR
LES FIBRES

Les fibres alimentaires sont naturellement présentes dans les aliments d'origine végétale et ne sont ni digérées ni absorbées par le système digestif. Elles sont de deux types : solubles et insolubles et sont considérées comme des glucides indigestes.
Mais attention, elle sont beaucoup moins caloriques que les autres glucides. Bien que les fibres ne soient pas digestibles, elles sont très utiles pour le corps. Par exemple, les fibres insolubles permettent de réguler le transit, en augmentant le volume des selles en cas de constipation et en captant l'eau du tube digestif en cas de diarrhée.
Les fibres solubles ont la propriété de limiter l'absorption des glucides au niveau de la paroi intestinale et donc de limiter l'augmentation de la glycémie.
Elles contribuent également au sentiment de satiété, ce qui peut t'aider à limiter les grignotages !

COMMENT LIRE UNE ÉTIQUETTE ALIMENTAIRE EN MAGASIN ?

Comme tu l'as compris, mon but, à travers ce nouveau livre, c'est de t'aider à devenir plus autonome dans ton alimentation. Parce que, même si suivre à la lettre les recettes et les conseils que je te donne au quotidien, sur tous mes réseaux, est déjà un pas de plus vers le « mieux manger pour être en bonne santé », j'ai envie que tu sois capable, par la suite, de savoir ce qu'il est bon d'acheter et/ou de cuisiner, sans que tu n'aies besoin de mon aide. L'idée, c'est que tu aies ma petite voix dans ta tête en permanence (mon dieu, quelle horreur, même moi je supporterais pas !) pour te guider dans tes choix alimentaires.
Et s'il y a bien une chose qui va t'être utile, c'est d'apprendre à lire correctement une étiquette afin de ne plus te faire avoir !
Je te vois déjà venir, tu vas me dire : « Mais Juju, te fatigue pas, sur les étiquettes maintenant, ils ont créé le nutri-score ! »
Mais si, tu sais, le nutri-score, ce logo apposé sur la face avant des emballages qui informe sur la qualité nutritionnelle des produits de façon simplifiée, pour t'éviter d'avoir à décrypter l'étiquette.
Il est basé sur une échelle de 5 couleurs : du vert foncé à l'orange foncé (presque rouge).
Ces couleurs sont associées à des lettres allant de A (vert foncé) à E (orange foncé) pour optimiser la compréhension.
Vu sous cet angle, le nutri-score, ça paraît hyper chouette. Mais le problème, c'est quand tu vois ça : comment est-il possible que l'huile d'olive extra-vierge, qui est excellente pour la santé (voir p. 65) ait un nutri-score de D quand le Coca-Cola sans sucres, bourré de caféine, d'additifs alimentaires et d'édulcorants (aspartame et acésulfame K principalement) affiche un nutri-score de B ?
L'un prévient les maladies cardiovasculaires et favorise la production de bon cholestérol tandis que l'autre ne fournit aucun nutriment ni aucune source d'énergie utilisable

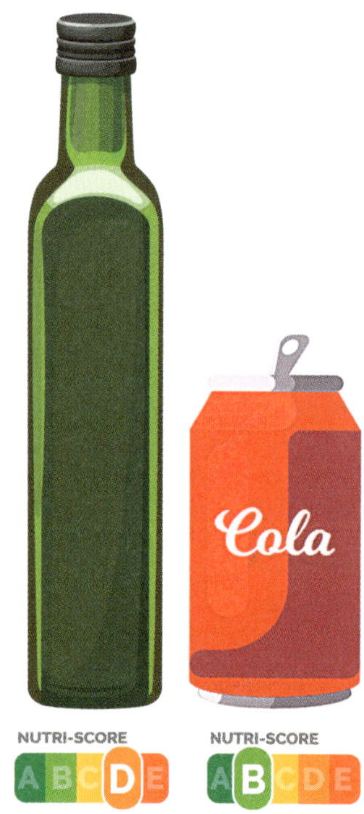

pour l'organisme. Et même pire, les édulcorants présents dedans trompent ton cerveau en lui faisant croire que tu consommes du sucre (ce qui n'est pas le cas), entraînant forcément un sentiment de frustration qui va se traduire par une réelle envie de sucre. Et pourtant, c'est lui qui affiche le meilleur nutri-score ?

COMMENT EST-IL POSSIBLE QUE L'HUILE D'OLIVE EXTRA-VIERGE, QUI EST EXCELLENTE POUR LA SANTÉ, AIT UN NUTRI-SCORE DE D QUAND LE COCA-COLA SANS SUCRE AFFICHE UN NUTRI-SCORE DE B ?

PARDON, MAIS... ON NOUS PRENDRAIT PAS POUR DES C*NS ?

Ce qui est encore plus « rigolo », c'est quand on s'aperçoit que le Coca-Cola original, bourré de sucres, était très mal loti au classement des aliments avec un score de E. Donc on retire le sucre, on ajoute un max d'édulcorants et le tour est joué, on passe d'un nutri-score de E à un nutri-score de B !

Ce que je souhaite te faire comprendre ici, petit chat, c'est que malheureusement, le nutri-score se base énormément sur le manque de connaissances des consommateur.rice.s en matière de nutrition. Aucun logo ni aucune application (on connaît aussi les applications alimentaires qui analysent les aliments... crois-moi, c'est pas beaucoup plus efficace) ne remplaceront ta propre réflexion.

Ça ne te prendra pas beaucoup plus de temps de retourner ton aliment et de lire les infos cachées derrière. Sur les emballages, certaines informations nutritionnelles sont obligatoirement inscrites telles que la valeur énergétique (en kilocalories (kcal) et en kilojoules (kj), les quantités de lipides (matières grasses) dont les acides gras saturés, de glucides dont les sucres, de protéines, et de sel.

La première chose sur laquelle te concentrer lorsque tu regardes les infos au dos de ton emballage, c'est **la liste des ingrédients : le nombre d'ingrédients et l'ordre dans lequel ils sont indiqués.** Les ingrédients sont indiqués par **ordre d'importance**. Le premier ingrédient de la liste est donc celui qui est présent en plus grande quantité. **Attention à ne pas (trop !) consommer d'aliments transformés** dont les trois premiers sont le sucre, le sel et/ou le gras (huile, beurre, crème...).

Veille à ne pas acheter un aliment qui contient plus de 10 ingrédients différents maximum car plus la liste est longue et plus tu as de chance de retrouver des additifs dans ce que tu t'apprêtes à acheter. Les additifs sont souvent indiqués avec un code de type « EXXX », mais aussi parfois par leur nom. **Évite de consommer un aliment qui contient plus de trois additifs différents.**

Tu dois également t'assurer que le nom de l'aliment que tu achètes est bien l'ingrédient principal de celui-ci : si tu achètes de la pâte à tartiner « choco-noisettes », les

VALEURS NUTRITIONNELLES MOYENNES

Pour 100 ml		Par portion**	%* par portion
Energie	155 kJ/38 kcal	388 kJ/93 kcal	5%
Matières grasses dont acides gras saturés	2 g 1,2g	5g 3g	7% 15%
Glucides dont sucres	4g 2,3g	10g 5,8g	4% 6%
Fibres	0,9g	2,3 g	
Protéines	0,8g	2g	4%
Sel	0,76g	1,9g	32%

* % d'apport de référence pour un adulte-type (8400 kJ/2000 kcal).
** 1 portion = 250 ml (ce produit contient 2 portions)

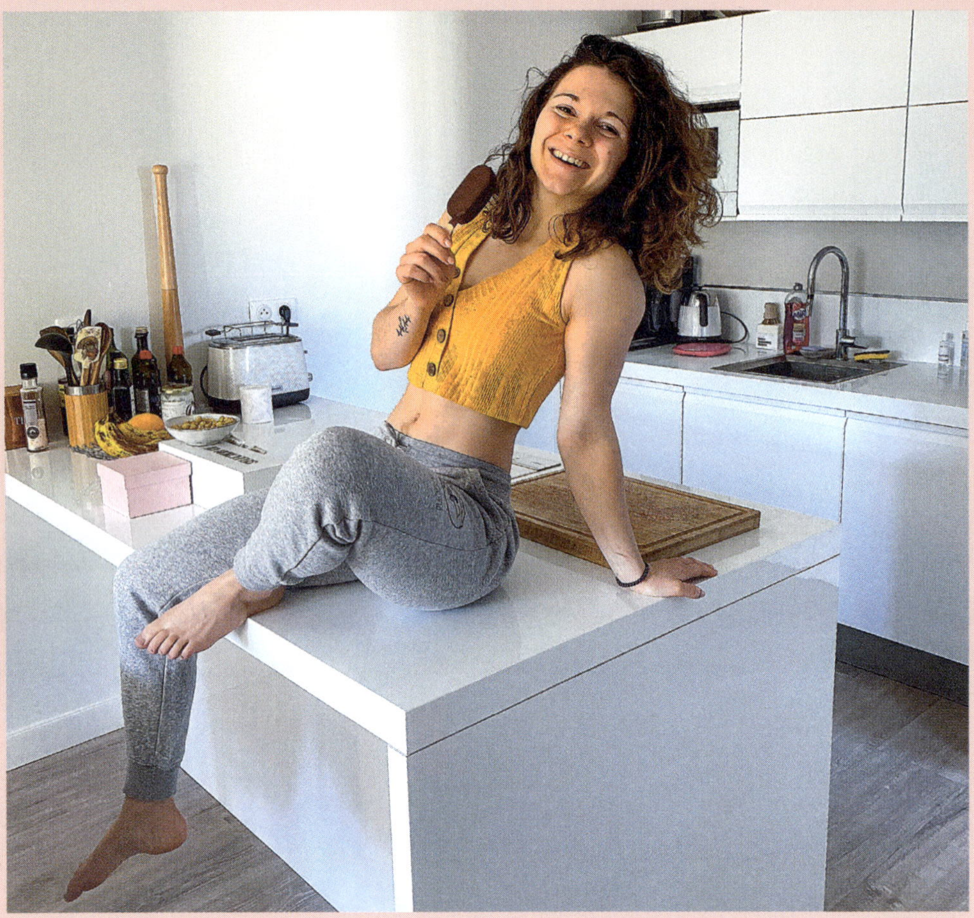

deux premiers ingrédients doivent être des noisettes et du chocolat, en poudre ou en pépites, peu importe. Si la pâte à tartiner contient plus d'huile et de sucre qu'autre chose, choisis-en une autre.

L'INGRÉDIENT PRINCIPAL, C'EST L'ALIMENT.

Tu peux faire attention aux sucres « cachés » comme le sirop de canne, le sirop de riz, le sirop de maïs, le sirop de glucose, le saccharose, le fructose... Privilégie toujours des ingrédients que tu peux retrouver chez toi. **Il vaut mieux choisir un aliment qui contient du sucre plutôt que du sirop de glucose par exemple.**

Tu peux aussi vérifier que l'aliment ne contient pas d'allergènes qui seraient dangereux pour toi. Il en existe 14, dont la mention est obligatoire. Ils sont indiqués en gras.

La deuxième chose à laquelle tu dois prêter attention, une fois le décryptage des ingrédients terminé, ce sont les informations nutritionnelles.

Les calories (en kcal) correspondent au nombre de calories consommées. Elles sont données à la fois pour 100 g mais aussi pour la portion recommandée. Sur certaines étiquettes, tu peux lire, à la place de « calories », « valeur énergétique » ou « énergie ». Elle est donnée en kcal et en kj, toujours pour 100 g et pour la portion recommandée. Attention, elle n'est pas le seul critère à prendre en compte pour mesurer la qualité nutritionnelle de l'aliment. **À noter que 10 g de sucres sont aussi caloriques que 10 g de protéines*, et pourtant, d'un point de vue santé, ce n'est pas la même chose** (voir p. 65).

La portion recommandée pour un aliment t'informe sur les nutriments que tu vas consommer, si tu respectes cette portion. Mais attention, cette portion n'est pas toujours celle que tu vas consommer et elle peut même varier d'une marque à une autre. Si tu décides de comparer la valeur nutritive d'un même aliment d'une marque à une autre, assure-toi de le faire pour la même quantité ou mieux, fais-le pour 100 g. Selon moi, ce n'est pas le meilleur indicateur à prendre en compte pour t'assurer de la qualité nutritionnelle de ce que tu consommes.

Les deux nutriments à surveiller en priorité sont :

Les lipides :
ils correspondent aux graisses globales présentes dans l'aliment, c'est-à-dire aux acides gras saturés, mono-insaturés ou encore poly-insaturés comme les oméga (3, 6 ou 9) par exemple. Si tu zoomes un peu sur l'étiquette, tu verras écrit « matières grasses » et juste en-dessous « dont acides gras saturés ». **L'idéal est de choisir des aliments dont les matières grasses ne dépassent pas les 5 g pour la portion recommandée et dont les acides gras saturés ne vont pas au-delà des 2 g.** À noter que les acides gras saturés ne sont pas mauvais pour la santé et que le corps en a également besoin, mais en plus petites quantités, que les acides gras mono et poly-insaturés. Malheureusement, ils ont tendance à être beaucoup trop élevés dans les produits industriels et dans la « food porn ». Attention donc à ne pas consommer ces derniers en excès. Sur l'emballage, s'il est écrit « sans matières grasses », cela signifie que l'aliment contient moins de 0,5 g de lipides pour 100g ou 100 ml. S'il est écrit « allégé en matières grasses », cela signifie qu'il contient au minimum 30 % de matières grasses en moins qu'un produit similaire. Et s'il est écrit « pauvre en matières grasses », cela signifie qu'il ne contient pas plus de 3 g de lipides pour 100 g ou 1,5g pour 100 ml.

Les glucides :
ils correspondent aux glucides totaux contenus dans l'aliment, c'est-à-dire aux glucides simples, complexes, à l'amidon mais également aux édulcorants caloriques (s'il y en a). Si tu zoomes un peu sur l'étiquette, tu verras écrit « glucides » et juste en-dessous « dont sucres ». Sache qu'un aliment est considéré comme « pauvre en sucres » si le chiffre situé juste à côté de « dont sucres » est inférieur à 5 g pour 100 g. Sur l'emballage, s'il est écrit « sans sucre », cela signifie que l'aliment ne contient pas plus de 0,5 g de sucres pour 100 g ou 100 ml. L'aliment idéal pour les régimes « low carb » ! S'il est écrit « allégé en sucres », cela signifie qu'il contient au minimum 30 % de sucre en moins qu'un produit similaire. Et s'il est écrit « sans sucres ajoutés », cela signifie que les seuls sucres présents sont les sucres naturels de l'aliment. C'est le cas pour les jus de fruits 100 % fruits par exemple.

Petit focus sur les fibres : ce sont des glucides complexes partiellement digérés que l'on ne consomme malheureusement pas assez. Les recommandations concernant leur consommation sont de **25 g par jour**. Assure-toi de choisir des aliments avec une teneur en fibres relativement élevée pour bénéficier de tous leurs bienfaits : régulation du transit en cas de constipation et/ou de diarrhée, bon fonctionnement de l'intestin...

Le sel et le sodium :
Ce sont des éléments différents (1 g de sel équivaut à 0,4 g de sodium). Sur une journée, **il est recommandé de ne pas consommer plus de 6 g de sel.** Favorise l'achat d'aliments ne contenant pas plus de 200 mg (0,2 g) de sodium pour 100 g, soit 0,5 g de sel.

QUELQUES INFORMATIONS SUPPLÉMENTAIRES SI TU SOUHAITES CREUSER UN PEU

- Les deux premiers chiffres du code-barres peuvent te renseigner sur la provenance du produit. Pour les produits d'origine France, les deux premiers chiffres vont de 30 à 37.
- La certification vegan d'un aliment n'est malheureusement pas bien contrôlée à ce jour et donne lieu à des abus d'utilisation. Si tu souhaites vraiment t'assurer que ton aliment est vegan, vérifie les ingrédients et assure-toi qu'il n'y ait pas une petite phrase à la fin qui dise : « Traces possibles de produits laitiers. »
- Les produits contenant du soja doivent être d'origine France si tu veux t'assurer qu'il ne s'agit pas d'un soja « OGM ».
- Le logo « AOP » garantit l'origine d'un produit et le savoir-faire local.
- Le logo « Label Rouge» garantit une qualité supérieure par rapport aux autres produits similaires.
- Le logo « AB » garantit le respect de l'environnement et du bien-être animal. L'aliment est 100 % bio et s'il s'agit d'un produit transformé, il doit contenir 96 % d'ingrédients d'origine biologique.

LES INDISPENSABLES DANS MES PLACARDS

FARINES SANS GLUTEN

FARINE D'AMANDE

Farine très protéinée pouvant aller de 20 à 50 g de protéines pour 100 g, en fonction des marques.
Faible en glucides et, en fonction des marques toujours, parfois très faible en matières grasses si elle est dégraissée.
Goût d'amande légèrement et naturellement sucré.
Idéale pour des recettes sucrées comme des pancakes, des gâteaux, des muffins...
S'utilise à hauteur de 50 % dans les recettes (au-delà de cette teneur, attention à son côté friable) et se marie très bien avec la farine d'avoine.

Index glycémique très bas (20).*

FARINE DE LUPIN

LA farine végétale la plus protéinée avec pas moins de 40 g de protéines pour 100 g. Également très riche en fibres et en fer, elle est l'alliée idéale pour les régimes végétariens et végétaliens.
Goût plutôt neutre.
Confère une couleur jaune aux recettes.
Idéale pour des recettes sucrées (gâteaux, muffins, pancakes...) et des recettes salées (pâtes maison, pains, cakes...).
S'utilise à hauteur de 30 % dans les recettes et remplace très bien les œufs.
Difficulté à lever (utiliser de la levure si besoin).

Index glycémique très bas (15).

AVOINE SANS GLUTEN

(FLOCONS, SON OU FARINE)

Riche en fibres, protéines et vitamines (l'une des céréales les plus nutritives).
Goût très neutre.
Idéale pour des recettes sucrées et salées.
Se substitue parfaitement à la farine de blé blanche traditionnelle et peut s'utiliser à 100 % dans les recettes.

Index glycémique modéré pour les flocons (40) et élevé pour la farine (60).

FARINE DE RIZ

À choisir de préférence complète pour bénéficier de sa richesse en fibres et en minéraux.
Goût neutre.
Se substitue parfaitement à la farine de blé traditionnelle dans des préparations à base d'œufs et/ou de lait (végétal ou non) comme des clafoutis, des gâteaux, des pancakes, des cakes, des crêpes, etc.
Index glycémique très élevé (75).

FARINE DE CHÂTAIGNE

Riche en fibres et faible en matières grasses.
Goût de noisette légèrement sucrée.
Confère une couleur sable aux recettes.
Idéale pour les recettes sucrée (crêpes, pancakes, gâteaux...)
S'utilise à hauteur de 50 % maximum dans les recettes et se marie très bien avec les fécules, notamment la fécule de maïs.
Difficulté à lever (utiliser de la levure si besoin).
Index glycémique élevé (65).

FARINE DE PATATE DOUCE

Riches en fibres, en vitamines (A et B6) et en minéraux (cuivre et manganèse), cela fait d'elle un très bon antioxydant.
Goût légèrement sucré et saveur de noisette.
Confère une couleur terreuse, orangée, aux recettes.
Idéale pour des recettes sucrées et salées.
S'utilise à hauteur de 30 % maximum dans les recettes à cause de son côté friable (ne pas tenter de recettes de crêpes avec. En revanche, elle est fortement recommandée pour les pancakes !).
Index glycémique modéré (45) pour la plupart des farines.

FARINE DE PETIT ÉPEAUTRE COMPLET

Riches en fibres et en protéines.
Se substitue parfaitement à la farine de blé blanche traditionnelle.
Idéale pour des recettes « rustiques » comme des pâtes à pizzas, à tartes ou encore du pain, si utilisée à hauteur de 100 %, mais aussi pour des recettes plus « légères » telles que des crêpes, des gâteaux ou des pancakes si utilisée à hauteur de 50 % et coupée avec une autre farine ou une fécule.
Index glycémique modéré (45).

FÉCULE DE MAÏS

Goût neutre.
Idéale pour les recettes sucrées et salées.
Apporte aération et légèreté aux recettes sans gluten majoritairement et s'utilise donc très bien avec des farines denses telles que la farine de lupin, la farine de patate douce ou encore la farine de châtaigne.
S'utilise à hauteur de 30 % dans les recettes.
Index glycémique très élevé (85).

**Index glycémique (IG) : capacité d'un aliment à augmenter la glycémie, c'est-à-dire le taux de glucose (sucre) dans le sang.*

IG BAS (<40)	IG MODÉRÉ	IG ÉLEVÉ (>70)
Son d'avoine 15	Sarrasin 40	Maïs 70
Lupin 15	Petit épeautre 40	Millet 70
Amande 20	Quinoa 45	Riz complet 75
Noisette 20	Epeautre complet 45	Blé T45 80
Soja 25	Blé T150 45	Fécule 90
Orge mondée 30	Seigle T130 45	Riz blanc 95
Lentilles 35	Blé T80 60	
Coco 35	Avoine 65	
Pois chiches 35	Châtaigne 65	

SUCRANTS NATURELS

	SIROP DE FLEUR DE COCO OU SUCRE DE COCO EN POUDRE	SIROP DE YACON	SIROP D'ÉRABLE	RAPADURA	MUSCOVADO
Origine	jus de fleur de cocotier	yacon, aussi appelé « poire de terre »	sève d'érable récoltée au printemps	jus de canne à sucre déshydratée, non raffinée et non transformée	sucre de canne complet non raffiné
Pouvoir sucrant	100 g de sucre = 80 g de sirop de fleur de coco	100 g de sucre = 50 g de sirop de yacon	100 g de sucre = 50 g de sirop d'érable	100 g de sucre = 85 g de rapadura	100 g de sucre = 85 g de muscovado
Index glycémique	bas (35)	presque inexistant (1)	modéré (65)	élevé (70)	élevé (70)

ÉPICES

CANNELLE

C'est l'une des épices qui contient le plus d'antioxydants.
Très riche en tanins, dont l'action permet de resserrer les tissus, cette épice améliore la résistance de l'organisme aux parasites et participe au renforcement du système immunitaire.
Elle est préconisée pour lutter contre les troubles de la digestion, les troubles du sommeil ou encore le diabète.
Elle possède également des propriétés aphrodisiaques.
Elle s'utilise - sans modération - sur les petits déjeuners et dans les préparations sucrées...

PAPRIKA FUMÉ

Il est riche en caroténoïdes (pigments colorés qui lui donnent sa couleur rouge).
Il aide à lutter contre l'anémie de par sa richesse en fer mais aussi contre le stress et l'anxiété.
Il protège également des maladies cardiovasculaires.
Il donne un petit goût de barbecue aux recettes et s'utilise très bien en marinade pour les frites de patate douce (voir recette page 123), les viandes/protéines végétales ou encore pour assaisonner les légumes allant au four.

MARINADE POUR LES LÉGUMES AU FOUR
Pour 2 personnes

- 1 cuil. à soupe d'huile d'olive
- 1 cuil. à soupe de jus de citron (jaune ou vert selon les goûts)
- 1 cuil. à soupe de sauce soja salée
- ½ cuil. à café de paprika fumé
- 1 cuil. à café d'herbes de Provence

CURCUMA

Il est riche en vitamines A et C et en antioxydants, ce qui lui confère de très grandes propriétés anti-inflammatoires, comparables à certains médicaments.
La curcumine contenue dans cette épice est très efficace pour ralentir le développement de la maladie d'Alzheimer.
Il prévient les troubles digestifs et aide à lutter contre le mauvais cholestérol grâce à une action protectrice du foie et des parties digestives.
Il se marie très bien avec le curry dans les plats indiens, et se déguste également dans des smoothies ou des boissons chaudes.

GINGEMBRE

Le gingembre contient plus de 25 types d'antioxydants.
Ses propriétés antivirales en font un excellent remède contre les maux de gorge lors d'un rhume ou d'une grippe.
Il est connu pour agir contre le mal des transports et réduire les envies de nausées et de vomissements.
Il possède, comme la cannelle, des propriétés aphrodisiaques.
Il s'utilise beaucoup dans les recettes asiatiques (attention de ne pas trop en abuser car son goût est très prononcé) mais également dans des recettes de boissons détox.

Exemple : **Eau citronnée du matin**
- Un grand verre d'eau tiède
- 1 cuil. à café de miel
- ½ (gros) citron pressé
- Un (tout petit) peu de gingembre frais broyé

BASILIC

Il lutte contre la fatigue, la fièvre et les troubles du système digestif tels que les spasmes, les nausées, les coliques et les ballonnements.
Il s'utilise aussi bien pour assaisonner les plats du quotidien que pour donner du goût à des préparations salées (pancakes, cakes, tapenades...).

AIL DES OURS

Cette plante est l'une des épices qui possède la plus forte teneur en vitamine C antioxydante. Elle est un antiseptique digestif puissant, elle désinfecte l'intestin et soulage les maux d'estomac, les ballonnements et les diarrhées. C'est également un dépuratif puissant qui stimule la circulation sanguine et diminue la pression artérielle, ce qui fait qu'elle est souvent recommandée pour fluidifier le sang et lutter contre les dépôts de cholestérol.
Elle est aussi utilisée en tant qu'antibiotique naturel de par sa richesse en allicine, pour soulager les infections virales et respiratoires.
Elle s'utilise aussi bien pour assaisonner les plats du quotidien que pour donner du goût à des préparations salées (pancakes, cakes, tapenades...). Et de mon côté, j'adore en mettre sur mes œufs au plat le matin !

CORIANDRE

Elle est riche en antioxydants. Elle permet de lutter contre la fatigue en favorisant le sommeil mais aussi contre les troubles de la digestion.
Elle s'utilise aussi bien pour assaisonner les plats du quotidien que pour donner du goût à des préparations salées (pancakes, cakes, tapenades...).

PERSIL

Il est riche en antioxydants (flavonoïdes, lutéine, bêta-carotène) en vitamines (C, B9 et K) et en minéraux (fer, calcium, manganèse). Il lutte contre le stress oxydatif, responsable du vieillissement

⊕

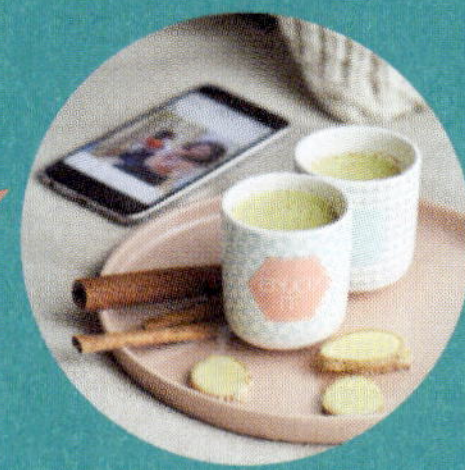

GOLDEN LATTE

Pour 1 mug
Préparation : 2 min
Cuisson : 2-3 min

- 25 cl de lait végétal (avoine, riz-coco ou soja)
- 1 cuil. à soupe de sirop de fleur de coco
- 1 cuil. à café de **curcuma**
- ¼ cuil. à café de gingembre
- ½ cuil. à café de cannelle
- Une pincée de poivre noir
- Une pincée de clou de girofle moulu

Dans un mug, verser le lait et le sirop de fleur de coco. Ajouter les épices et bien mélanger le tout.

Faire chauffer 2 à 3 minutes au four à micro-ondes en fonction de la puissance de l'appareil (à titre d'exemple, je fais chauffer 3 minutes à 900W). Déguster !

(Voir aussi boost immunity smoothie p.160).

prématuré des cellules et de l'apparition de certains cancers. Il a également une action diurétique qui en fait un aliment détox par excellence (voir smoothie détox p.161).
Il a de nombreuses vertus digestives : il stimule les sécrétions gastriques, facilite la digestion et soulage les flatulences (ouais, c'est glamour, je sais !). **Le petit truc cool en plus,** et crois-moi, si tu es comme moi et que tu adores consommer des oignons, de l'ail ou de l'échalote, ça va clairement te sauver la mise en cas de *date*... il atténue la mauvaise haleine. Et ça, on kiffe les gars !
Il s'utilise aussi bien pour assaisonner les plats du quotidien que pour préparer des smoothies.

CUMIN

Particulièrement riche en antioxydants, en vitamines (A, C et E) et en fer, il est fortement recommandé pour la digestion et boost naturellement le système immunitaire.
Il aide à détoxifier le corps et est très efficace contre les troubles respiratoires (asthme...)
Il s'utilise aussi pour assaisonner les plats du quotidien (attention de ne pas trop en abuser car son goût est très prononcé).

MUSCADE

Elle détoxifie l'organisme. Elle possède des propriétés anti-inflammatoires et est un booster naturel du système immunitaire.
Elle facilite la digestion et la circulation sanguine et améliore l'aspect de la peau.
Elle s'utilise aussi bien pour assaisonner les plats du quotidien (attention de ne pas trop en abuser car son goût est très prononcé).

HUILES

HUILE D'OLIVE

Composition ?
Principalement composée d'acides gras mono-insaturés (près de 75 % d'oméga 9), elle contient des antioxydants naturels qui protègent contre les maladies cardiovasculaires. Elle favorise également la baisse du taux de mauvais cholestérol et la production de bon cholestérol. De par sa forte teneur en vitamine K, elle favorise la cicatrisation quand on se blesse.

Comment la choisir ?
Si possible, il est préférable de l'acheter extra-vierge, bio et de s'assurer qu'elle ait été extraite par première pression à froid dans le but de bénéficier de tous les bienfaits cités ci-dessus.

Utilisation ?
En assaisonnement ou pour la cuisson, mais attention à ne pas trop la chauffer sinon, les polyphénols qu'elle contient seront dégradés, par la cuisson et transformés en composés indésirables et nocifs.
Point de fumée = 160 °C (216 °C si vierge)

HUILE DE COCO

Composition ?
Principalement composée d'acides gras saturés. Contrairement à ce qu'on pourrait penser, pas d'inquiétude, elle n'est pas dangereuse pour les artères ! Les graisses saturées qu'elle contient sont totalement dégradées par l'organisme, il n'y a pas de dépôt artériel (à la différence d'autres huiles ou du beurre...). Elle a une action antibactérienne qui renforce le système digestif et le système immunitaire.

Comment la choisir ?
De préférence biologique (éviter au maximum la présence de pesticides) et responsable. L'huile de coco étant devenue l'une des huiles les plus populaires, toutes les sociétés qui en produisent ne le font pas toujours dans des conditions éthiques... Attention de veiller à ce que cela soit le cas lorsque tu la choisis dans ton supermarché. Veiller à choisir une huile de coco non désodorisée afin de s'assurer qu'elle n'ait pas subi de processus de raffinage. S'assurer que c'est bien une huile qui durcit avec le froid, c'est-à-dire à une température inférieure à 24 °C. Clairement, quand tu vas l'acheter, elle doit être sous la forme solide !

Utilisation ?
Pour la cuisson puisqu'elle conserve ses vertus à haute température grâce à son point de fumée (177 °C si non raffinée et 232 °C si raffinée) relativement élevé ou pour apporter du « bon gras » dans les préparations sucrées (muffins, cakes, gâteaux...) ou salées.

HUILE DE SÉSAME

Composition ?
Elle est riche en antioxydants, ce qui protège les cellules des radicaux libres très souvent impliqués dans le développement des maladies cardiovasculaires ou de certains cancers.

Elle est aussi très riche en lignâmes, des composés végétaux aux propriétés antioxydantes, impliqués dans la diminution des lipides sanguins et de la tension artérielle.
Elle contient, par ailleurs, de nombreuses vitamines (B1, B2, B3, B6 et E) mais aussi de nombreux minéraux (calcium, phosphore, magnésium, manganèse...)

Comment la choisir ?
Il est préférable de choisir une huile vierge, pressée à froid, et si possible originaire d'une filière biologique et responsable.

Utilisation ?
Elle convient parfaitement pour assaisonner les salades ou les plats (notamment si tu aimes les saveurs asiatiques), mais elle peut également être utilisée comme huile de friture grâce à son point de fumée (177 °C) qui est relativement élevé.

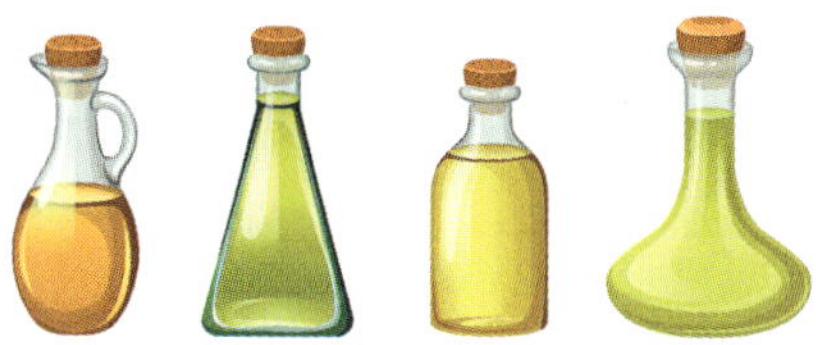

LÉGUMINEUSES

Les légumineuses contiennent, en moyenne, entre 11 et 17 g de glucides. Présents sous la forme d'amidon et combinés à des fibres et des protéines, ces glucides sont un super carburant pour le cerveau et les muscles. De plus, leur index glycémique (IG) relativement bas (en dessous de 50) évite les pics de glycémie, et donc la fameuse fringale de 10 h ou la petite sieste de 14 h.
Elles sont naturellement sans gluten, ce qui permet aux cœliaques et aux intolérants d'en consommer sans problème.
Très riches en fibres, entre 4,5 et 16,5 g pour 100 g cuites, elles permettent d'atteindre rapidement les apports en fibres journaliers recommandés (de 25 g).
Ces fibres diminuent également l'absorption des graisses et du cholestérol et ralentissent l'assimilation des glucides.
Et pour la petite touche de glam' (toujours), ces mêmes fibres augmentent le volume des selles en cas de constipation ou retiennent l'eau dans le tube digestif en cas de diarrhée.
Leur teneur en protéines, entre 5 et 10 g pour 100 g cuites, permet de réduire et/ou de remplacer les produits d'origine animale.

Mes préférées :
-Pois chiches ;
-Haricots noirs ;
-Lentilles vertes ;
-Haricots rouges (que je consomme plutôt en salades) ;
-**Lentilles corail** (que j'adore consommer en curry de lentilles).

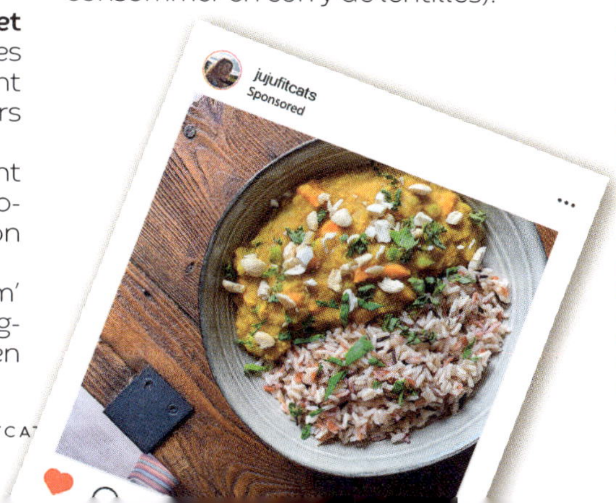

CURRY DE LENTILLES
Pour 4 personnes

- 200 g de **lentilles corail**
- 2 cuil. à soupe d'huile d'olive
- 1 bouillon de légumes
- 1 belle courgette
- 2 grosses carottes
- ½ oignon rouge
- 2 gousses d'ail
- 1 échalote
- Crème de coco
- Gingembre frais coupé en petits morceaux
- 1 cuil. à café de curry
- 1 cuil. à café de curcuma
- Persil et coriandre frais
- Noix de cajou
- 250 g de riz basmati

Couper l'oignon, l'ail et l'échalote en petits morceaux et les mettre à dorer dans une poêle avec l'huile d'olive. Pendant ce temps, éplucher et couper les légumes et les ajouter dans la poêle. Dans une casserole d'eau bouillante, faire cuire le riz comme indiqué sur le paquet. Et dans une autre casserole d'eau bouillante, faire fondre un bouillon de légumes avant d'y faire cuire les lentilles corail. S'assurer que les légumes soient bien dorés et, une fois les lentilles corail cuites, les ajouter dans la poêle où se trouvent les légumes. Baisser la température pour ne pas faire coller les lentilles à la poêle et ajouter toutes les épices. Ajouter la crème de coco petit à petit jusqu'à obtenir une texture qui te plaise (perso, je l'adore quand il est bien crémeux).

Dans une assiette, déposer une portion de riz, une portion de curry de lentilles et ajouter un peu de persil et de coriandre frais sur le dessus, ainsi qu'un peu de noix de cajou concassées et déguster !

FÉCULENTS

La famille des féculents comprend les céréales (avoine, blé, maïs, riz, etc.) mais aussi les tubercules (pomme de terre, patate douce, topinambour, etc.).
Ils sont le carburant numéro 1 de notre organisme et fournissent l'énergie nécessaire au bon fonctionnement de notre cerveau mais aussi de nos muscles.

Les féculents constituent également une bonne source de fibres, surtout lorsqu'ils sont complets, ce qui limitent l'absorption des glucides qu'ils contiennent au niveau de la paroi intestinale, permettant ainsi de ne pas trop faire augmenter la glycémie.
En mélangeant des féculents complets et des légumineuses, il est possible d'apporter à l'organisme des protéines équivalentes à celles de la viande ou des œufs.

Mes préférés :
- quinoa ;
- riz sauvage ;
- patate douce ;
- toutes sortes de pâtes sans gluten.

OLÉAGINEUX

Les oléagineux sont de deux origines.
D'une part, les noix, aussi appelées fruits à coque, telles que les amandes, les noix de pécan, les noix, les noisettes, les cacahuètes ou encore les noix de cajou.

D'autre part, les graines, telles que les graines de sésame, de lin, de courge, de chia...

Les noix s'utilisent de plusieurs façons :
- accompagnées d'un fruit, elles constituent un snack idéal pour les quatre-heures ;
- concassées, elles font de très jolis toppings sur les recettes et y ajoutent un petit côté gourmand ;
- en poudre, elles sont idéales en pâtisserie ;
- en purée, tu vas adorer les tartiner !

Riche en protéines d'origine végétale, elles s'adaptent parfaitement aux régimes végétariens ou végétaliens. Leur faible teneur en sucres fait d'elles des alliées de taille pour réduire votre consommation de sucre.

Attention toutefois à leur grande richesse en matières grasses qui, même si elles sont majoritairement composées d'acides gras insaturés et même si elles participent au bon fonctionnement de notre organisme (système nerveux), implique de ne pas trop en abuser !

Mes purées d'oléagineux préférées de tous les temps, toujours présentes dans mes placards (et dans l'ordre s'il vous plaît) :
- purée de cacahuètes ;
- purée de pistaches (attention toutefois à ne pas en abuser, simplement parce qu'elle est très... coûteuse !) ;
- purée d'amandes blanches ;
- purée de noisettes ;
- purée de sésame.

Mes noix préférées :
- noix ;
- noix de pécan ;
- amandes ;
- noix de cajou ;
- noisettes.

Mes graines préférées :
- graines de courge (j'adore les mettre dans mes soupes et mes salades) ;
- **graines de chia** (juste le top pour faire gonfler les porridges ou encore pour remplacer les œufs dans les recettes végétaliennes, avec seulement 1 à 2 cuillères à soupe) ;
- graines de lin.

LES GRAINES DE CHIA

Riches en oméga 3 (à noter qu'aujourd'hui, notre alimentation est trop faible en oméga 3 par rapport aux oméga 6), elles sont très bonnes pour le cœur et pour le cerveau.

Également très riches en fibres, elles sont idéales pour la digestion. Leur teneur en protéines en fait des alliées de taille pour les régimes végétariens et/ou végétaliens. Elles contiennent également beaucoup d'antioxydants qui combattent la production de radicaux libres et renforcent le système immunitaire.

Pense bien à les broyer ou les mixer avant de les consommer, sinon elles ne seront pas digérées par l'organisme et ressortiront aussi vite qu'elles sont entrées, mais pas du même côté ! (et hop, une touche de glamour en plus dans ce livre... Merci Jujuuu !). Idéalement, il faudrait en consommer 30 g par jour, soit 2 cuillères à soupe. Goût très doux qui n'affecte pas la saveur des préparations.

LAITS VÉGÉTAUX

Les laits végétaux ne sont, en réalité, pas du lait. On devrait d'ailleurs plutôt parler de « boissons végétales ». Il s'agit de céréales ou de fruits oléagineux secs que l'on a broyés et mélangés avec de l'eau. Ils ne contiennent donc pas de lactose (sucre du lait) et sont moins riches en lipides et en glucides que les laits d'origine animale. Les laits végétaux conviennent parfaitement aux régimes végétariens et/ou végétaliens.

LAIT DE COCO

- goût très parfumé de coco
- s'utilise plutôt dans les recettes sucrées mais aussi dans les recettes exotiques/asiatiques sucrées/salées
- lait végétal le plus réhydratant

LAIT D'AMANDE

- goût très léger d'amande
- s'utilise aussi bien dans les recettes sucrées que salées
- lait végétal le plus digeste

LAIT DE SOJA

- goût très neutre
- s'utilise aussi bien dans les recettes sucrées que salées
- lait végétal le plus protéiné

LAIT DE RIZ

- goût très doux de riz (très surprenant et en même temps très agréable !)
- s'utilise aussi bien dans les recettes sucrées que salées
- lait végétal faible en calories

LAIT D'AVOINE

- goût très léger d'avoine
- s'utilise aussi bien dans les recettes sucrées que salées
- lait végétal riche en fibres

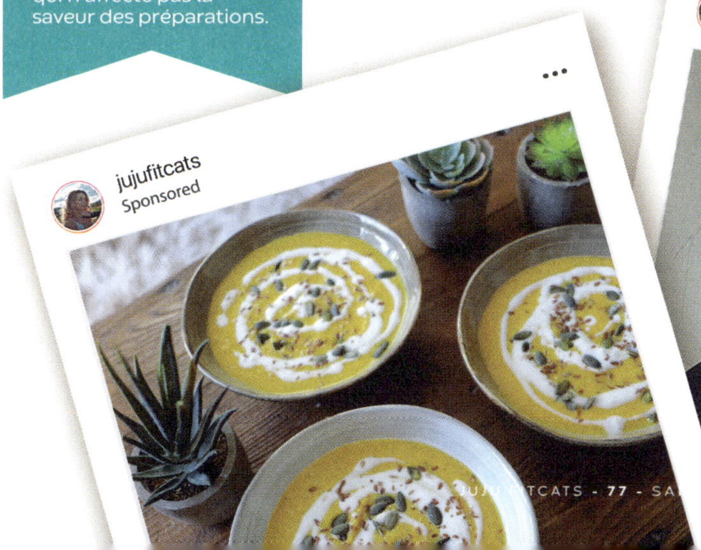

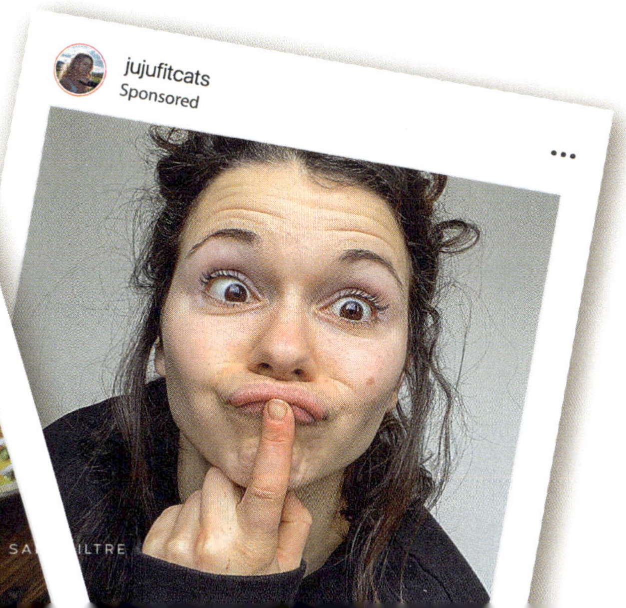

UNE ANNÉE DANS MON ASSIETTE

AUTOMNE

PETIT DEJ

Tartines du bonheur - l'original (voir p. 118)

MIDI

Curry de tempeh-carottes :
- 150 g de carottes coupées en rondelles et revenues à la poêle avec de l'ail et de l'huile d'olive
- 100 g de tempeh doré de la même façon
- 75 ml de crème de coco + ½ cuil. à café de curry
- 1 cuil. à café de curcuma
- un peu d'ail des ours

accompagné de **riz sauvage**

GOÛTER

Yaourt au granola :
- 1 yaourt de soja nature
- 3 cuil. à soupe de granola maison (voir p. 93)
- ½ banane coupée en morceaux
- 1 filet de sirop de coco

DÎNER

Salade de haricots noirs :
- 125 g de haricots noirs
- 100 g de crevettes grillées
- quelques tomates et 100 g de feuilles d'épinards dorées à l'huile d'olive avec un peu d'échalote
- tomates séchées
- noix
- sauce (huile d'olive, sauce soja salée, jus de citron, vinaigre balsamique)

Raisins et chocolat noir

HIVER

PETIT DEJ

Porridge :
- 30 g de flocons d'avoine
- 20 g de farine d'amande
- 150 ml de lait d'avoine
- 100 ml d'eau

(Mélanger le tout sur feu doux jusqu'à obtenir la texture voulue.)

½ pomme caramélisée : éplucher et couper la pomme en petits dés, la faire dorer dans 1 cuil. à soupe d'huile de coco et 1 cuil. de sirop d'érable. Servir avec une dizaine de noix de pécan, de la purée d'amandes et de la cannelle.

MIDI

Buddha bowl :
- patate douce rôtie (7 minutes au micro-ondes puis dorée à la poêle)
- tagliatelles de chou rouge et de carottes
- brocolis rôtis au four (huile d'olive + paprika fumé + origan / 30 minutes à 180 °C / th. 6°)
- tofu fumé amandes-sésame (doré à la poêle)
- grenade
- sauce asiatique (purée de sésame + huile de sésame + sauce soja salée + jus de citron + vinaigre de riz + graines de sésame + coriandre)

GOÛTER

Tartines sucrées (2 tranches de pain sans gluten grillées + 2 cuil. à café de beurre de cacahuètes + ½ banane + cannelle)

DÎNER

Salade de lentilles :
- 125 g de lentilles vertes
- ½ avocat
- rondelles de radis
- chou kale grillé (à la poêle avec de l'huile d'olive et des échalotes)
- 1 œuf mollet
- tomates séchées
- feta
- graines de courge
- sauce (huile d'olive + sauce soja salée + jus de citron + vinaigre balsamique)

Clémentines et chocolat noir

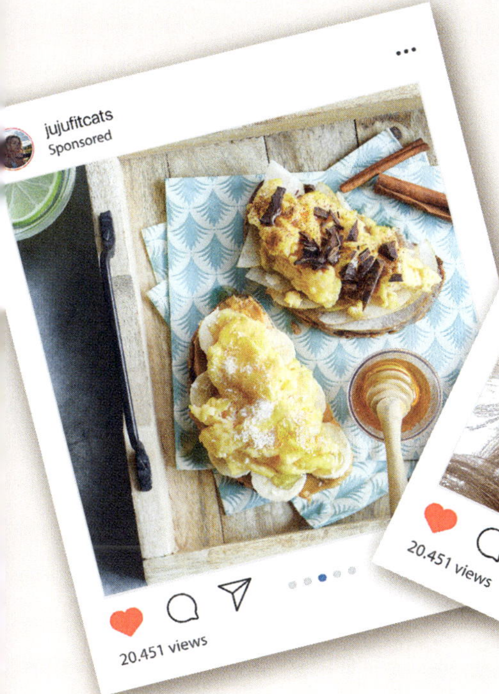

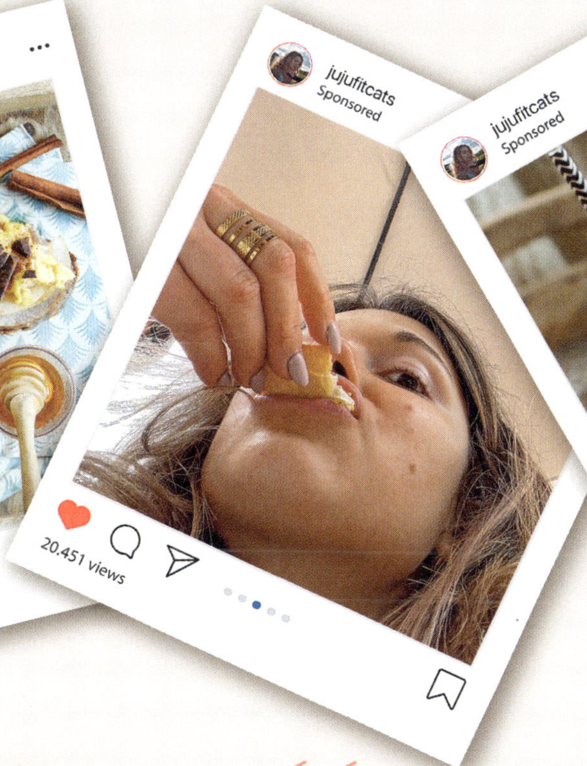

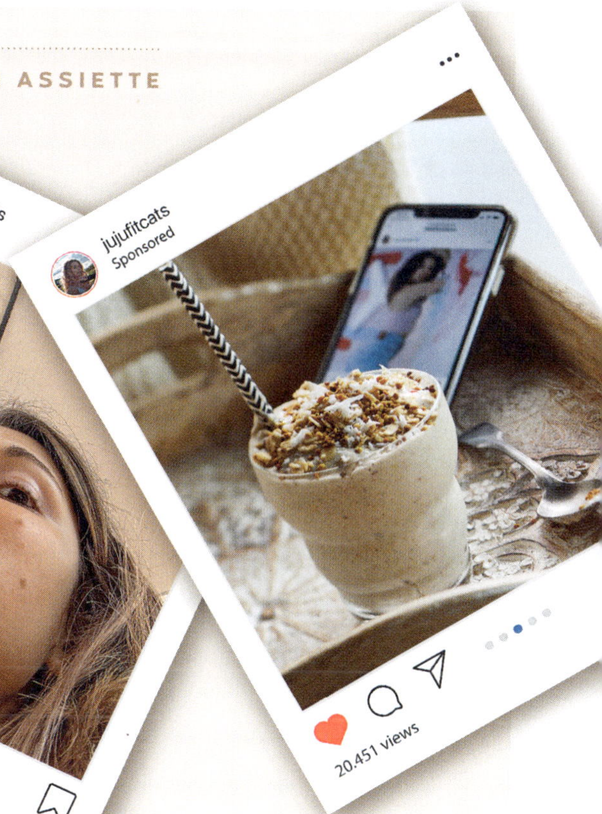

PRINTEMPS

PETIT DEJ

Muesli maison :
- un bol de muesli maison (voir p. 93)
- lait de soja vanille

2 œufs au plat avec un peu de levure maltée et de persil frais

$\frac{1}{2}$ pamplemousse

MIDI

Bol sur le pouce :
- courgettes grillées à l'huile d'olive avec un peu d'oignon et de basilic
- tofu au basilic grillé à la poêle sans matière grasse déglacé avec un peu de crème de coco
- quinoa

GOÛTER

Smoothie :
- $\frac{1}{2}$ banane
- 100 g de mangue
- 150 ml de lait de coco
- 15 g de purée d'amandes blanches
- cannelle

DÎNER

Salade de pois chiches :
- 125 g de pois chiches
- $\frac{1}{2}$ avocat
- tomates cerises
- chou kale grillé (poêlé avec de l'huile d'olive et des échalotes)
- 1 œuf mollet
- tomates séchées
- mozzarella
- graines de courge
- sauce (huile d'olive + sauce soja salée + jus de citron + vinaigre balsamique)

Chocolat noir

ÉTÉ

PETIT DEJ

Avocado toasts :
- 2 tranches de pain sans gluten grillées
- $\frac{1}{2}$ avocat écrasé
- 2 œufs au plat avec un peu de levure maltée et de persil

Mélange de fruits rouges (myrtilles + framboises + mûres)

MIDI

Salade de pâtes :
- pâtes sans gluten (penne ou fusilli)
- tomates cerises
- nectarine jaune
- tofu aux herbes grillé
- roquette
- graines de courge
- tomates séchées
- feta
- sauce (huile d'olive + sauce soja salée + jus de citron + vinaigre balsamique)
- basilic frais

GOÛTER

Nice cream pistache (150 g de banane congelée + 50 ml de lait de soja à la vanille + 15 g de purée de pistaches (le tout au mixeur jusqu'à obtenir la texture d'une glace) + pistaches concassées + copeaux de coco)

DÎNER

Frichti :
- falafels (voir p.122)
- sauce coco-tahini (voir p. 122)
- aubergines grillées à l'huile d'olive

Chocolat noir

L'IMPORTANCE DE MANGER DES FRUITS ET LÉGUMES DE SAISON

MANGER DE SAISON, ÇA VEUT DIRE QUOI, DÉJÀ ?

Manger de saison cela signifie que tu consommes les fruits et les légumes uniquement lorsqu'ils sont arrivés à maturité de façon naturelle. Ils se développent dans des conditions naturelles : soleil, pluie, lumière du jour, présence d'insectes ou d'animaux, leur croissance n'est pas accélérée par des substances chimiques telles que les pesticides, et surtout ils ne sont pas cultivés dans des serres artificiellement chauffées, sous des lampes UV et sans toucher le sol.

Certains fruits et légumes peuvent être produits toute l'année de manière naturelle (carottes, poireaux, pommes…) tandis que d'autres (tomates, courgettes, mangues…), ne sont produits qu'à certaines périodes de l'année.

MANGER DE SAISON, POURQUOI ?

PREMIÈRE RAISON

Pour le goût. Les fruits et légumes qui mûrissent dans des conditions naturelles, en plein soleil, au milieu d'un champ, possèdent des saveurs que les fruits et légumes importés n'ont pas. En effet, les fruits et légumes qui ne sont pas de saison proviennent, la majorité du temps, de pays lointains et sont cueillis bien avant d'être arrivés à maturité. Ils finissent de « mûrir » comme ils peuvent dans les transports qui les emmènent jusque chez nous, à l'abri de la chaleur et de la lumière et ne développent presque aucun goût.

DEUXIÈME RAISON

Pour la richesse en vitamines, minéraux et en antioxydants. Les fruits et légumes sont une véritable mine d'or en terme d'antioxydants. Ces derniers sont des molécules très efficaces qui protègent nos cellules des agressions extérieures qu'elles subissent tous les jours. Ils renforcent le système immunitaire, protègent contre certaines maladies (maladies cardiovasculaires...), ralentissent le vieillissement de la peau... Les fruits et légumes qui sont cultivés au soleil, sans produits chimiques et qui doivent donc se défendre seuls face aux éléments perturbateurs externes en produisent davantage que ceux produits dans des serres. À noter que les légumes bio contiennent encore plus d'antioxydants que les autres.

TROISIÈME RAISON

Pour les nutriments que les fruits et légumes t'apportent en fonction des saisons. Dame Nature a fait en sorte de nous fournir, à chaque saison, les fruits et les légumes dont nous avons besoin. Tu ne t'es jamais dit que les légumes d'hiver étaient souvent bien plus « gourmands » et caloriques que les légumes d'été ? Mais si, regarde. En hiver, tu vas beaucoup retrouver des légumes tels que la pomme de terre, la patate douce (toute ma vie!), les courges de toutes sortes, le potimarron et j'en passe. Et c'est normal, avec le froid, ton corps a besoin de plus d'énergie (et donc, de plus de nutriments) et dépense plus de calories, ne serait-ce que pour réguler sa température interne. Alors qu'en été, il fait chaud et ton corps a besoin de beaucoup d'eau. C'est pour ça que c'est la saison où tu retrouves des tomates, des concombres, du melon ou encore de la pastèque... Idem, tu ne t'es jamais demandé

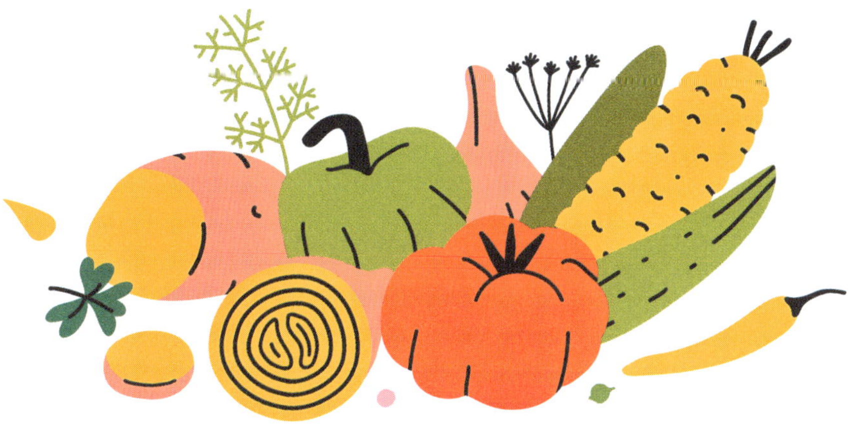

pourquoi les agrumes étaient présents en hiver et non en été ? Tout simplement parce qu'en hiver, le corps a besoin de petits shots d'énergie par-ci par-là et quoi de mieux, pour ça, que des oranges et des pamplemousses bourrés de vitamine C ?

QUATRIÈME RAISON

Les traitements chimiques sont moins nombreux. Hors saison, les fruits et les légumes que tu trouves proviennent soit d'une récolte sous serre avec lampes UV ; soit d'une récolte où ils auront subi tout un tas de traitements chimiques (coucou les pesticides en tous genres !) pour les aider à pousser et à mûrir malgré le manque de lumière, de chaleur et de nutriments présents dans les sols ; soit d'un pays très, très, très lointain où les normes sanitaires en matière de nutrition ne sont pas totalement les mêmes que chez nous.

CINQUIÈME RAISON

Le prix. Très souvent, plus un fruit ou un légume est cher, et plus cela signifie qu'il a fait beaucoup de trajet pour arriver jusqu'au supermarché proche de chez toi, petit chat.
Alors je sais, toi comme moi, on est humain, et parfois, même en plein mois de février, on a envie d'une petite salade de tomates en entrée ou d'un peu de framboises sur notre petit déjeuner. Mais crois-moi, apprendre à manger de saison te permet également, à chaque début d'été, par exemple, de redécouvrir une fois de plus tous les fruits et légumes qui t'avaient manqué.
À méditer.

FRUITS ET LÉGUMES DE SAISON

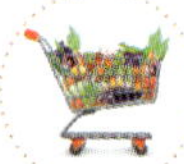

PRINTEMPS

Asperges
Artichaut
Concombre
Radis
Rhubarbe
Fraises
Cerises
Petits pois
Pomme de terre nouvelle
Légumes primeurs

ÉTÉ

Courgettes
Aubergines
Haricots verts
Poivron
Brocoli
Abricot
Tomates
Petits fruits rouges
Melon
Prunes
Figue
Pêche et nectarine

AUTOMNE

Fenouil
Potiron
Châtaignes
Céleri-rave
Blettes
Betterave
Poire
Raisin

HIVER

Chou rouge
Chou-fleur
Clémentines
Epinards d'hiver
Mâche
Kiwi
Endive
Radis noir

TOUTE L'ANNÉE

Ail, oignon, échalote, pommes de terre, pomme, fruits secs, navet, carotte, poireau, bananes...

LE REPAS LE PLUS IMPORTANT DE LA JOURNÉE

« SI TU NE PRENDS PAS DE PETIT DÉJEUNER, NE T'ÉTONNE PAS SI TU TE JETTES SUR UNE BARRE CHOCOLATÉE EN MILIEU DE MATINÉE. »

C'est sûrement la phrase que je répète le plus autour de moi. L'idée, ce n'est pas de te gaver, mais de t'aider à prendre conscience de l'importance de ce repas. C'est le premier repas qui t'apporte de l'énergie au réveil. Le sauter ? C'est priver ton corps de l'énergie dont il a besoin pour alimenter ton cerveau et tes muscles pendant la journée. L'énergie que tu vas lui apporter lors de ce premier repas n'est pas négligeable pour lancer la machine. Mais alors, comment l'équilibrer ? (Voir aussi p.65). Je te conseille d'inclure dans ton petit déjeuner :

UNE SOURCE DE PROTÉINES

Les protéines assurent l'entretien et le bon fonctionnement de nos muscles et stimulent notre cerveau,. Également, elles possèdent un effet rassasiant permettant de limiter les grignotages au cours de la matinée.

Il est possible d'inclure deux sortes de protéines :
- **des protéines animales** (œufs, laitage, jambon blanc, poulet... pour les protéines maigres ou bacon, saumon, truite pour les protéines grasses) ;
- **des protéines végétales :** oléagineux (noix, amandes...), farines (farine de lupin, farine de pois chiche, farine d'amande...), graines (chia, lin...), ou encore légumineuses (soja, pois chiches, lentilles).

J'opte souvent pour des œufs (leurs protéines sont hautement digestibles, hautement concentrées en acides aminés essentiels, et sont donc

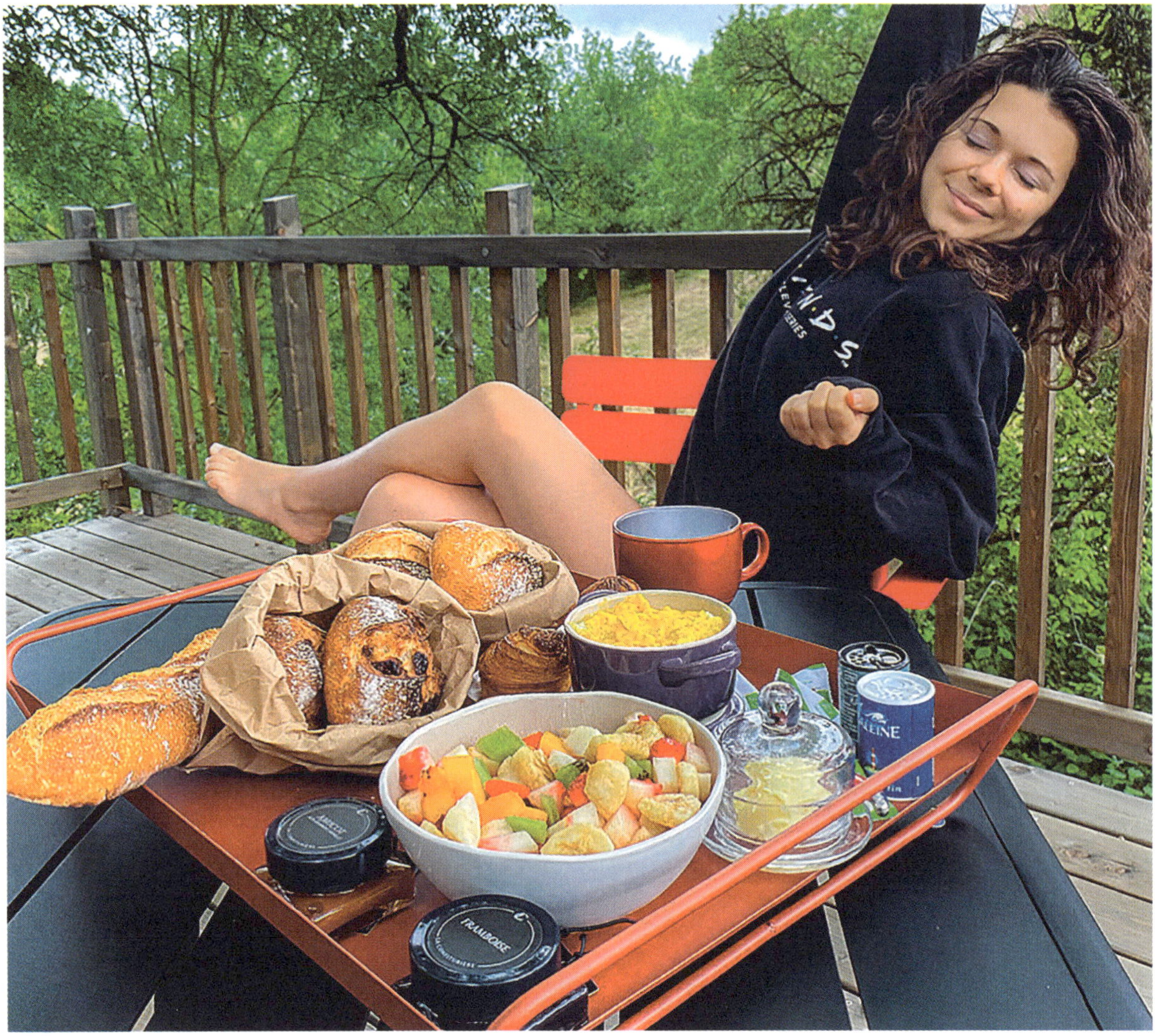

considérées comme étant des protéines complètes de référence) et de la farine d'amande. Les acides aminés sont de petites molécules qui permettent la construction de toutes sortes de protéines. Il en existe 21, classés en deux catégories : essentiels et non essentiels. Les acides aminés essentiels ne sont pas fabriqués par notre organisme et doivent être apportés par notre alimentation. Ils sont au nombre de 9 chez l'homme. L'œuf est l'aliment qui contient le plus d'acides aminés essentiels, dans des proportions supérieures aux autres aliments.

UNE SOURCE DE GLUCIDES

C'est la première source d'énergie nécessaire au bon fonctionnement du corps tout au long de la matinée. (Le cerveau utilise à lui seul 80 % des glucides ingérés au cours d'une journée, d'où l'importance d'en consommer à chaque repas).

Dans un petit déjeuner, il est primordial d'avoir :
- une source de glucides complexes (qui fournissent le plus d'énergie et qui rassasient le plus grâce à leur richesse en fibres) telle que du pain complet, (bio de préférence), des flocons d'avoine, du muesli, des farines (avoine, riz complet, sarrasin) ;
- une source de glucides simples (pour apporter de l'énergie rapidement et donner un coup de boost au réveil) telle que des fruits frais entiers ou en jus (apport de vitamines et de minéraux par la même occasion), des fruits séchée, d'un peu de miel ou de sirop d'agave.

Je varie entre quelques tranches de pain sans gluten, du muesli ou du granola (voir p.93) ou une farine qui me servira à préparer des crêpes ou des pancakes.

UNE SOURCE DE LIPIDES

Ils assurent le bon fonctionnement du système nerveux et du système hormonal. Ils préviennent certaines maladies cardiovasculaires et peuvent être utilisés comme source secondaire d'énergie lorsque l'apport en glucides est trop faible.
Dans un petit déjeuner, il faut veiller à varier les sources de matières grasses et privilégier celles qui sont riches en acides gras polyinsaturés. (Attention, les sources d'acides gras saturés ne sont pas pour autant à bannir). Par exemple :
- des huiles végétales (olive, colza, lin...) ;
- des oléagineux (noisettes, cacahuètes, pistache entières ou en purée...) ; de l'avocat ;
- de façon plus ponctuelle : du beurre ou de la margarine.
J'alterne entre de l'avocat et des purées d'oléagineux, cacahuètes et amandes étant mes deux préférées ! Et bien sûr, tu peux accompagner le tout avec une boisson chaude. Le thé, les infusions ou l'eau citronnée étant la meilleure option, mais j'avoue que je ne résiste jamais à un bon café (j'en bois depuis mes 3 ans sans lait et sans sucre... ça explique sûrement mon énergie débordante !). Histoire de m'hydrater, je bois un grand verre d'eau à côté.

Et Juju, « les produits laitiers sont nos amis pour la vie », t'en fais quoi ?
Ils ne sont pas indispensables ! À l'âge adulte, beaucoup de personnes ne sont plus capables de digérer le lait ! À l'âge adulte, notre corps ne fabrique (presque) plus la protéine appelée « lactase », capable de digérer le sucre du lait appelé « lactose ». Si tu sens que les produits laitiers te donnent mal au ventre : STOP. Être appelé « petit chat » par Maman Fitcat ne te donne pas forcément la capacité de boire du lait ! Mais si tu te sens bien, pas de raisons de s'inquiéter.

Et si je n'ai pas faim ou que je pratique un jeûne intermittent ? Je ne me force pas ! Mais dans ce cas-là, prépare un petit déjeuner à emporter afin d'éviter la fameuse barre chocolatée... Des pancakes, par exemple ?

LE CERVEAU UTILISE À LUI SEUL 80 % DES GLUCIDES INGÉRÉS AU COURS D'UNE JOURNÉE, D'OÙ L'IMPORTANCE D'EN CONSOMMER À CHAQUE REPAS.

⊕

COMPOSITION DE MES DEUX PETITS DÉJEUNERS EXPRESS PRÉFÉRÉS

Petit dej 01

Mon café (boisson chaude)

2 tranches de pain sans gluten grillées (glucides complexes = sucres lents)

½ avocat (lipides)

Deux œufs au plat avec un peu de persil et de levure maltée (protéines d'origine animale)

½ pamplemousse (glucides simples = sucres rapides)

Quelques dattes séchées (glucides simples = sucres rapides)

Petit dej 02

Mon café (toujours là, celui-là) (boisson chaude)

2 tranches de pain sans gluten grillées (glucides complexes = sucres lents)

1 belle cuillère à café de purée de cacahuètes tartinée sur les tranches de pain (oléagineux = lipides)

½ banane coupée en tranches pour mettre par-dessus

Deux œufs brouillés (protéines d'origine animale) cuits à l'huile de coco (lipides), qu'on dépose par-dessus le reste

Un filet de sirop de coco (ou de miel ou d'agave) (glucides simples = sucres rapides)

Cannelle

LE BUDDHA BOWL

UN DÉJEUNER 100 % HEALTHY ET GOURMAND

Le buddha bowl, c'est LE repas healthy par excellence. L'idée, c'est d'incorporer plein d'ingrédients aux diverses textures : du cuit, du cru, du moelleux, du croquant, du fondant... et diverses saveurs : du sucré, du salé, de l'épicé... à l'intérieur d'un bol (« bowl ») afin de créer un repas sain et gourmand. Le principe du bol permet de « limiter » les quantités de façon à ne pas se sentir obligé.e de peser chaque ingrédient, mais de garder des proportions correctes pour chaque aliment. Je te vois venir petit chat, non, tu ne peux pas faire un buddha bowl dans un saladier ! Et afin de respecter le monde du vivant et donc, les animaux, le buddha bowl se veut 100 % végétalien ou végétarien.

BUDDHA BOWL D'HIVER

Mélanger du riz sauvage et de la patate douce rôtie : la laver et la couper en deux. Entailler la chair, faire cuire 7 minutes au four à micro-ondes, puis la faire dorer partie chair vers le bas dans 1 poêle avec un filet d'huile d'olive.

Salade de chou kale, pommes, grenade et noix : rincer et couper le chou kale très finement, le faire griller dans 1 poêle huilée à l'huile d'olive avec un peu d'ail haché (1-2 gousses), ajouter ½ pomme rincée puis coupée en dés. Décorer de quelques graines de grenade et des noix concassées.

Brocolis rôtis au four avec un peu d'huile d'olive, de paprika fumé et d'origan (30 minutes à 190 °C, th. 6-7)

Falafels (voir p.122)

Graines de courge

Sauce asiatique crémeuse

BUDDHA BOWL D'ÉTÉ

Trio de quinoas

Tofu fumé grillé à sec dans une poêle

½ avocat en dés

Épinards frais

Chou rouge très finement tranché

Courgettes revenues à la poêle avec de l'huile d'olive, du persil et de l'ail

Quelques dés de tomates

Graines de lin

Sauce italienne légère

LE POKE BOWL

Depuis quelques années, le poke bowl est devenu l'un des plats incontournables de la cuisine rapide, saine et gourmande. Fraîchement débarqué d'Hawaii et aussi appelée « la salade de poissons en dés », ce plat est aujourd'hui à la carte de nombreux restaurants healthy.

Frais, coloré et surtout, adapté à tous les goûts et envies, le poke bowl est un équilibre parfait entre les trois macronutriments indispensables à une alimentation saine : les protéines, les glucides et les lipides. Tout comme le buddha bowl, il permet de « limiter » les quantités sans avoir à peser chaque ingrédient qui compose notre plat.

Le poke bowl traditionnel contient normalement toujours du poisson cru, alors si tu ne consommes pas de protéines d'origine animale, je te conseille plutôt de te tourner vers un buddha bowl (voir p. 86).

⊕

BOWL RIZ BASMATI

- Riz basmati (1 personne = environ 60 g cru)
- Salade d'algues (voir p.89)
- ½ avocat
- Thon mariné
- Grenade
- Radis coupés en fines tranches
- Chou rouge tranché en fines lamelles
- Noix de pécan

BOWL RIZ NOIR

- Riz noir (1 personne = environ 60 g cru)
- Salade d'algues (voir p.89)
- ½ avocat
- Saumon mariné
- Mangue coupée en dés
- Concombre coupé en tagliatelles
- Edamame
- Noix de cajou

DU POISSON : LE THON ET LE SAUMON ÉTANT LES DEUX POISSONS LES PLUS UTILISÉS (ILS T'APPORTERONT TOUTES LES PROTÉINES DONT TU AS BESOIN AINSI QU'UNE BONNE DOSE D'OMÉGA-3) ;

DU RIZ : TU PEUX VARIER LES PLAISIRS EN CHOISISSANT DU RIZ NOIR, DU RIZ BASMATI, UN MÉLANGE DE RIZ SAUVAGE... (ILS SERONT TA SOURCE D'ÉNERGIE POUR LA JOURNÉE) ;

DE L'AVOCAT (POUR LES OMÉGA-3) ;

DES ALGUES (POUR LES VITAMINES, LES MINÉRAUX ET LES FIBRES) ;

DES EDAMAME (LÉGUMINEUSE ISSUES DU SOJA) ;

DES CRUDITÉS : LES CONCOMBRES, LE RADIS, LES CAROTTES OU ENCORE LE CHOU ROUGE ÉTANT LES PLUS POPULAIRES ;

DES FRUITS EXOTIQUES : JE TE CONSEILLE VIVEMENT LA MANGUE, L'ANANAS OU LA GRENADE QUI SE MARIENT PARFAITEMENT AVEC L'AVOCAT (POUR LES VITAMINES, LES MINÉRAUX ET LES FIBRES ;

DES OLÉAGINEUX ET DES GRAINES : NOIX DE PÉCAN, NOIX DE CAJOU, MACADAMIA... (POUR LES PROTÉINES ET LE BON GRAS) ET GRAINES DE LIN, DE CHIA, DE SÉSAME...

UNE SAUCE (VOIR RECETTES P.87)

POKE BOWL

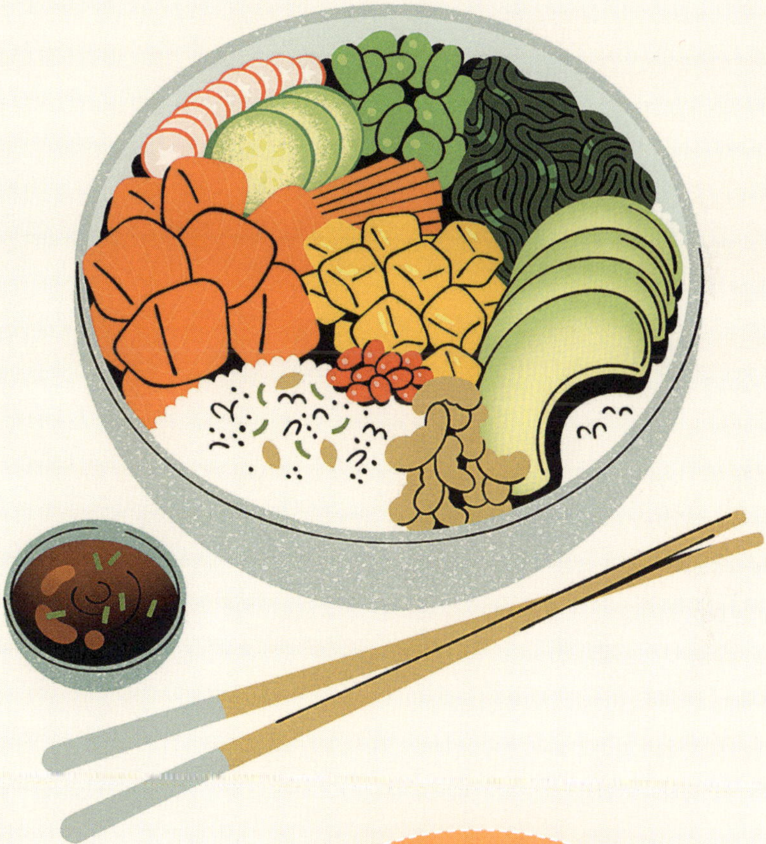

SALADE D'ALGUES REVISITÉE

- 50 g d'algues séchées (type wakame)
- 1 échalote
- 1 c.à.s. de sauce soja
- 1 c.à.s. de vinaigre de riz
- 1 c.à.s. de jus de yuzu
- 1 c.à.c. de sirop de coco
- 1 c.à.s. d'huile de sésame grillé
- 1 c.à.c. de gingembre frais
- 1 c.à.c. de graines de sésame
- Sel de mer

Réhydrater les algues dans un bol d'eau. Mélanger tous les ingrédients de la sauce vinaigrette. Au bout de 20 minutes, égoutter les algues, les mettre dans un bol et verser la vinaigrette avant de mélanger.

MARINADE DE POISSON CRU

- 100 g de saumon ou thon cru
- 1 c.à.s. de sauce soja
- Le jus de ½ citron vert
- 1 c.à.s. de sirop de coco
- 1 c.à.c. de graines de sésame

Couper le saumon ou le thon en petits dés, mélanger tous les liquides dans un bol et faire mariner le poisson dans la sauce pendant toute une nuit.

LE SANDWICH PARFAIT

Le sandwich, c'est le repas de la flemme par excellence. La majorité du temps, quand tu manges un sandwich, c'est parce que t'es pressé.e ou que t'as une grosse journée, et que tu n'as pas le temps de te préparer à manger ou même de te poser quelque part pour manger. Quel est le réflexe dans ce cas là ? Foncer dans le petit supermarché d'à côté pour acheter le sandwich industriel bourré de gras, de sel et de sucres ajoutés. Pourtant, c'est clairement pas avec ce type de sandwich que tu seras rassasié.e. Alors, si je te disais que tu pouvais, en 10 minutes à peine, te préparer un sandwich gourmand et équilibré pour le déjeuner ?

⊕

SANDWICH DE LA MER

- 2 tranches de pain nordique
- Sauce guacamole
- 2-3 tranches de saumon fumé
- Carottes et concombres râpés
- Pousses d'épinards
- Feta

SANDWICH VÉGÉTARIEN

- 2 tranches de pain sans gluten (farine de riz ou de maïs)
- Sauce coco-cacahuètes
- Falafels (voir p.122)
- Chou kale poêlé avec un peu d'échalote et d'huile d'olive
- Tomates cerises coupées en deux

SANDWICH AU POULET

- 2 tranches de pain complet
- Sauce ketchup express (voir p.123)
- Poulet grillé dans une poêle avec de l'huile d'olive
- Courgettes et aubergines poêlées avec un peu d'oignon et d'huile d'olive
- Mozzarella

SANDWICH VEGAN

- 2 tranches de pain aux céréales
- Sauce houmous (voir p.125)
- Tofu grillé
- Poire coupée en tranches
- Pousses d'épinards

SANDWICH

DU PAIN (ARTISANAL DE PRÉFÉRENCE) SANS GLUTEN, COMPLET, AUX CÉRÉALES, AU LEVAIN… LE PAIN « SPÉCIAL » QUE TU PRÉFÈRES ! ON ÉVITE LES PAINS À BASE DE FARINE BLANCHE CAR ILS SONT RICHES EN SUCRES SIMPLES ET FERONT AUGMENTER TA GLYCÉMIE, REPONSABLE DE LA PETITE FRINGALE DE MILIEU D'APRÈS-MIDI… ON ÉVITE AUSSI LES PAINS DE MIE (COMPLETS OU NON) TROP RICHES EN SUCRES ET EN MATIÈRES GRASSES.

UNE SAUCE MAISON, NI TROP GRASSE NI TROP SALÉE NI TROP SUCRÉE !

UNE SOURCE DE PROTÉINES EN FONCTION DE TON RÉGIME ALIMENTAIRE (POULET, SAUMON OU TRUITE FUMÉE, THON AU NATUREL, CREVETTES, ŒUFS, TOFU OU TEMPEH GRILLÉ, STEAK VÉGÉTAL, FALAFELS…)

DES LÉGUMES CRUS OU CUITS : DES TOMATES, CONCOMBRES, COURGETTES, RADIS, POIVRONS, DU CHOU KALE, DES POUSSES D'ÉPINARDS, DES CAROTTES, DES CHAMPIGNONS…

DES FRUITS (OPTIONNEL) POUR CEUX QUI AIMENT LE SUCRÉ-SALÉ : POIRE, POMME, GRENADE, PAMPLEMOUSSE, MANGUE…

UN PETIT PLAISIR (OPTIONNEL) CERTAINS FROMAGES COMME DU FROMAGE FRAIS, DE LA FETA OU ENCORE DE LA MOZZARELLA, OU DES FRUITS SECS (TOMATES SÉCHÉES, RAISINS, CANNEBERGE…)

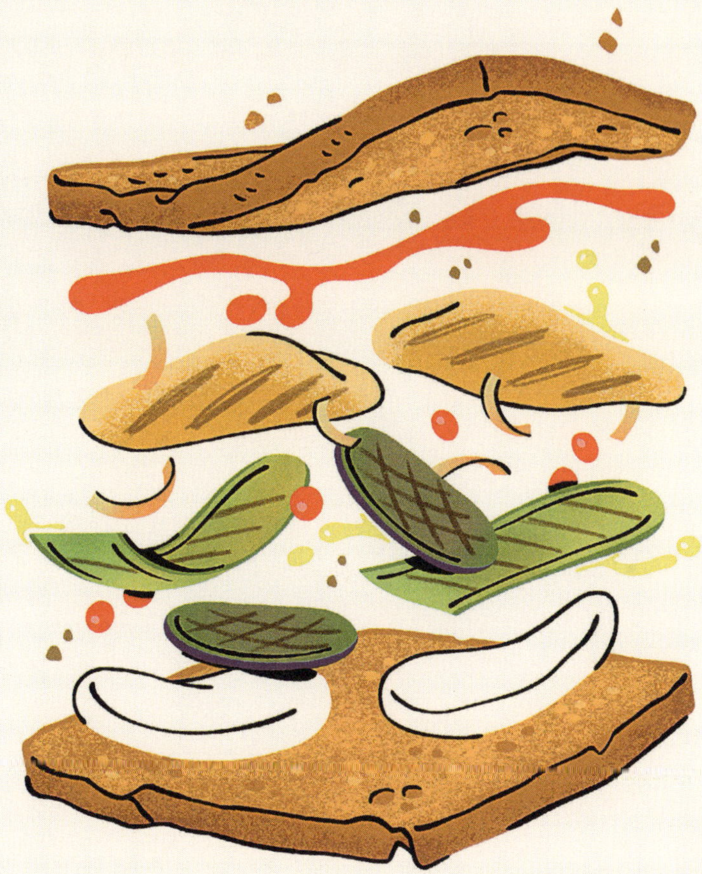

SAUCE HOUMOUS
Voir p.125

KETCHUP EXPRESS
Voir p.123

SAUCE COCO-CACAHUÈTE

- 100 g de yaourt de soja
- 10 g de purée de cacahuète
- 1 c.à.s. de jus de citron vert
- 1 c.à.c. bien bombée d'aneth
- Sel, poivre

SAUCE GUACAMOLE

- ½ avocat
- 1 c.à.c. bien bombée de persil en poudre
- 1 c.à.c. bien bombée d'ail des ours
- 1 c.à.s. de jus de citron vert
- Sel, poivre

GRANOLA ET MUESLI FAIT MAISON, POURQUOI, COMMENT ?

Nous, les Français, adorons consommer des petits déjeuners sucrés. À la différence de beaucoup de pays voisins (Angleterre, Allemagne...), nous, on kiffe manger des tartines de pain-beurre-confiture, des croissants, des pains au chocolat (ouais je vis dans le Sud-Ouest et je dis toujours « Pain au chocolat » je suis une folle), des céréales et... tout ce qui est sucré. Une étude menée par l'IPSOS en 2012 a démontré que 60 % des Français consomment des céréales au petit déjeuner. Quel gain de temps ! Un vrai succès marketing que de nous avoir fait gober qu'elles étaient les alliées de nos petits-déjeuners, avec leurs packaging vantant l'apport en vitamines, et une faible teneur en matière grasse (ma mention préférée...) !

On a longtemps fait la chasse aux matières grasses (riches en lipides), en pensant qu'elles étaient responsables de l'obésité alors que c'est la consommation de sucre en excès qui la favorise. En France, on ne consomme d'ailleurs pas assez de bons lipides au petit déjeuner alors qu'ils sont excellents pour maintenir notre système nerveux ou encore notre système hormonal en bonne santé !

Le problème, c'est que ces fameuses céréales qu'on adore manger au réveil sont justement riches en sucres. Pour rappel, il y a deux types de sucres, les sucres complexes (glucides complexes), assimilés lentement au niveau intestinal, ce qui évite des gros pics de glycémie ; et les sucres simples (glucides simples), assimilés très rapidement, ce qui favorise les pics de glycémie et donc les gros coups de barre à 14 h après un repas trop riche en sucres, ou les grosses fringales à 10 h du mat'. Les sucres simples sont également responsables du développement de l'obésité et du diabète de type 2.

Tu vas peut-être me dire : «Perso un peu de sucres simples ça me donne de l'énergie ! » mais, là on parle de BEAUCOUP de sucres simples ! Au petit déjeuner, tu as majoritairement besoin de sucres complexes (apportées par du pain complet, des flocons d'avoine...) et d'une quantité raisonnable de sucres simples pour te donner le petit coup de boost dont tu as besoin au réveil. Et les céréales industrielles contiennent tout sauf une quantité raisonnable de sucres simples...

Comme il est difficile de changer des habitudes bien ancrées, voici des recettes maison et healthy afin de te faire plaisir avec tes céréales au petit déjeuner tout en essayant de faire du bien à ta santé !

L'ASTUCE DE JUJU

Comment savoir si les céréales que tu achètes sont bonnes pour ta santé?

- Il faut regarder la ligne des glucides qui représentent les sucres totaux contenus pour 100 g, c'est-à-dire les sucres complexes et les sucres simples. La ligne qui t'intéresse est celle des « dont sucres » qui, elle, indique exactement la quantité de sucres simples contenus dans 100 g.
À retenir : les sucres simples ne doivent pas dépasser 10 % des sucres totaux !

Exemple :
Glucides = 75 g -> 100 %
dont sucres = 24 g
Si on fait un produit en croix, ça donne 32 % de sucres simples... c'est BEAUCOUP TROP !

- On peut aussi vérifier que les céréales ne soient pas trop transformées : plus elles seront transformées et plus elles seront riches en sucres simples. Vérifie la teneur en fibres et rappelle-toi que pour 100 g, il faut que tes céréales en contiennent au moins 10 g. Dans l'intestin, les fibres se lient aux molécules d'eau pour former une couche visqueuse qui limite l'absorption des sucres et des lipides. Elles sont d'ailleurs reconnues comme bénéfiques pour restreindre le développement du cholestérol et du diabète !

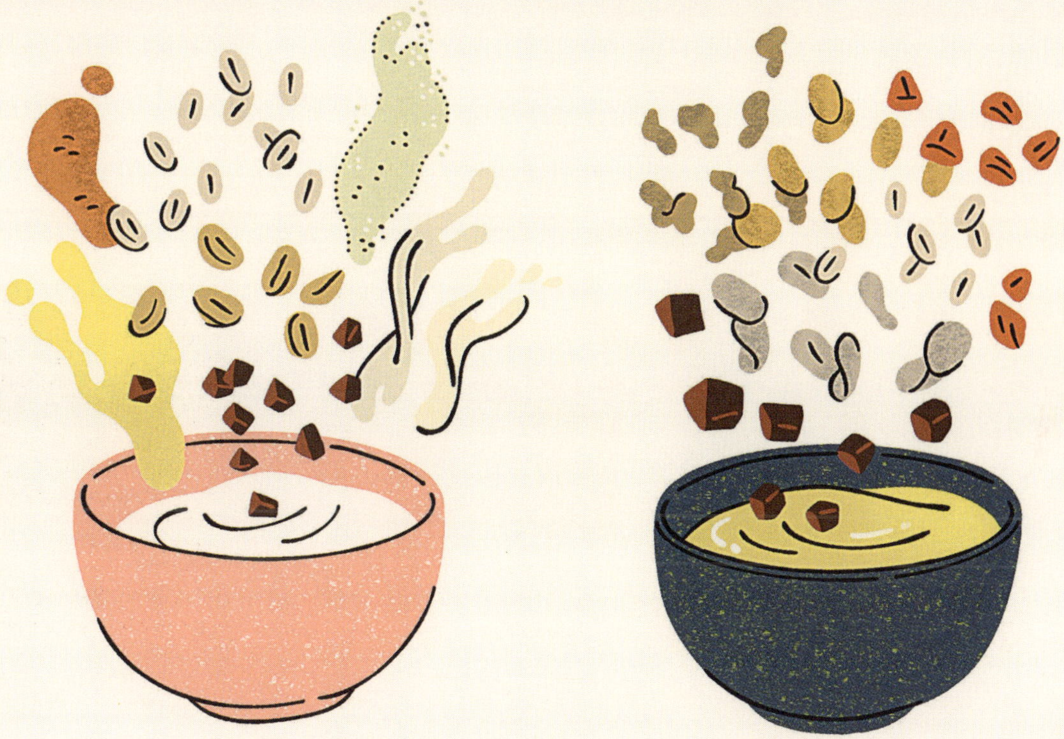

GRANOLA

MUESLI

GRANOLA VEGAN

- 150 g de flocons d'avoine
- 100 g de farine d'amande
- 50 g de compote de pommes sans sucres ajoutés
- 3 c.à.s. de sirop de coco
- 50 g de cacahuètes
- 2 c.à.s. de purée de cacahuète
- 3 c.à.s. d'huile de coco
- 50 g de pépites de chocolat
- Accompagnement : lait végétal au choix / yaourt végétal ou fromage blanc / compote de fruits...

Dans un saladier, mélanger la compote de pommes, la purée de cacahuètes, le sirop de coco et l'huile de coco préalablement fondue. Ajouter ensuite les flocons d'avoine, la farine d'amande ainsi que les cacahuètes concassées, bien mélanger. Étaler la préparation sur du papier cuisson disposé sur une plaque allant au four. Faire dorer au four à 180°C (th. 6) pendant 30 à 45 minutes (à surveiller). Laisser refroidir. Ajouter les pépites de chocolat. Conserver dans un bocal avant de consommer.

MUESLI EXPRESS POUR 1 PERSONNE

- 1 poignée de flocons de soja
- 1 poignée de flocons d'avoine
- 1 poignée de flakes de sarrasin
- 10 g de morceaux de chocolat noir
- Une datte medjool coupée en petits morceaux
- Une dizaine de noix concassées
- Accompagnement : lait végétal au choix / yaourt végétal ou fromage blanc / compote de fruits...

Tout mélanger dans un bol et déguster !

UN SMOOTHIE

POST-ENTRAÎNEMENT QUI REBOOSTE VRAIMENT !

Bon je te ne te refais pas tout le blabla sur les glucides, tu as compris. Ces glucides seront utilisés tout au long de ta journée de cours ou de ta journée de taff', histoire de t'aider à réfléchir lors d'un contrôle de maths ou de l'élaboration d'un projet à rendre à ton boss, mais aussi lorsque que tu vas aller te déchirer à l'entraînement pour te vider la tête et oublier que ledit boss t'a fait ch***. Ce sont les glucides stockés sous la forme de glycogène (molécule de stockage des sucres et plus particulièrement du glucose) qui sont la première source d'énergie de nos muscles, et non les protéines.

Du coup, il sera important, après un gros entraînement où tu auras puisé dans tes stocks, de les régénérer afin de recharger les batteries et d'optimiser ta récupération musculaire. Et quoi de mieux, pour ça, que de déguster une bonne collation post-entraînement bien méritée ? Perso, après une bonne grosse séance de sport, si je n'ai pas prévu de manger un repas solide dans l'heure qui suit, j'opte pour un smoothie protéiné.

Les smoothies permettent d'absorber plus rapidement les différents nutriments contenus dans les ingrédients. Les fruits, par exemple, ayant été mixés, libéreront plus facilement les sucres qu'ils contiennent et ceux-ci seront alors capables de franchir la barrière intestinale plus vite pour entrer dans la circulation sanguine et être, par la suite, stockés dans les cellules musculaires sous la forme de glycogène afin de reconstituer nos réserves d'énergie et performer lors de la séance suivante ! Et si tu ajoutes à ton smoothie une bonne source de protéines, tu permettras à ton corps de nourrir tes muscles et de favoriser la récupération et la reconstruction musculaire post-effort.

MA RECETTE DE SMOOTHIE POST-ENTRAÎNEMENT PRÉFÉRÉE

- $\frac{1}{2}$ banane (environ 65 g)
- 65 g d'un mélange de fruits rouges (frais ou surgelés selon la saison. Petit TIPS, en été, j'achète toujours suffisamment de fruits rouges pour pouvoir en congeler un peu pour le reste de l'année)
- 150 ml de lait de soja à la vanille
- 10 g de purée d'amandes blanches
- 1 c.à.s. de graines de chia
- 25 g de protéines vegan à la vanille

SMOOTHIE

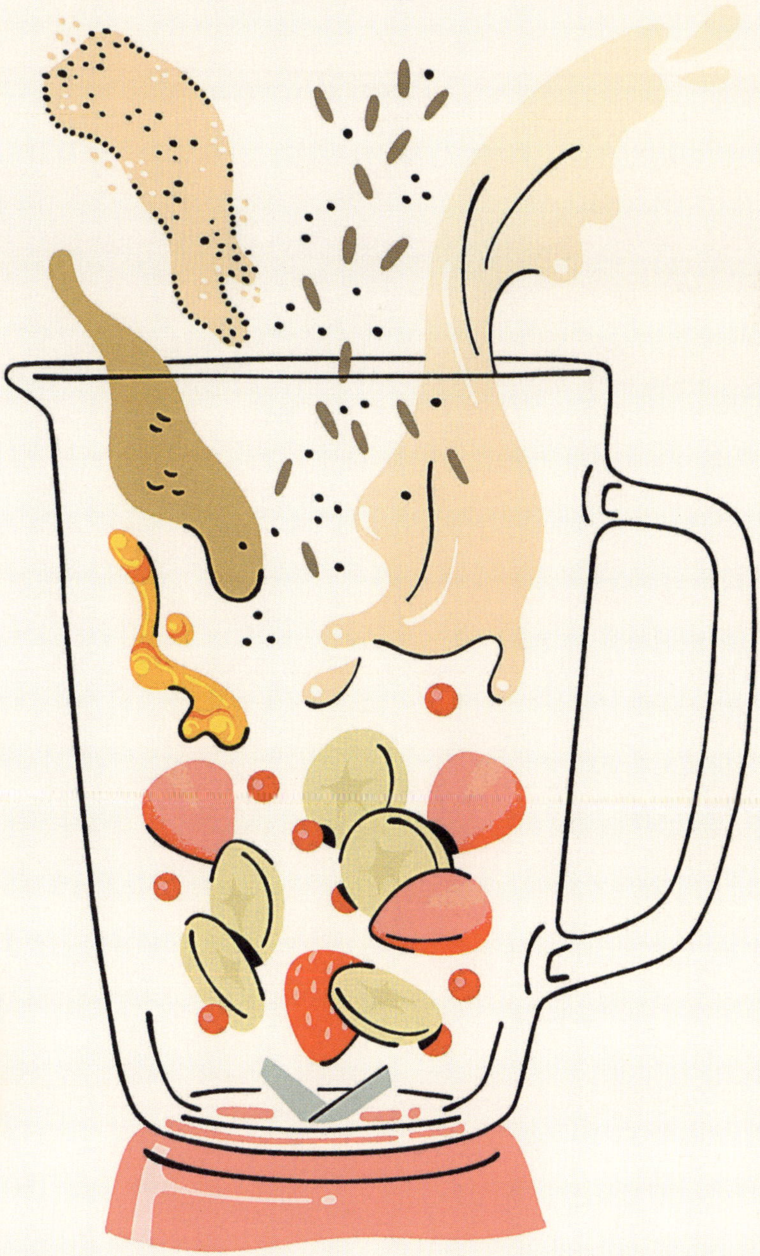

POUR CRÉER LE SMOOTHIE POST-ENTRAÎNEMENT PARFAIT, IL TE FAUDRA :

Un liquide : de l'eau ou le lait de ton choix (si tu consommes du lait d'origine animal, je te conseille plutôt le demi-écrémé, sinon tu peux choisir entre du lait d'amande, de coco, d'avoine, de soja…) ;

Un ou plusieurs fruits à index glycémique (IG) moyen ou faible ;

Un sucrant naturel ;

De la purée d'oléagineux (amandes, cacahuètes, noisettes, cajou…) ;

Des graines (lin, chia…) ;

De la poudre protéinée, vegan ou non (optionnel)

MES RECETTES

VÉGÉTARIENNE
Ne contient ni viande ni poisson ni fruits de mer. Peut contenir des œufs et des produits laitiers.

VÉGÉTALIENNE
Ne contient aucun produit d'origine animale (viandes, poissons, fruits de mer, œufs, produits laitiers).

LOW CARB
Pauvre en glucides. Si tu souhaites perdre un peu de poids, « sécher » pour les sportifs, l'alimentation low carb est ton alliée : elle ne doit pas apporter plus de 100 g de glucides par jour. Le corps est alors obligé de puiser dans ses réserves.

RICHES EN PROTÉINES
Hyperprotéinée. Si tu es un.e sportif.ve cherchant à développer sa masse musculaire en période de «prise de masse » ou à perdre du poids tout en gardant une masse musculaire suffisante, ces recettes sont faites pour toi !

SANS GLUTEN
Ne contient pas de gluten ou ne contient que des farines sans gluten. Idéal si tu es intolérant.e au gluten, cœliaque ou que tu souhaites limiter le gluten.

FAIBLE EN SUCRE
Ne contient pas de sucre raffiné industriel (sucre blanc). En revanche, elle peut contenir des sucres naturels ou des substituts de sucre qui diminuent l'apport en sucre de la recette, et donc son total calorique. Idéales pour un plaisir gourmand !

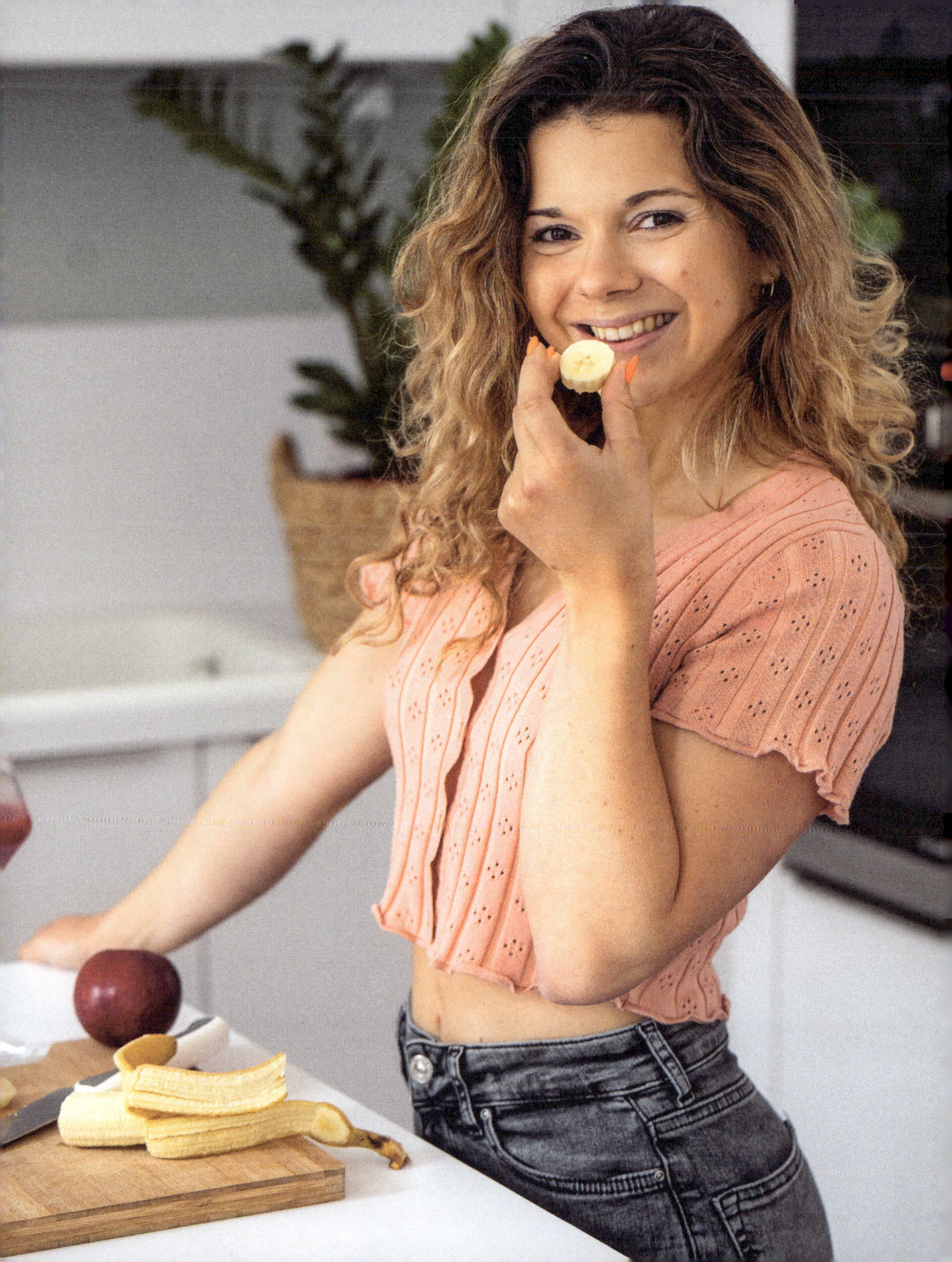

PETITS DÉJEUNERS

ASSIETTE DES CHAMPIONS

SANS GLUTEN

VÉGÉTARIENNE

PROTÉINÉE

POUR
1 PERSONNE

TEMPS DE PRÉPARATION
15 MINUTES

INGRÉDIENTS

- ½ patate douce
- 1 cuil. à café de beurre de cacahuètes
- 2 œufs entiers battus en omelette
- ½ banane
- 10g de pépites de chocolat noir (70% minimum)
- Sirop d'érable
- ½ avocat
- Quelques framboises
- 1 pincée de cannelle
- Huile de coco pour la cuisson

Couper une patate douce dans la longueur en deux et ne garder qu'une moitié. La rincer abondamment, faire des fentes à l'intérieur de la chair et la faire cuire au four à micro-ondes 7 minutes à puissance maximale, dans l'assiette de service.

Pendant ce temps-là, casser deux œufs dans un bol et remuer vigoureusement. Verser dans une poêle chauffée huilée à l'huile de coco.

Disposer la demi-banane coupée en rondelles sur l'omelette pendant la cuisson. Ajouter les pépites de chocolat noir pour qu'elles fondent. Replier l'omelette en deux et la déposer dans l'assiette de service, à côté de la patate douce cuite.

Sur la patate douce, ajouter le beurre de cacahuètes puis saupoudrer de cannelle. Sur l'omelette, ajouter un filet de sirop d'érable. Pour terminer, ajouter un demi-avocat coupé en fines tranches et quelques framboises fraîches.

VALEURS NUTRITIONNELLES
(PAR PORTION)

CALORIES (KCAL)	PROTÉINES	GLUCIDES	DONT SUCRES	LIPIDES	DONT AGS	FIBRES
589	19,7	71,3	12,4	29,6	7,4	7,6

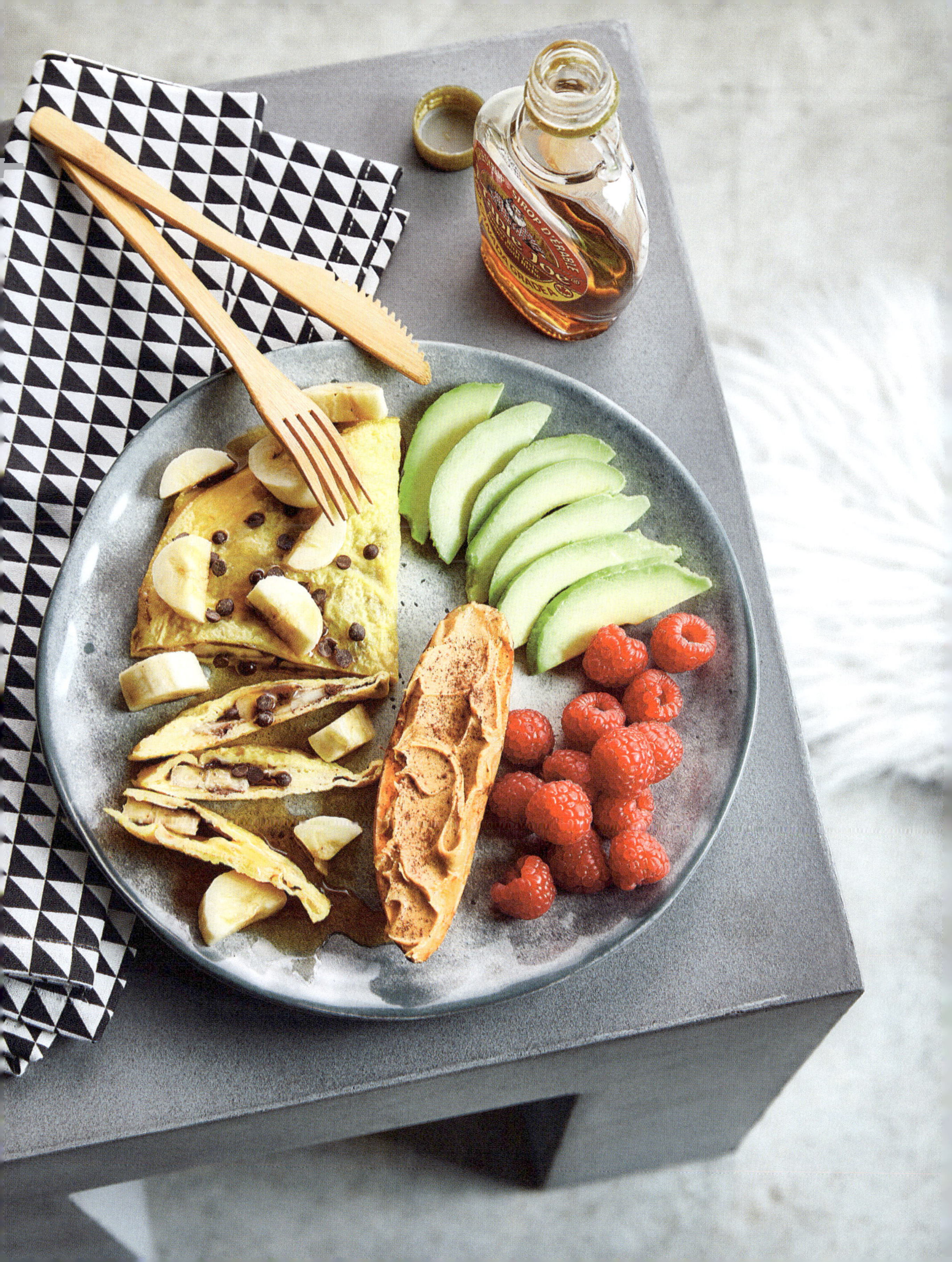

CRÊPES POMME-CHOCO ET NOIX DE PÉCAN

SANS GLUTEN
VÉGÉTARIENNE
FAIBLE EN SUCRES
PROTÉINÉE

POUR 2 CRÊPES
1 PERSONNE

TEMPS DE PRÉPARATION
20 MINUTES

TEMPS DE CUISSON
10 MINUTES

INGRÉDIENTS

- 40 g de farine de riz
- 2 œufs
- 90 ml de lait de riz
- 1 cuil. à café d'arôme de vanille
- 1 pomme
- 1 cuil. à soupe de sirop de coco (ou de sirop d'agave, ou de miel)
- 10-15 g de copeaux de chocolat noir (70 % minimum)
- Noix de pécan
- Cannelle
- Huile de coco

Dans un mixeur, casser les deux œufs, ajouter la farine, le lait végétal et l'arôme de vanille et mixer jusqu'à obtenir une pâte homogène.

Dans une poêle chauffée huilée à l'huile de coco, verser la moitié de la préparation pour recouvrir toute la poêle puis faire dorer la crêpe d'un côté puis de l'autre. Répéter la même opération pour la deuxième crêpe.

Éplucher et couper la pomme en petits morceaux. Une fois les crêpes cuites, les réserver dans une assiette et utiliser la poêle pour faire rôtir les noix de pécan.

Réserver et utiliser à nouveau la poêle pour faire dorer les morceaux de pomme. Une fois dorés, ajouter un fond d'eau et le sirop de coco puis remuer. Déposer les morceaux de pomme caramélisés sur les crêpes.

Ajouter les copeaux de chocolat noir et les noix de pécan rôties.

VALEURS NUTRITIONNELLES
(PAR PORTION)

CALORIES (KCAL)	PROTÉINES	GLUCIDES	DONT SUCRES	LIPIDES	DONT AGS	FIBRES
549	16,9	66,6	6,3	24,1	6	1,9

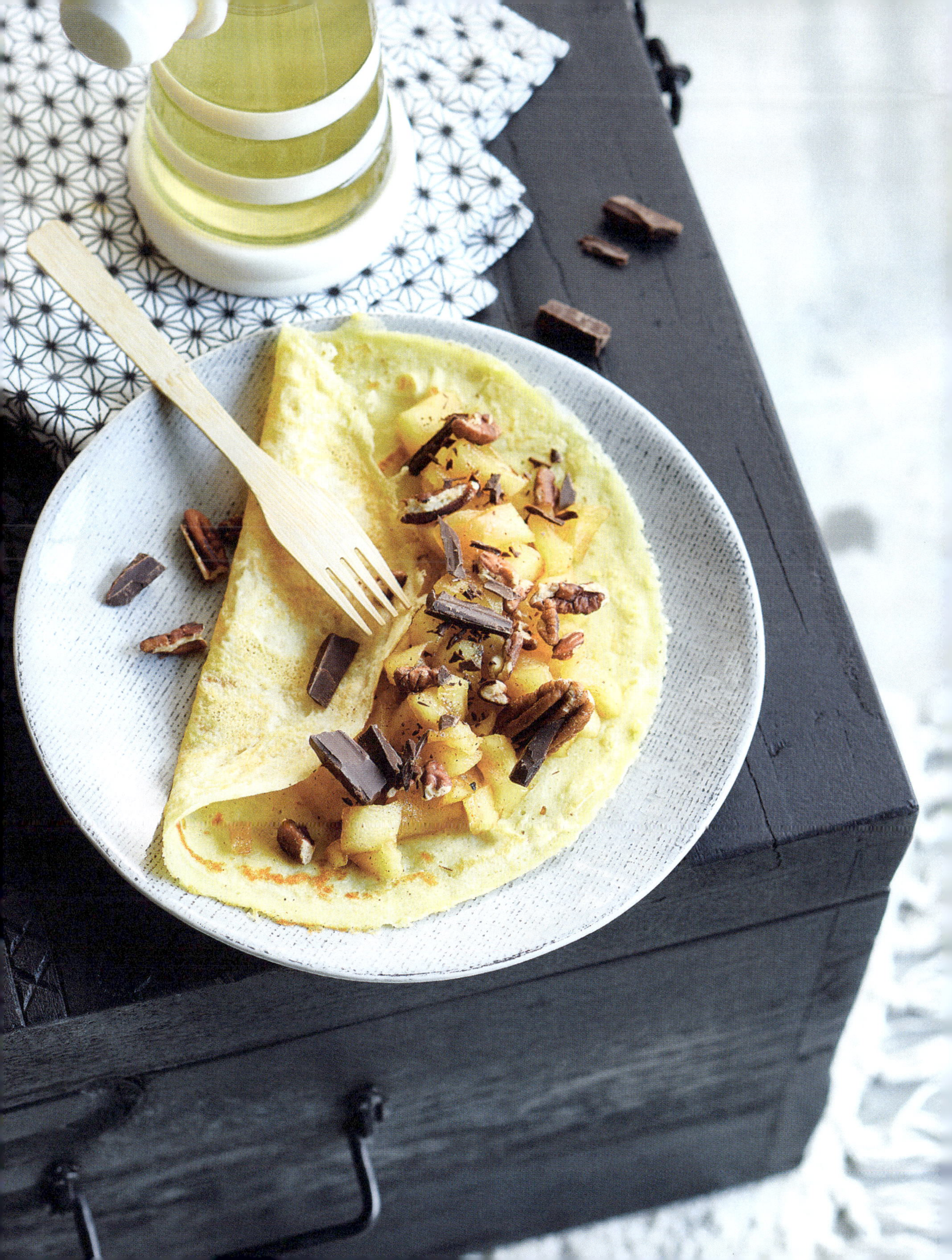

CROQUE VERSION SUCRÉE

SANS GLUTEN

VÉGÉTARIENNE

PROTÉINÉE

POUR
1 PERSONNE

TEMPS DE PRÉPARATION
20 MINUTES

INGRÉDIENTS

- 2 tranches de pain (complet, aux céréales, sans gluten...)
- 2 œufs
- 50 ml de lait de soja à la vanille
- 15 g de purée de cacahuètes
- 50 g de framboises
- 1 cuil. à café de sucre de coco
- ½ cuil. à soupe de graines de chia
- Huile de coco

Faire griller les deux tranches de pain.

Dans un bol, casser les deux œufs et ajouter le lait de soja, puis mélanger vigoureusement.

Dans une petite casserole, faire fondre les framboises avec le sucre de coco et les graines de chia pour faire une petite confiture express.

Dans une petite poêle chaude huilée à l'huile de coco, verser la préparation à base d'œufs jusqu'à ce qu'elle recouvre toute la surface de la poêle.

Déposer immédiatement les tranches de pain grillé par-dessus pour qu'elles s'imprègnent de l'œuf battu.

Une fois bien dorées d'un côté, retourner les tranches de pain et laisser dorer les autres faces.

Pendant qu'elles cuisent, tartiner l'une des deux tranches de pain de beurre de cacahuètes et l'autre de confiture de framboises.

Replier les deux tranches de pain l'une sur l'autre.

VALEURS NUTRITIONNELLES
(PAR PORTION)

CALORIES (KCAL)	PROTÉINES	GLUCIDES	DONT SUCRES	LIPIDES	DONT AGS	FIBRES
538	25,4	50,9	13,3	25,9	2,4	20

CROQUE VERSION SALÉE

SANS GLUTEN
PROTÉINÉE
FAIBLE EN SUCRES

POUR
1 PERSONNE

TEMPS DE PRÉPARATION
20 MINUTES

INGRÉDIENTS

- 2 tranches de pain (complet, aux céréales, sans gluten...)
- 2 œufs
- 2 tranches de bacon
- 1 cuil. à café de paprika fumé
- 1 oignon
- ½ avocat
- Une dizaine de tomates cerises
- Persil
- Huile d'olive

Faire griller les deux tranches de pain.

Dans un bol, casser les deux œufs puis mélanger vigoureusement.

Dans une poêle, faire dorer les tranches de bacon sans matière grasse.

Dans une autre poêle huilée à l'huile d'olive, faire fondre l'oignon coupé en petits morceaux avec les tomates cerises préalablement rincées et coupées en deux.

Verser ensuite la préparation à base d'œufs jusqu'à ce qu'elle recouvre toute la surface de la poêle.

Déposer immédiatement les tranches de pain grillé par-dessus.

Une fois que l'œuf est bien doré, retourner les tranches de pain et laisser dorer l'autre face.

Pendant ce temps-là, déposer le demi-avocat coupé en tranches sur l'une des tranches ainsi que le bacon grillé.

Refermer le croque et déguster.

VALEURS NUTRITIONNELLES
(PAR PORTION)

CALORIES (KCAL)	PROTÉINES	GLUCIDES	DONT SUCRES	LIPIDES	DONT AGS	FIBRES
613	26,5	48	5,8	39,2	3,6	5,3

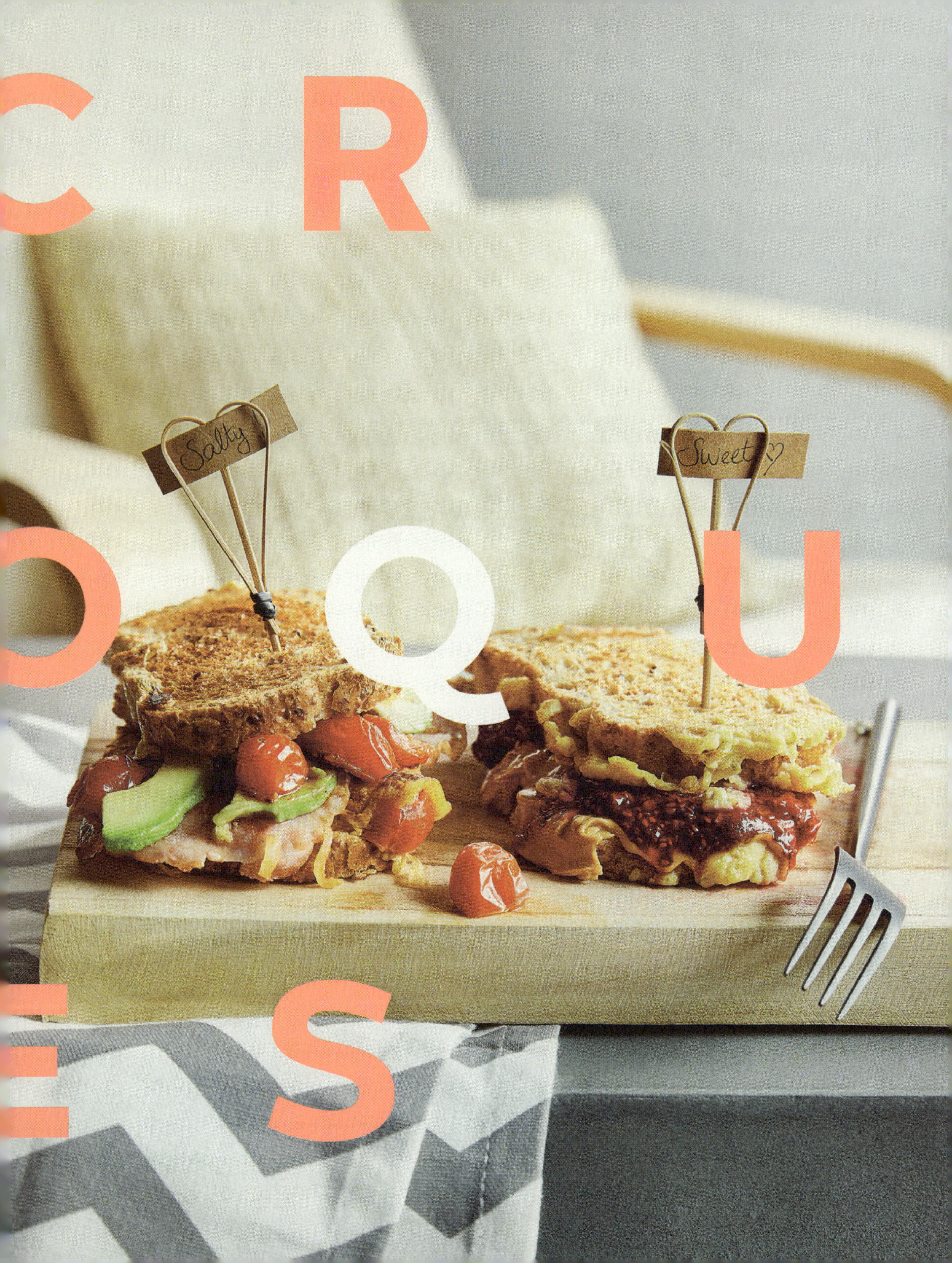
CROQUES
Salty
Sweet

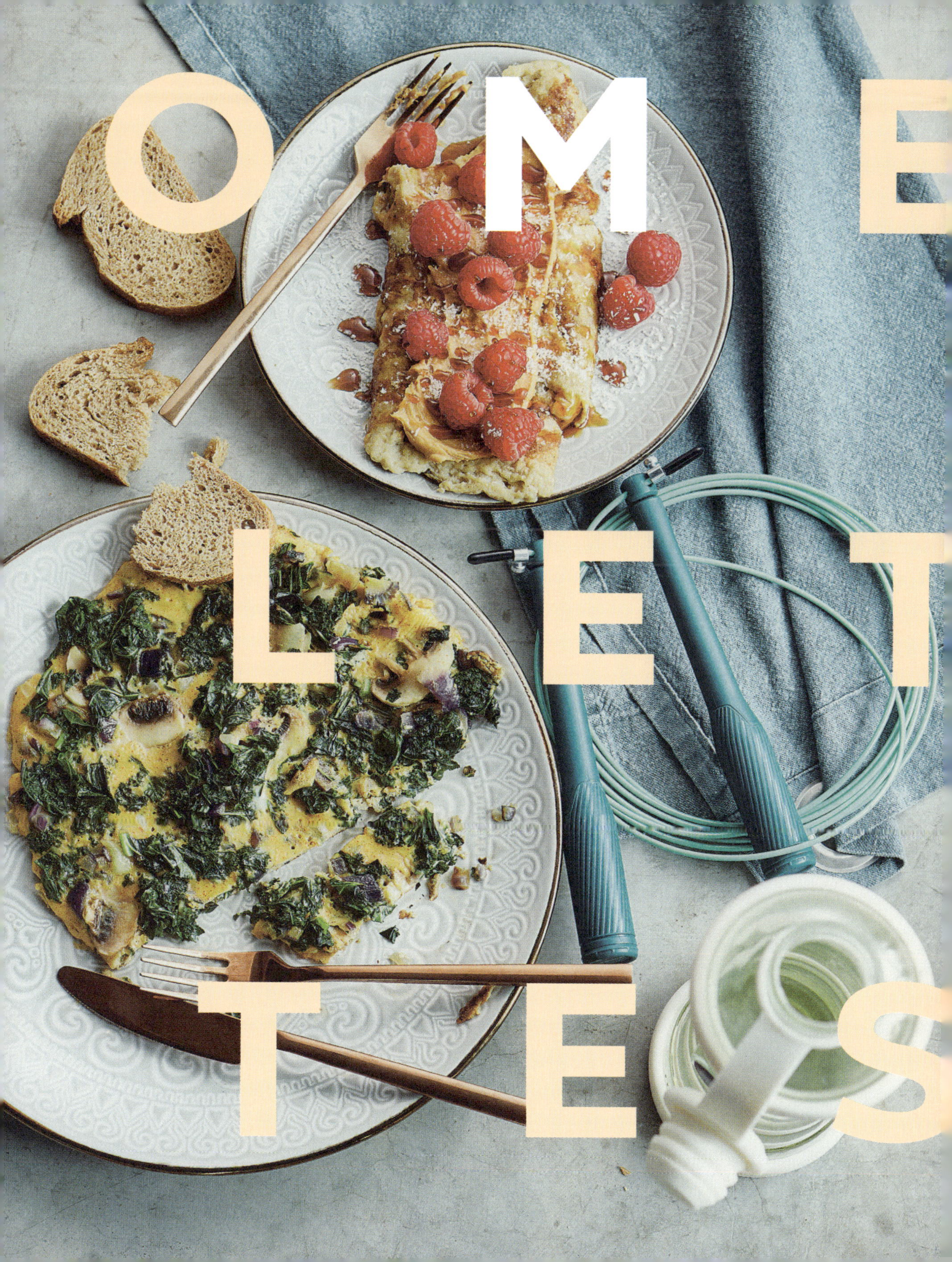
OME
LET
TES

OMELETTE VERSION SUCRÉE

SANS GLUTEN

VÉGÉTARIENNE

PROTÉINÉE

POUR
1 PERSONNE

TEMPS DE PRÉPARATION
10 MINUTES

TEMPS DE CUISSON
5 MINUTES

INGRÉDIENTS

- 2 œufs + 1 blanc
- ½ banane
- 75 ml de lait de soja à la vanille
- 1 cuil. à café de beurre de cacahuètes
- Arôme de vanille
- Une quinzaine de framboises fraîches ou surgelées
- 1 filet de sirop de coco
- Noix de coco râpée
- Huile de coco

Dans un blender, mixer les œufs, le blanc d'œuf, la demi-banane, le lait végétal et l'arôme de vanille afin d'obtenir une texture homogène sans morceaux.

Dans une poêle chauffée huilée à l'huile de coco, verser la préparation et la laisser dorer d'un côté.

Une fois bien dorée, décoller la préparation de chaque côté vers le milieu et la replier sur elle-même.

Faire délicatement glisser l'omelette dans une assiette, puis couvrir l'assiette avec la poêle. Retourner ensuite l'ensemble afin que la crêpe se dépose sur l'autre face dans la poêle.

Laisser dorer à nouveau.

Retirer du feu, déposer l'omelette dans l'assiette, garnir avec le beurre de cacahuètes, les framboises, la noix de coco râpée et le sirop de coco.

VALEURS NUTRITIONNELLES
(PAR PORTION)

CALORIES (KCAL)	PROTÉINES	GLUCIDES	DONT SUCRES	LIPIDES	DONT AGS	FIBRES
410	23,3	38,4	17,8	19,8	1,3	5,1

OMELETTE VERSION SALÉE

SANS GLUTEN
VÉGÉTARIENNE
LOW CARB
FAIBLE EN SUCRES
PROTÉINÉE

POUR
1 PERSONNE

TEMPS DE PRÉPARATION
10 MINUTES

TEMPS DE CUISSON
5 MINUTES

INGRÉDIENTS
- 2 œufs
- 1 blanc d'œuf
- 50 g de chou kale
- ½ oignon rouge
- 1 petite échalote
- ½ gros champignons de Paris
- Paprika fumé
- Huile d'olive
- Sel, poivre

Dans un bol, casser les œufs, le blanc d'œuf, ajouter le paprika fumé puis mélanger vigoureusement.

Ôter la nervure centrale du chou kale, laver les feuilles avant de les couper finement. Peler et émincer l'oignon, l'échalote et le champignon.

Dans une poêle huilée à l'huile d'olive, faire revenir le chou kale avec un peu d'oignon rouge et d'échalote.

Dans une autre poêle chauffée huilée à l'huile d'olive, procéder de même avec les champignons et, une fois qu'ils sont bien dorés, les ajouter au chou kale.

Verser par-dessus la préparation à base d'œufs. Laisser l'omelette dorer tranquillement.

Une fois cuite, la servir dans une assiette, saler et poivrer. Accompagner d'une ou deux tranches de pain complet, par exemple.

VALEURS NUTRITIONNELLES
(PAR PORTION)

CALORIES (KCAL)	PROTÉINES	GLUCIDES	DONT SUCRES	LIPIDES	DONT AGS	FIBRES
286	18,1	8	1,5	20,7	0	2,3

SANS GLUTEN
VÉGÉTARIENNE
FAIBLE EN SUCRES
PROTÉINÉE

POUR
4 GAUFRES

TEMPS DE PRÉPARATION
20 MINUTES

TEMPS DE CUISSON PAR GAUFRE
3 MINUTES

INGRÉDIENTS
- 150 g de courge butternut
- 30 g de farine de riz
- 2 œufs
- 50 g d'épinards
- Tomates séchées
- 50 ml de lait de riz
- $\frac{1}{2}$ sachet de levure
- Huile de coco (pour la cuisson)

GAUFRES SALÉES À LA COURGE BUTTERNUT

Éplucher et peser 150 g de courge butternut.

Dans une casserole d'eau, faire cuire la courge butternut coupée en petits cubes. Une fois cuits, essorer les cubes de courge dans un essuie-tout ou un torchon propre pour faire sortir le plus d'eau possible.

Dans un saladier, écraser les cubes de courge. Ajouter la farine ainsi que les œufs et mélanger vigoureusement. Ajouter le lait végétal doucement tout en continuant de mélanger. Ajouter la levure puis mélanger à nouveau.

Rincer et essorer les épinards avant de les mixer avec les tomates séchées pour les hacher finement.

Ajouter les épinards et les tomates séchées hachées dans le saladier et mélanger une dernière fois.

Huiler avec un filet d'huile de coco le gaufrier préalablement chauffé. Verser une louche de pâte et faire cuire, répéter jusqu'à épuisement de la pâte. Garnir avec ce qui te plaît !

VALEURS NUTRITIONNELLES
(PAR GAUFRE)

CALORIES (KCAL)	PROTÉINES	GLUCIDES	DONT SUCRES	LIPIDES	DONT AGS	FIBRES
95	4,5	10,8	2,4	3,8	0,2	1,7

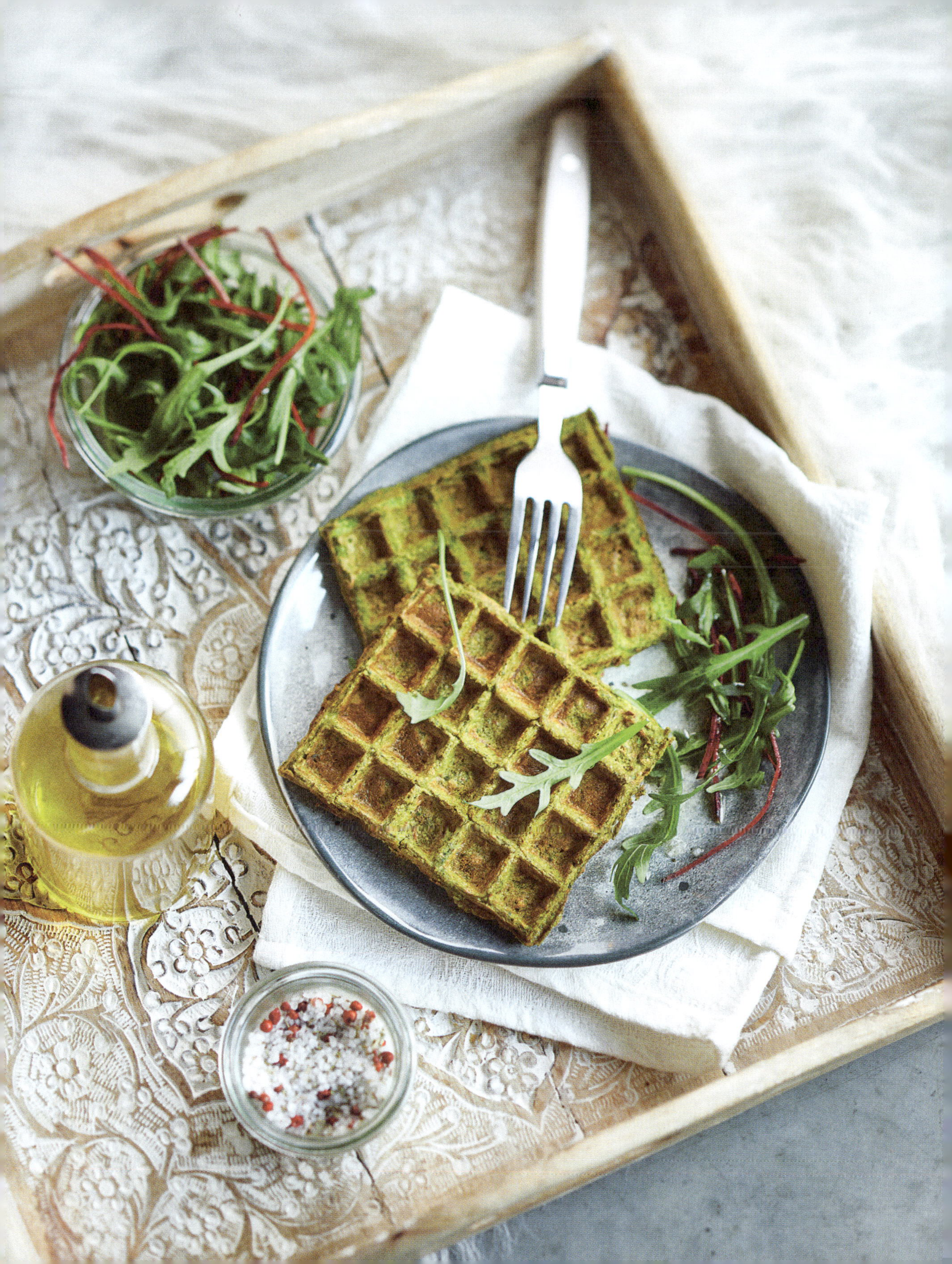

GAUFRES NATURE

SANS GLUTEN
VÉGÉTARIENNE
FAIBLE EN SUCRES
PROTÉINÉE

POUR
4 GAUFRES

TEMPS DE PRÉPARATION
15 MINUTES

TEMPS DE CUISSON PAR GAUFRE
3 MINUTES

INGRÉDIENTS
- 100 g de farine d'avoine
- 75 g de farine d'amande
- 2 œufs
- 150 ml lait d'amande
- ½ sachet de levure
- Arôme de vanille
- Huile de coco

Dans un saladier, mélanger les farines.

Casser les deux œufs et mélanger vigoureusement. Ajouter le lait végétal doucement tout en continuant de mélanger.

Ajouter la levure et l'arôme de vanille puis mélanger une dernière fois. Il ne doit pas y avoir de grumeaux.

Huiler avec un filet d'huile de coco le gaufrier préalablement chauffé. Verser la pâte à l'aide d'une louche et répéter jusqu'à épuisement de la pâte.

Garnir avec ce qui te plaît !

VALEURS NUTRITIONNELLES
(PAR GAUFRE)

CALORIES (KCAL)	PROTÉINES	GLUCIDES	DONT SUCRES	LIPIDES	DONT AGS	FIBRES
213	18,4	20,6	1,5	6,6	0,2	3,2

BUDDHA BOWL

UNE BASE DE CÉRÉALES (DE PRÉFÉRENCE SANS GLUTEN) : QUINOA, RIZ (BASMATI, COMPLET, SAUVAGE), PATATE DOUCE... ;

UNE BASE DE LÉGUMINEUSES : POIS CHICHES (SOUS SA FORME CLASSIQUE, EN HOUMOUS OU EN FALLAFELS), HARICOTS (NOIRS, ROUGES, BLANCS...), LENTILLES (VERTES, CORAIL...) ;

UNE SOURCE DE PROTÉINES : TOFU, ŒUFS, FROMAGE FRAIS (FETA, MOZZARELLA...) ;

DES OLÉAGINEUX : AVOCAT, CACAHUÈTES, AMANDES, NOIX, NOIX DE PÉCAN, NOISETTES... ;

DES LÉGUMES CRUS ET CUITS : À VARIER SELON LES SAISONS, LES GOÛTS ET LES ENVIES (CHOU KALE, CHOU ROUGE, CAROTTES, BROCOLIS, AUBERGINES, COURGETTES, ÉPINARDS, RADIS, POIVRONS, COURGE BUTTERNUT...) ;

DES GRAINES : CHIA, LIN, COURGE, SÉSAME... ;

EXTRA FRUITS POUR LES AMATEURS DE SUCRÉ-SALÉ (GRENADE, POMME, POIRE, FRUITS ROUGES...) ;

UNE SAUCE (VOIR CI-DESSOUS MES DEUX PRÉFÉRÉES)

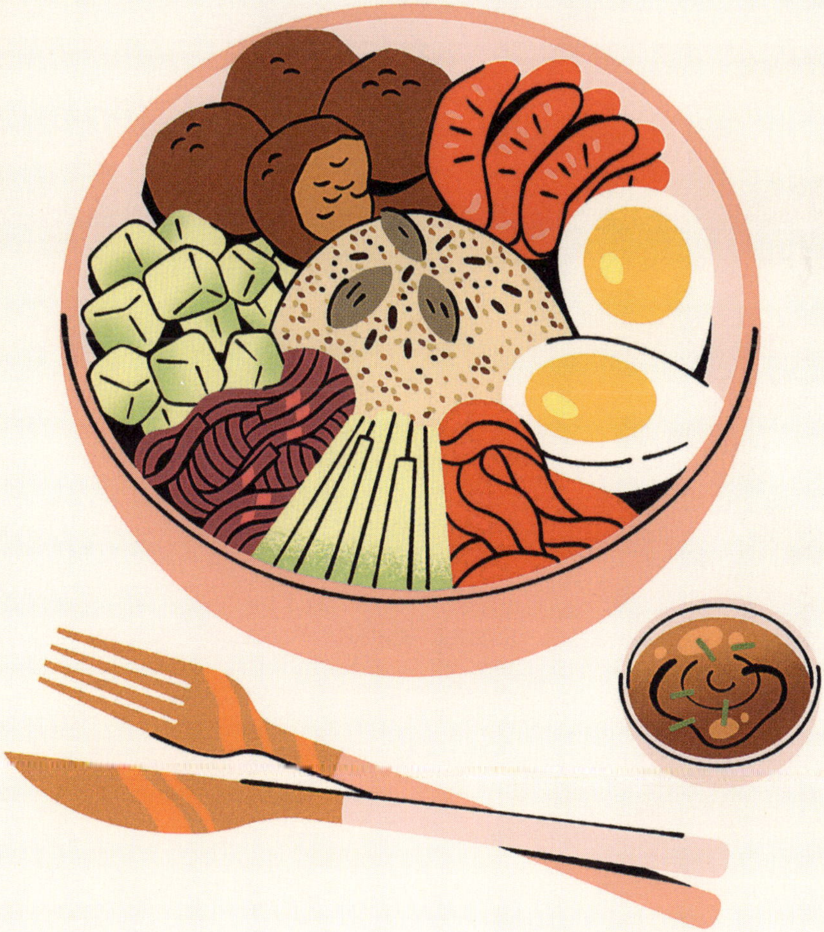

SAUCE ASIATIQUE CRÉMEUSE

2 c.à.s. d'huile de sésame, 1 c.à.s. de sauce soja salée, 1 c.à.s. de vinaigre de riz, 1 c.à.s. de jus de citron, 1 belle c.à.c. de purée de sésame, 1 c.à.c. de sirop de coco et un peu d'échalote hachée

SAUCE ITALIENNE LÉGÈRE

2 c.à.s. d'huile d'olive, 1 c.à.s. de crème de balsamique, 1 c.à.s. de jus de citron, sel, poivre, et un peu de basilic frais haché

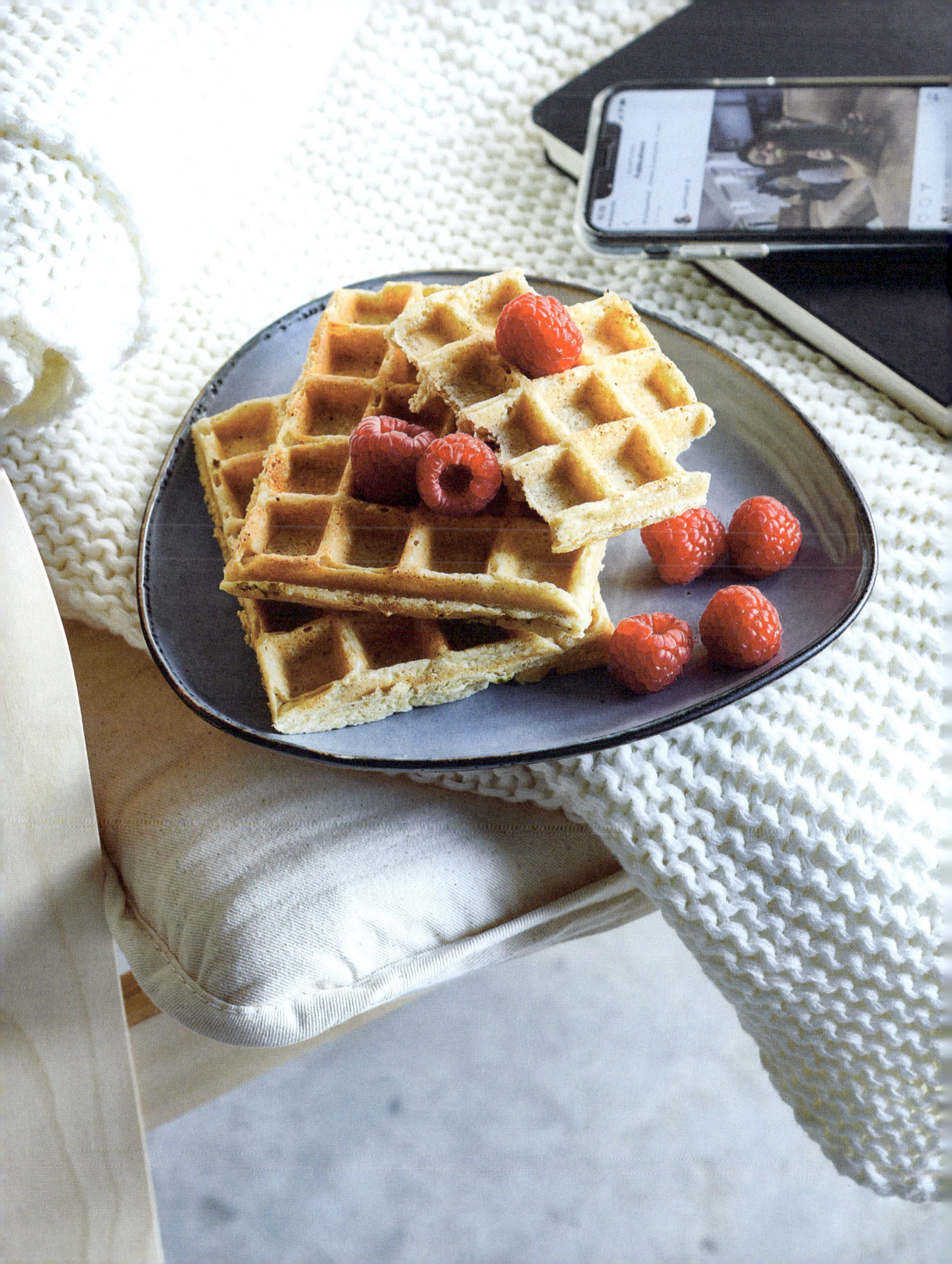

OMELETTE-TORTILLA

SANS GLUTEN
VÉGÉTARIENNE
FAIBLE EN SUCRES
PROTÉINÉE

POUR
1 PERSONNE

TEMPS DE PRÉPARATION
15 MINUTES

TEMPS DE CUISSON
20 MINUTES

INGRÉDIENTS

- 1 tortilla de blé complète ou sans gluten
- 2 œufs + 1 blanc
- Une dizaine de petites tomates
- 45 g de feuilles d'épinards fraîches
- 15 g de feta
- 1 petit oignon blanc émincé
- Quelques branches de coriandre fraîche
- 1 cuil. à café d'origan
- 1 cuil. à café de gingembre
- 1 cuil. à café de paprika fumé
- 1 cuil. à soupe d'huile d'olive

Dans un bol, battre vigoureusement les deux œufs et le blanc. Ajouter le gingembre, le paprika fumé ainsi que l'origan, mélanger à nouveau puis réserver.

Dans une poêle, faire dorer un peu d'oignon blanc émincé dans l'huile d'olive. Pendant ce temps, rincer et essorer les épinards. Une fois les oignons bien dorés, ajouter les tomates cerises (préalablement rincées et coupées en deux) et les laisser revenir, puis ajouter les épinards.

Une fois que les tomates et les épinards sont cuits, verser la préparation à base d'œufs pour couvrir toute la surface de la poêle.

Sans attendre, déposer la tortilla sur l'omelette et appuyer légèrement dessus afin qu'elle adhère aux œufs.

Laisser cuire quelques minutes en vérifiant que l'omelette ne brûle pas. Une fois que l'omelette semble prête, vérifier que la tortilla est bien accrochée puis retourner l'omelette-tortilla de façon à faire dorer légèrement la tortilla dans la poêle.

Déposer l'omelette-tortilla dans une assiette, émietter un peu de feta sur le dessus.

Garnir de coriandre ciselée, enrouler et servir.

VALEURS NUTRITIONNELLES (PAR PORTION)

CALORIES (KCAL)	PROTÉINES	GLUCIDES	DONT SUCRES	LIPIDES	DONT AGS	FIBRES
427	20,8	31,5	4,9	25	3,4	5

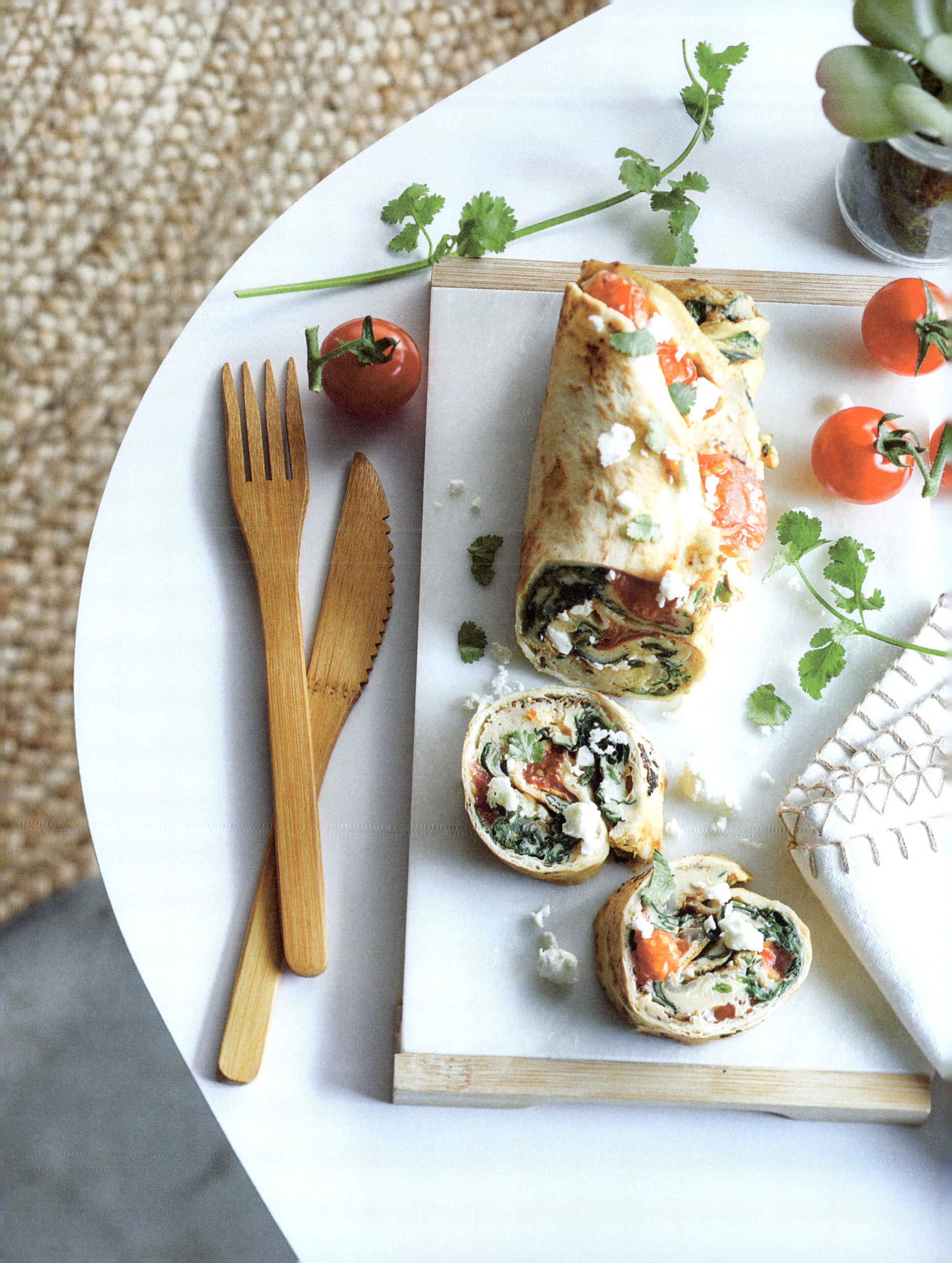

SANS GLUTEN
VÉGÉTARIENNE
FAIBLE EN SUCRES
PROTÉINÉE

POUR
1 PERSONNE

TEMPS DE PRÉPARATION
20 MINUTES

TEMPS DE CUISSON
5 MINUTES

INGRÉDIENTS
- 1 pot de yaourt de soja
- 1 pot de farine d'amande
- 1 pot de lait d'amande
- 1 œuf
- ½ sachet de levure
- Quelques amandes concassées
- ½ banane
- Sirop de coco
- Huile de coco
- Cannelle

PANCAKES À L'AMANDE

Mettre le yaourt de soja dans un saladier. Rincer et sécher le pot pour le réutiliser.

Mesurer, grâce à ce pot, la farine d'amande ainsi que le lait d'amande et les verser sur le yaourt.

Ajouter l'œuf et la levure puis mélanger à l'aide d'un fouet jusqu'à obtenir une pâte sans grumeaux.

Dans une poêle à pancakes chauffée huilée à l'huile de coco (ou dans une poêle classique), former des pancakes de taille identique et les faire dorer de chaque côté.

Former une belle tour de pancakes dans une assiette. Couper la demi-banane en petits morceaux et l'ajouter sur la tour de pancakes.

Concasser quelques amandes et en garnir les pancakes. Recouvrir d'un filet de sirop de coco et d'un peu de cannelle avant de déguster.

VALEURS NUTRITIONNELLES (PAR PORTION)

CALORIES (KCAL)	PROTÉINES	GLUCIDES	DONT SUCRES	LIPIDES	DONT AGS	FIBRES
556	57	42,2	8,8	19,3	3,4	3,8

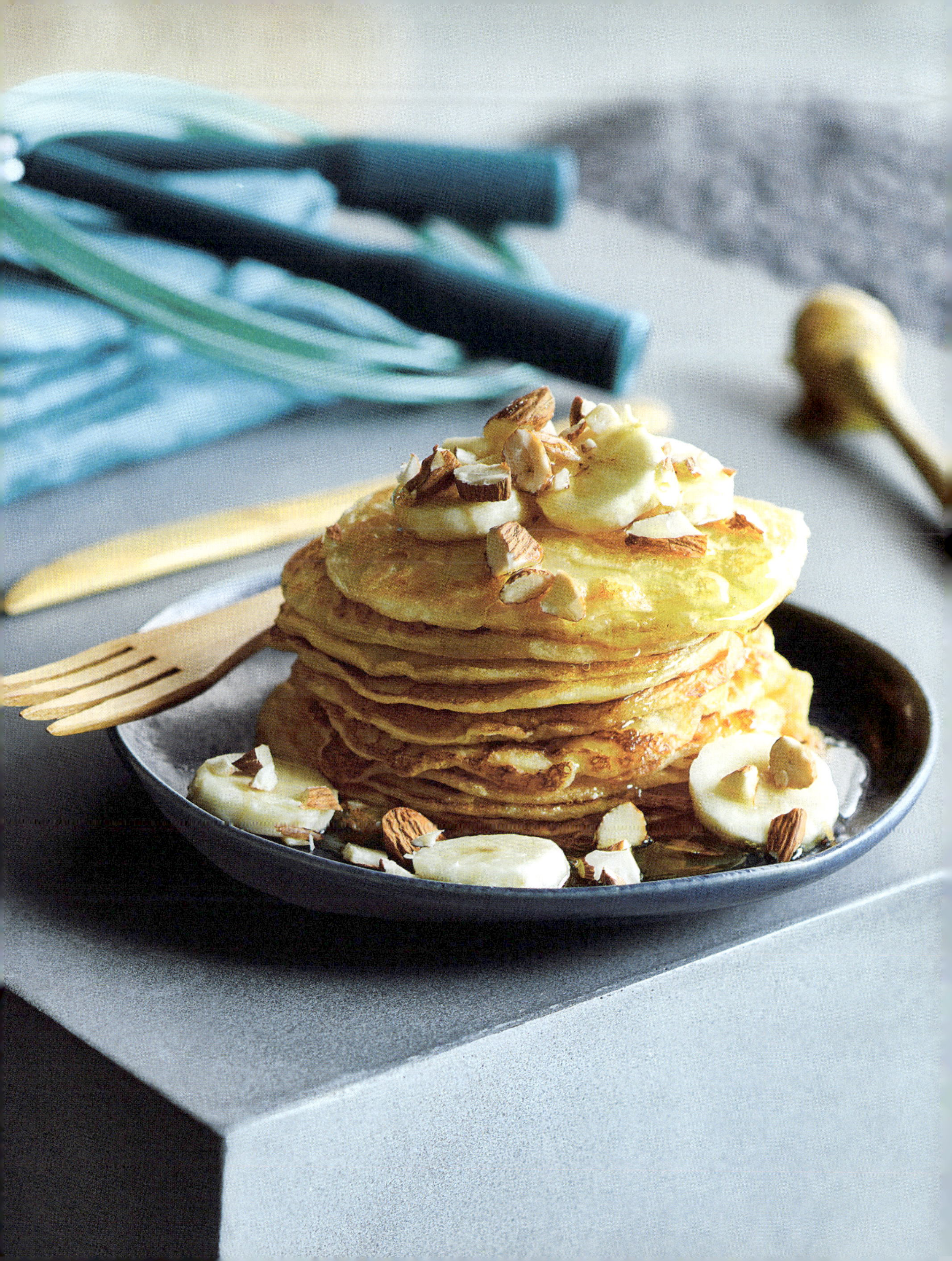

SANS GLUTEN
VÉGÉTARIENNE
VÉGÉTALIENNE
PROTÉINÉE

POUR
1 PERSONNE

TEMPS DE PRÉPARATION
10 MINUTES

TEMPS DE CUISSON
5 MINUTES

PORRIDGE AUX FIGUES

INGRÉDIENTS

- 30 g de flocons d'avoine
- 20 g de farine d'amande
- 1 cuil. à soupe de graines de chia
- 150 ml de lait de soja à la vanille
- 100 ml d'eau
- 2 figues fraîches
- Myrtilles et mûres surgelées
- Sirop de coco (ou d'agave, ou miel)
- Copeaux de coco
- Pollen ou graines de courge
- 1 cuil. à café bien bombée de purée de pistaches

Dans une petite casserole, verser l'avoine, la farine d'amande, les graines de chia ainsi que le lait végétal et l'eau.

Faire chauffer à feu doux et remuer jusqu'à l'obtention d'une pâte crémeuse. Verser la préparation dans un bol.

Rincer et couper les figues en deux puis les disposer sur le porridge. Disposer les myrtilles et les mûres surgelées.

Ajouter la purée de pistaches à l'aide d'une cuillère à café en laissant la cuillère dans le porridge.

Ajouter les copeaux de coco, saupoudrer d'un peu de pollen. Verser un filet de sirop de coco et déguster.

VALEURS NUTRITIONNELLES (PAR PORTION)

CALORIES (KCAL)	PROTÉINES	GLUCIDES	DONT SUCRES	LIPIDES	DONT AGS	FIBRES
577	25,5	61,5	17,1	18,8	5,1	40,1

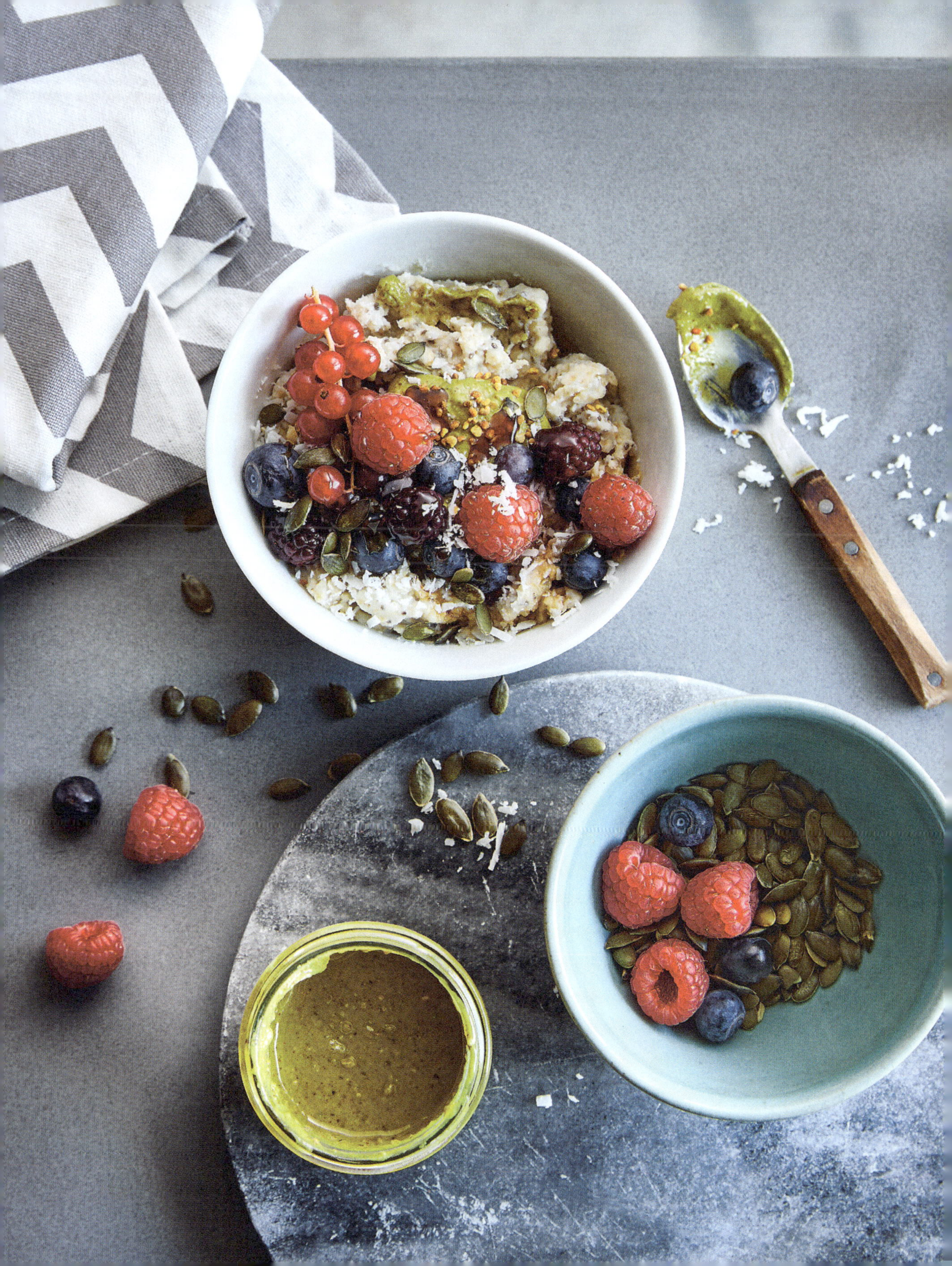

TARTINES DU BONHEUR

SANS GLUTEN

VÉGÉTARIENNE

FAIBLE EN SUCRES

PROTÉINÉE

POUR
1 PERSONNE

TEMPS DE PRÉPARATION
10 MINUTES

TEMPS DE CUISSON
5 MINUTES

INGRÉDIENTS «CLASSIQUE»

- 2 tranches de pain (complet, aux céréales, sans gluten...)
- 2 œufs
- Purée de cacahuètes (15g)
- ½ banane
- Sirop de coco (ou d'agave, ou miel)
- Coco râpée
- Huile de coco

INGRÉDIENTS «REVISITÉE»

- 2 tranches de pain (complet, aux céréales, sans gluten...)
- 2 œufs
- Purée de noisettes (15g)
- 10 g d'éclats de chocolat noir (70 % minimum)
- ½ grosse poire
- Sirop de coco (ou d'agave, ou miel)
- Cannelle
- Huile de coco

CLASSIQUE

Faire griller le pain au grille-pain. Couper la banane en rondelles.

Dans une pêle huilée à l'huile de coco, casser les œufs et les faire cuire en mélangeant pour obtenir des œufs brouillés.

Une fois le pain grillé, le tartiner de purée de cacahuètes puis disposer dessus les rondelles de banane.

Ajouter ensuite les œufs brouillés. Verser un filet de sirop de coco.

Saupoudrer de coco râpée et déguster.

VALEURS NUTRITIONNELLES (PAR PORTION)

CALORIES (KCAL)	PROTÉINES	GLUCIDES	DONT SUCRES	LIPIDES	DONT AGS	FIBRES
521	24,1	63,3	0,5	20,4	1	1

REVISITÉE

Faire griller le pain au grille-pain.

Dans une poêle huilée à l'huile de coco, casser les œufs et les faire cuire en mélangeant pour obtenir des œufs brouillés. Rincer soigneusement la demi poire et la couper en fines tranches.

Une fois le pain grillé, le tartiner de purée de noisettes puis disposer les tranches de poire par-dessus.

Verser les œufs brouillés sur chaque tartine.

Disposer les copeaux de chocolat. Verser un filet de sirop de coco, saupoudrer de cannelle et déguster.

VALEURS NUTRITIONNELLES (PAR PORTION)

CALORIES (KCAL)	PROTÉINES	GLUCIDES	DONT SUCRES	LIPIDES	DONT AGS	FIBRES
563	22,1	60,2	0,6	26,4	3,2	0

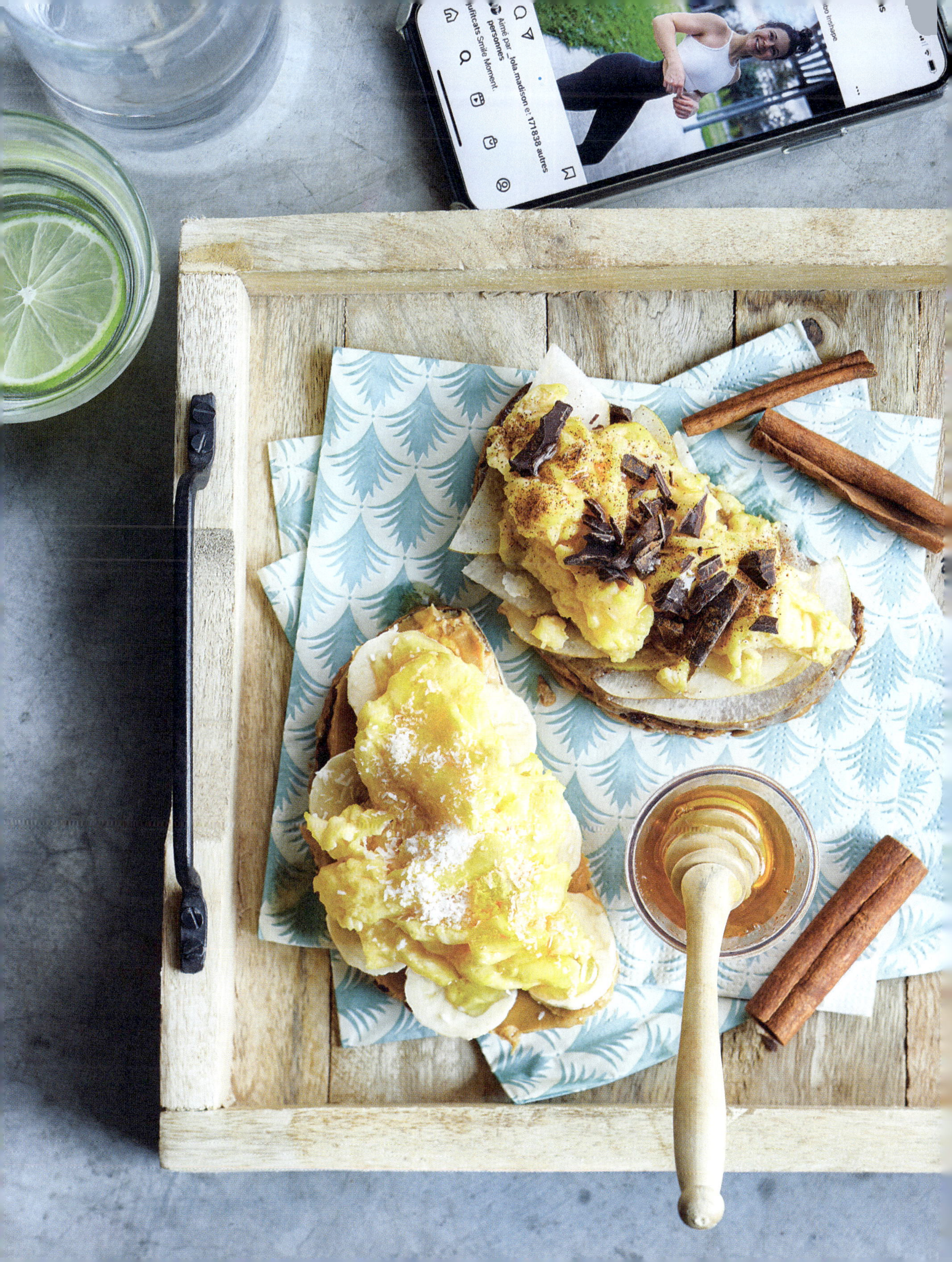

POUR LA FAMILLE
& LES AMIS

MON BRUNCH DE RÊVE

MON PETIT CHAT, JE PENSE QUE TU CONNAIS BIEN TA MAMAN FITCATS MAINTENANT ET TU SAIS À QUEL POINT JE SUIS UNE GRANDE FANA DES BRUNCHS ! SI JE POUVAIS, J'EN MANGERAIS TOUS LES JOURS DE LA SEMAINE, VOIRE À CHAQUE REPAS. TOUJOURS PLUS LA NANA…

Mon premier petit kiff lors d'un brunch, c'est de boire un café latte au lait végétal. Je me fais couler un grand café et j'ajoute un peu de lait de soja à la vanille ou de lait d'avoine. Normalement, je ne bois que du café noir, sans sucre et sans lait. Mais au moment du brunch, c'est tout autre chose et je kiffe mon p'tit café latte.

Mon deuxième plaisir, c'est un jus de fruits bien frais et surtout, 100 % fruits. Je fais très attention aux jus que j'achète et aux ingrédients qui les composent. Les sucres naturels présents dans les fruits se suffisent largement à eux-mêmes et les jus de fruits frais n'ont donc pas besoin d'être complémentés en sucre. Et je suis plutôt du genre à boire des jus d'agrumes histoire d'avoir un petit shot de vitamine C (pur jus de pamplemousse, pur jus d'orange sanguine…).

Vient enfin le moment que je préfère : MANGER ! Mon brunch se compose presque toujours d'un plat salé et d'un plat sucré qui fait office de « dessert » !

Je commence par me préparer des toasts bien garnis… comme ceux sur lesquels tu salives sur Instagram ! La recette se trouve page 121…

Et je termine avec ma petite douceur, la plupart du temps un bol de yaourt végétal (soja ou coco) sur lequel j'ajoute un peu de granola maison (voir p.93), des fruits frais (les fruits sont tes amis) choisis en fonction de la saison et un sucrant naturel comme du sirop de coco ou du sirop d'agave.

Et voilààààààààà ! Avec un brunch comme celui-ci, y'a de quoi faire frétiller tes papilles et si tu es motivé.e, celles de tes proches ou de ton.ta bien-aimé.e. Kiffez !

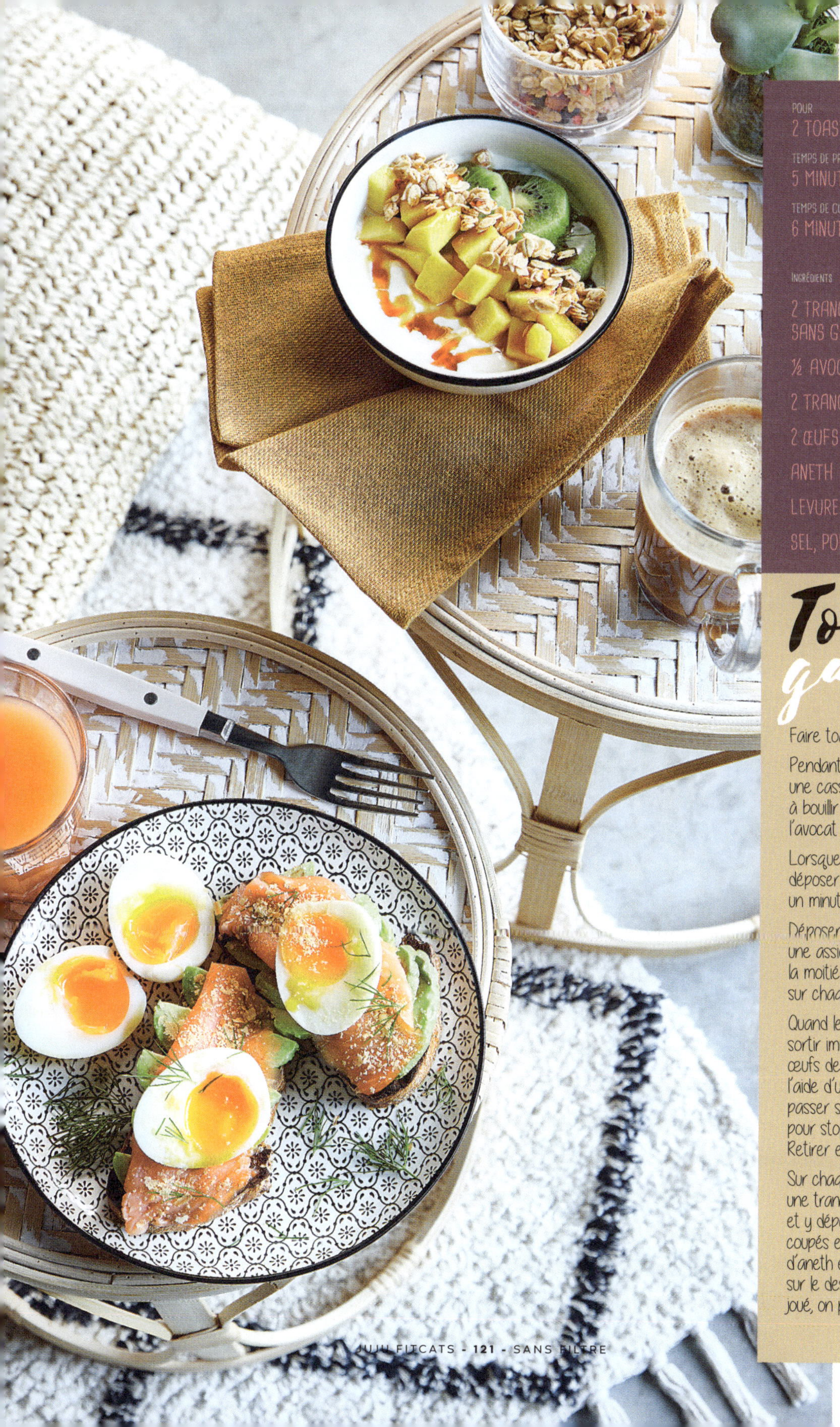

POUR
2 TOASTS

TEMPS DE PRÉPARATION
5 MINUTES

TEMPS DE CUISSON
6 MINUTES

INGRÉDIENTS

2 TRANCHES DE PAIN SANS GLUTEN

½ AVOCAT

2 TRANCHES DE SAUMON

2 ŒUFS

ANETH

LEVURE MALTÉE

SEL, POIVRE

Toasts garnis

Faire toaster le pain.

Pendant ce temps, mettre une casserole d'eau à bouillir et découper l'avocat en lamelles.

Lorsque l'eau bout, y déposer les œufs et mettre un minuteur pour 6 minutes.

Déposer le pain dans une assiette et ajouter la moitié de l'avocat sur chaque tranche.

Quand le minuteur sonne, sortir immédiatement les œufs de l'eau bouillante à l'aide d'une cuillère et les passer sous l'eau froide pour stopper la cuisson. Retirer ensuite la coquille.

Sur chaque tartine, ajouter une tranche de saumon fumé et y déposer les œufs mollets coupés en deux. Un peu d'aneth et de levure maltée sur le dessus et le tour est joué, on peut les dévorer !

APÉRO DÎNATOIRE ENTRE POTES

Pour ces recettes, pas de calcul de calories : on est là pour kiffer !

Falafels

POUR
12 FALAFELS

TEMPS DE PRÉPARATION
15 MINUTES

TEMPS DE CUISSON
30 MINUTES

INGRÉDIENTS

250 G DE POIS CHICHES ÉGOUTTÉS

30 G DE FARINE DE LUPIN

30 G DE JUS DE CITRON VERT

1 CUIL. À SOUPE DE SAUCE SOJA SALÉE

1 CUIL. À CAFÉ BIEN BOMBÉE DE PAPRIKA FUMÉ

1 CUIL. À CAFÉ BIEN BOMBÉE DE THYM

1 CUIL. À CAFÉ BIEN BOMBÉE DE CORIANDRE EN POUDRE

PLUSIEURS FEUILLES DE PERSIL FRAIS

SEL, POIVRE

Mixer tous les ingrédients jusqu'à obtenir une pâte bien homogène.

Former avec le creux de la main des boules de falafels de taille similaire.

Déposer les falafels sur une plaque munie d'un papier cuisson.

Enfourner 30 minutes à 200 °C (th. 6-7). C'est prêt !

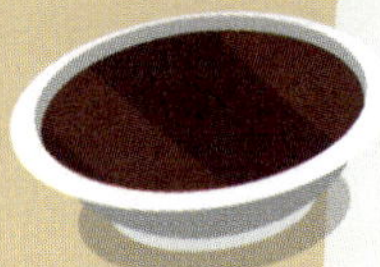

SAUCE COCO-TAHINI

POUR
1 PETIT BOL

TEMPS DE PRÉPARATION
2 MIN

INGRÉDIENTS

200 G DE YAOURT DE COCO

20 G DE PURÉE DE SÉSAME

1 CUIL. À SOUPE DE JUS DE CITRON VERT

1 CUIL. À CAFÉ BIEN BOMBÉE DE CORIANDRE EN POUDRE

SEL, POIVRE

Tout mélanger dans un petit pot en ajoutant les ingrédients dans l'ordre.

FRITES DE PATATES DOUCES

(ENCORE PLUS CROUSTILLANTES)

POUR
4 PERSONNES
TEMPS DE PRÉPARATION
10 MINUTES
TEMPS DE CUISSON
50 MINUTES

INGRÉDIENTS

500 G DE PATATES DOUCES

3 CUIL. À SOUPE D'HUILE D'OLIVE

1 CUIL. À CAFÉ DE PAPRIKA FUMÉ

1 BLANC D'ŒUF

1 CUIL. À SOUPE DE JUS DE CITRON VERT

PLUSIEURS BRANCHES DE ROMARIN

Éplucher les patates douces et les couper en forme de frites. Rincer à l'eau claire.

Dans un saladier, mélanger l'huile d'olive, le blanc d'œuf, le paprika fumé, le romarin ciselé et le jus de citron. Introduire les frites et les imbiber du mélange avant de laisser reposer.

Disposer les frites sur une plaque de cuisson garnie d'une feuille de papier cuisson en faisant bien attention à les séparer les unes des autres (pour être croustillantes elles ne doivent pas se toucher).

Enfourner 30 minutes à 210 °C (th.7). Sortir du four, retourner les frites et faire dorer de l'autre côté pendant 20 minutes environ !

KETCHUP EXPRESS

POUR
1 PETIT BOL
TEMPS DE PRÉPARATION
2 MIN

200 G DE CONCENTRÉ DE TOMATES (100 % TOMATES)

1 CUIL. À SOUPE DE VINAIGRE BALSAMIQUE

1 CUIL. À CAFÉ DE SIROP DE COCO

1 CUIL. À CAFÉ DE PAPRIKA FUMÉ

1 CUIL. À CAFÉ BIEN BOMBÉE DE BASILIC EN POUDRE

Tout mélanger dans un petit pot en ajoutant les ingrédients dans l'ordre.

POIS CHICHES GRILLÉS AU FOUR

POUR
1 BOL
TEMPS DE PRÉPARATION
5 MINUTES
TEMPS DE CUISSON
20 MINUTES

250 G DE POIS CHICHES

2 CUIL. À SOUPE D'HUILE D'OLIVE

1 CUIL. À CAFÉ DE PAPRIKA FUMÉ

Mettre les pois chiches dans un saladier.

Ajouter l'huile d'olive et le paprika fumé et mélanger jusqu'à ce que les pois chiches soient bien enrobés. Disposer les pois chiches sur une plaque garnie de papier cuisson.

Faire griller au four pendant 20 minutes à 210°C (th. 7). Laisser refroidir avant de verser dans un bol et de servir.

BLINIS SALÉS

POUR
12 BLINIS
TEMPS DE PRÉPARATION
5 MINUTES
TEMPS DE CUISSON
3 MINUTES

INGRÉDIENTS

2 POTS DE YAOURT DE SOJA NATURE

2 POTS DE FARINE DE RIZ

2 ŒUFS

1 SACHET DE LEVURE

1 CUIL. À SOUPE DE VINAIGRE DE CIDRE

HUILE DE COCO (POUR LA CUISSON)

Vider les yaourts dans un saladier. Rincer et sécher un pot. Doser la farine de riz avec le pot et l'ajouter au yaourt.

Ajouter les œufs, la levure et le vinaigre de cidre puis fouetter jusqu'à obtenir une pâte sans grumeaux.

Dans une poêle à pancakes ou classique, former des pancakes de taille identique et les faire dorer 1 à 2 minutes de chaque côté.

TAPENADE DE TOMATES SÉCHÉES

POUR
1 BOL

TEMPS DE PRÉPARATION
10 MINUTES

25 G DE TOMATES SÉCHÉES

UNE POIGNÉE DE PIGNONS DE PIN

3 CUIL. À SOUPE D'HUILE DE SÉSAME

2 CUIL. À SOUPE DE VINAIGRE BALSAMIQUE

3 CUIL. À SOUPE DE CONCENTRÉ DE TOMATES

CORIANDRE, ORIGAN, ANETH ET PERSIL EN POUDRE

SEL, POIVRE

Mettre les tomates séchées dans un saladier. Ajouter les pignons de pin, l'huile de sésame, le vinaigre balsamique, le concentré de tomates ainsi que les épices, le sel et le poivre.

Mixer le tout à l'aide d'un mixeur plongeant jusqu'à obtention d'une pâte homogène.

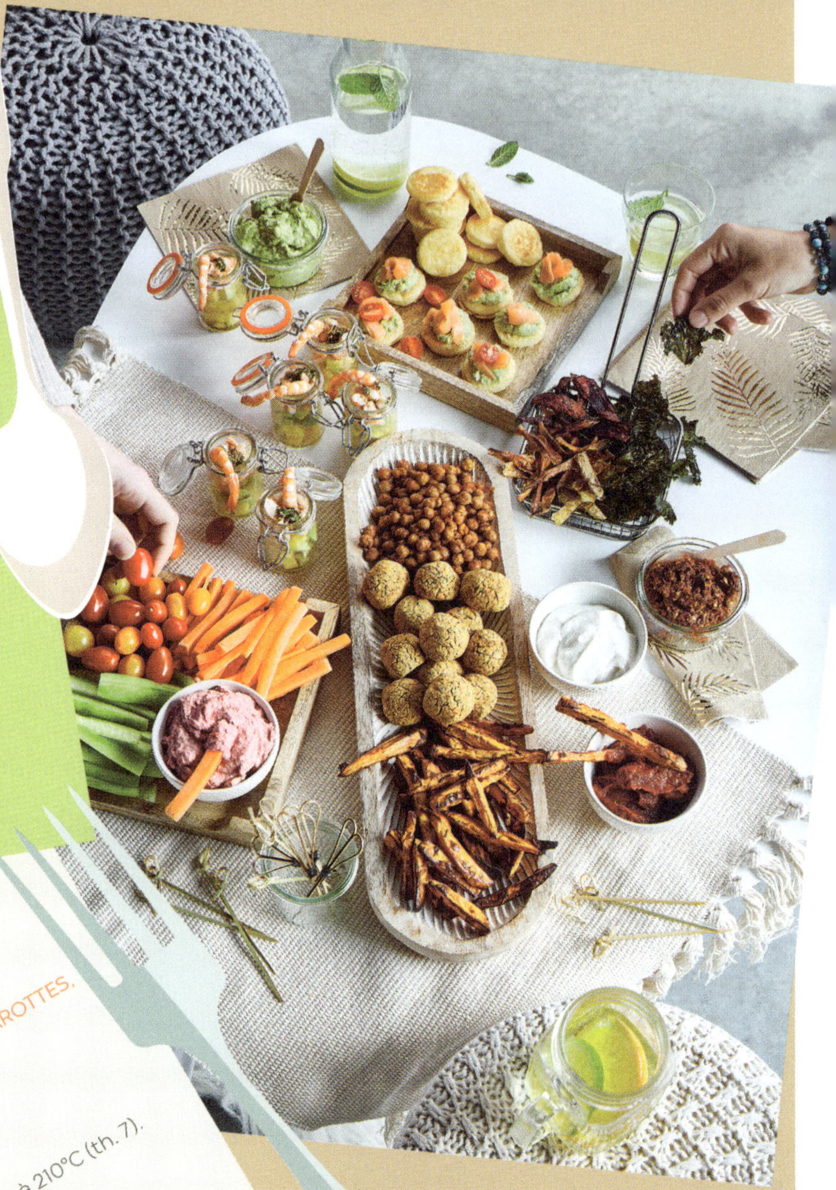

CHIPS D'ÉPLUCHURES DE LÉGUMES BIO

ÉPLUCHURES DE PATATES DOUCES ET DE POMMES DE TERRE, DE COURGE, DE CAROTTES, DE BETTERAVE BIO

HUILE D'OLIVE

SEL, POIVRE

Préchauffer le four à 210°C (th. 7).

Laver soigneusement les épluchures et les disposer sur une plaque de cuisson (munie d'un papier cuisson). Badigeonner les épluchures d'huile d'olive puis saler et poivrer.

Enfourner environ 15 à 20 minutes en surveillant et en rajoutant du temps si nécessaire.

POUR LA FAMILLE & LES AMIS

GARNITURE SAUMON-GUACAMOLE POUR BLINIS

POUR GARNIR
12 BLINIS

TEMPS DE PRÉPARATION
10 MINUTES

INGRÉDIENTS

2 AVOCATS

1 BELLE TRANCHE DE SAUMON FUMÉ

2 CUIL. À SOUPE DE JUS DE CITRON VERT

2 CUIL. À CAFÉ DE PERSIL FRAIS

SEL, POIVRE

Prélever la chair de l'avocat et l'écraser dans un bol jusqu'à ce que la texture soit bien crémeuse. Ajouter le jus de citron, le persil ainsi que le sel et le poivre.

Mélanger vigoureusement. Couper la tranche de saumon fumé en lamelles.

Étaler un peu de guacamole sur chaque blini et déposer dessus une petite tranche de saumon fumé.

Houmous

POUR
1 BOL

TEMPS DE PRÉPARATION
10 MINUTES

INGRÉDIENTS

300 G DE POIS CHICHES (SANS LA PEAU)

1 BETTERAVE MOYENNE CUITE ET PELÉE

2 CUIL. À SOUPE D'HUILE D'OLIVE

2 CUIL. À SOUPE D'HUILE DE SÉSAME

100 ML DE JUS DE CITRON VERT

90 G DE PURÉE DE SÉSAME

3 GOUSSES D'AIL

1 CUIL. À CAFÉ BIEN BOMBÉE DE CORIANDRE EN POUDRE

1 CUIL. À CAFÉ BIEN BOMBÉE DE PERSIL EN POUDRE

POUR SERVIR :
CAROTTES, CONCOMBRE, TOMATES CERISES...

Peler et faire cuire la betterave. Rincer, égoutter et peler les pois chiches. Peser 300 g et verser dans le mixeur avec tous les ingrédients à l'exception de la betterave. Mixer jusqu'à ce que ça soit lisse.

Ajouter les betteraves et mixer à nouveau. Verser dans un bol et servir.

VERRINES MANGUES-CREVETTES-AVOCAT

POUR
6 VERRINES

TEMPS DE PRÉPARATION
10 MIN

INGRÉDIENTS

18 CREVETTES DÉCORTIQUÉES

1 MANGUE FRAÎCHE

1 AVOCAT

3 CUIL. À SOUPE D'HUILE DE SÉSAME

POUR LA SAUCE :

1 CUIL. À SOUPE DE SAUCE SOJA SALÉE

1 CUIL. À SOUPE DE VINAIGRE DE RIZ

GRAINES DE SÉSAME

CORIANDRE FRAÎCHE

Éplucher puis découper la mangue et l'avocat en petits cubes.

Mélanger la mangue et l'avocat dans un petit pot.

Préparer la sauce pour les verrines en mélangeant tous les ingrédients dans un petit pot.

Décortiquer les crevettes et les couper en petits morceaux.

Dans chaque verrine, ajouter un peu du mélange mangue-avocat.

Disposer un peu de crevettes par-dessus.

Verser un peu de sauce pour finir.

CHIPS DE CHOU KALE

POUR
4 PERSONNES

TEMPS DE PRÉPARATION
10 MINUTES

TEMPS DE CUISSON
20-30 MINUTES

1 BOUQUET DE CHOU KALE DE 200 G

1 À 2 CUIL. À SOUPE D'HUILE D'OLIVE

FLEUR DE SEL

Préchauffer le four à 180°C (th. 6). Détacher les feuilles de kale de leur tige. Les couper pour qu'elles aient la taille d'une chips. Bien les rincer puis les essorer.

Mettre les feuilles de kale dans un saladier. Verser de l'huile d'olive et enrober toutes les feuilles.

Déposer les feuilles de kale sur une plaque munie d'un papier cuisson allant au four. Faire dorer pendant 20 à 30 minutes (en surveillant).

Les feuilles doivent devenir bien croustillantes et dorées, mais attention à ce qu'elles ne brûlent pas.

POUR LA FAMILLE
& LES AMIS

BROWNIE AU CHOCOLAT

- SANS GLUTEN
- VÉGÉTARIENNE
- LOW CARB
- FAIBLE EN SUCRES
- PROTÉINÉE

POUR
12 PARTS

TEMPS DE PRÉPARATION
10 MINUTES

TEMPS DE CUISSON
25-30 MINUTES

INGRÉDIENTS

- 2 œufs
- 150 g de chair d'avocat
- 50 g de farine de riz
- 75 g de sucre de coco
- 45 g de poudre de noisettes
- 200 g de chocolat noir (70% minimum)
- 100 g de noix
- 1 cuil. à café de levure
- 1 cuil. à café de vinaigre de cidre
- 1 cuil. à café de vanille en poudre
- 1 cuil. à café de poudre de fèves tonka
- 1 cuil. à café de cannelle

Préchauffer le four à 180 °C (th. 6). Couper l'avocat en deux, retirer la chair et en peser 150 g.

Mettre la chair de l'avocat dans un mixeur et mixer jusqu'à obtenir une purée d'avocat bien lisse.

Verser dans un saladier. Ajouter les œufs et remuer vigoureusement.

Ajouter ensuite la poudre de noisettes, le sucre de coco ainsi que la farine de riz et mélanger une nouvelle fois.

Faire fondre le chocolat noir au four à micro-ondes pendant 1 minute à puissance maximale. Ajouter le chocolat fondu dans le saladier et remuer à nouveau. Ajouter les épices ainsi que la levure et le vinaigre de cidre et mélanger.

Concasser les noix et ajouter les trois quarts dans le saladier avant de mélanger une dernière fois. Verser la préparation dans un moule carré allant au four. Ajouter les noix restantes sur le dessus.

Faire cuire 25 minutes à 180 °C (th. 6).

VALEURS NUTRITIONNELLES
(PAR PORTION)

CALORIES (KCAL)	PROTÉINES	GLUCIDES	DONT SUCRES	LIPIDES	DONT AGS	FIBRES
250	5	16,7	7,2	17,9	1,2	3

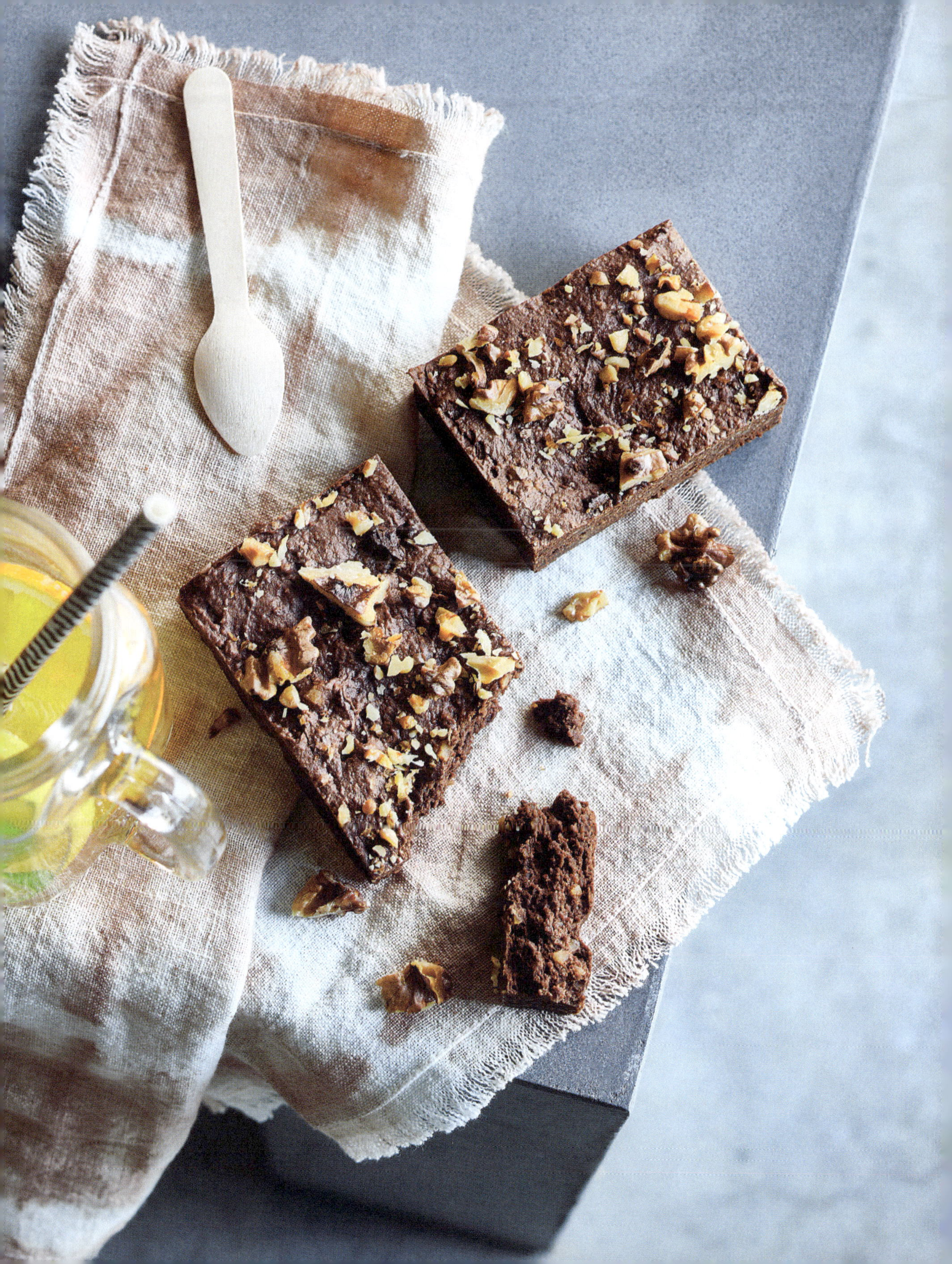

POUR LA FAMILLE & LES AMIS

CRÊPES SANS GLUTEN

SANS GLUTEN
VÉGÉTARIENNE
FAIBLE EN SUCRES
PROTÉINÉE

POUR
12 CRÊPES

TEMPS DE PRÉPARATION
5 MINUTES

TEMPS DE CUISSON
20 MINUTES

REPOS
2-3 HEURES

INGRÉDIENTS
- 150 g de farine de riz
- 100 g de farine de châtaigne
- 50 g de Maïzena®
- 4 œufs
- 750 ml de lait de noisette
- Huile de coco

Dans un saladier, verser les farines. Faire un puits au centre et ajouter les 4 œufs entiers.

Mélanger vigoureusement à l'aide d'un fouet. Ajouter le lait végétal tout en continuant de mélanger.

Laisser la pâte à crêpes reposer pendant quelques heures (2-3 h).

Faire cuire les crêpes dans une poêle à crêpes chaude huilée à l'huile de coco.

VALEURS NUTRITIONNELLES
(PAR PORTION)

CALORIES (KCAL)	PROTÉINES	GLUCIDES	DONT SUCRES	LIPIDES	DONT AGS	FIBRES
128	4	19	5	3,6	0,2	0,8

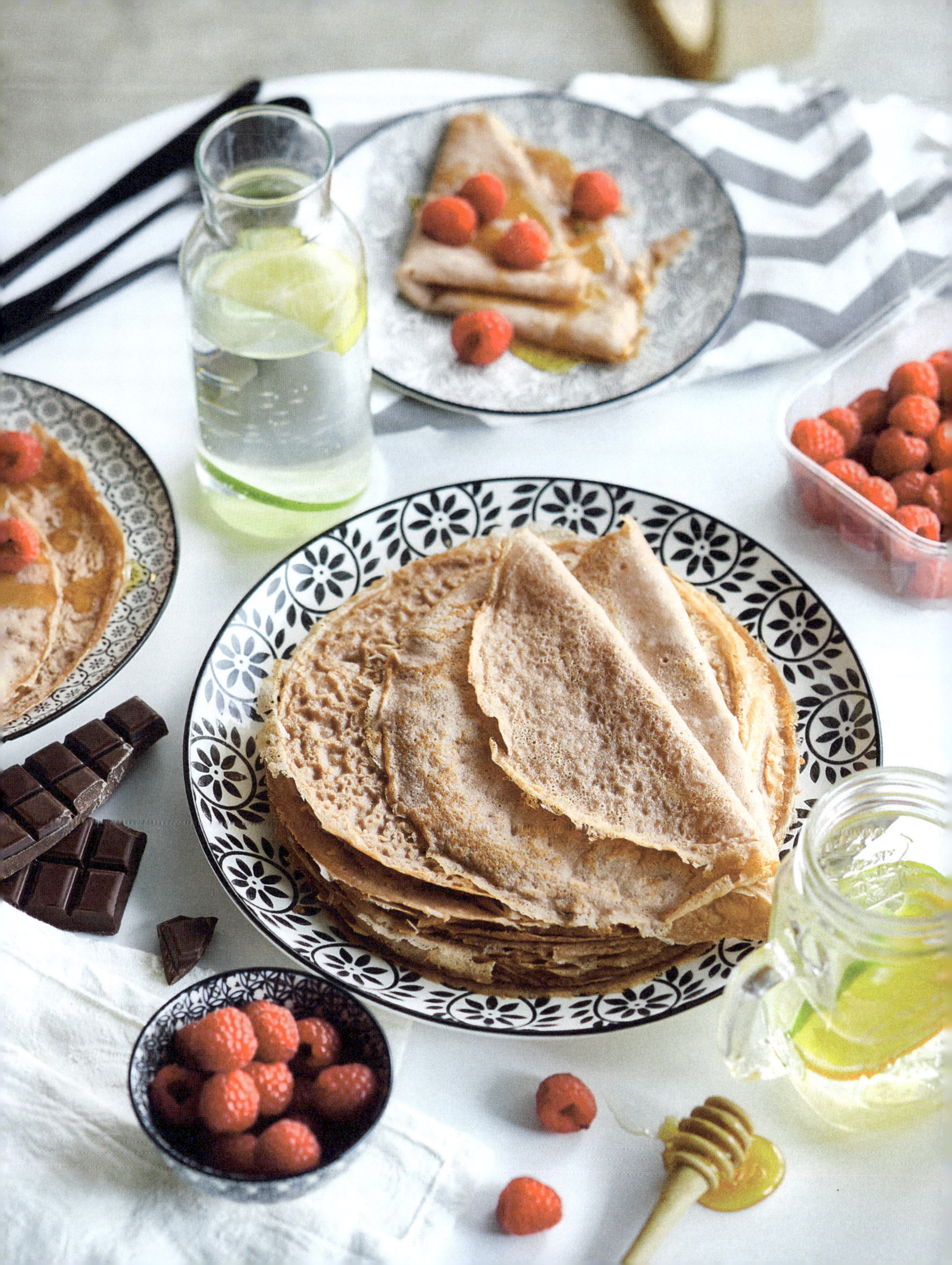

POUR LA FAMILLE
& LES AMIS

GÂTEAU AU CHOCOLAT

SANS GLUTEN
VÉGÉTARIENNE
PROTÉINÉE

POUR
10 PERSONNES

TEMPS DE PRÉPARATION
10 MINUTES

TEMPS DE CUISSON
40-45 MINUTES

INGRÉDIENTS

- 2 œufs
- 1 pot de yaourt de soja nature
- 3 pots de farine de riz
- 1 pot de sucre de coco
- 1 pot de lait de noisette
- ½ pot d'huile de coco
- 1 sachet de levure
- 3 cuil. à soupe de cacao en poudre (pur 100 %)
- Fèves tonka
- 70 g de morceaux de chocolat noir (minimum 70 %)

Dans un saladier, vider le pot de yaourt de soja nature. Rincer et sécher le pot correctement pour la suite de la recette. Avec ce pot, mesurer et ajouter tous les ingrédients secs.

Toujours avec ce même pot, mesurer et ajouter le lait végétal ainsi que l'huile de coco. Ajouter les œufs.

Mélanger vigoureusement jusqu'à obtenir une pâte à gâteau homogène. Ajouter une pincée de fève tonka râpée ainsi que la levure et le cacao en poudre, et mélanger à nouveau.

Peser 70 g de chocolat noir et le couper grossièrement pour avoir des grosses pépites. En verser trois quarts dans la préparation puis mélanger. Verser la préparation dans un moule à gâteau et répartir dessus le dernier quart de chocolat.

Faire cuire pendant 40 à 45 minutes au four à 180 °C (th. 6).

VALEURS NUTRITIONNELLES
(PAR PORTION)

CALORIES (KCAL)	PROTÉINES	GLUCIDES	DONT SUCRES	LIPIDES	DONT AGS	FIBRES
217	4,5	28,2	10,6	9,5	4,3	2

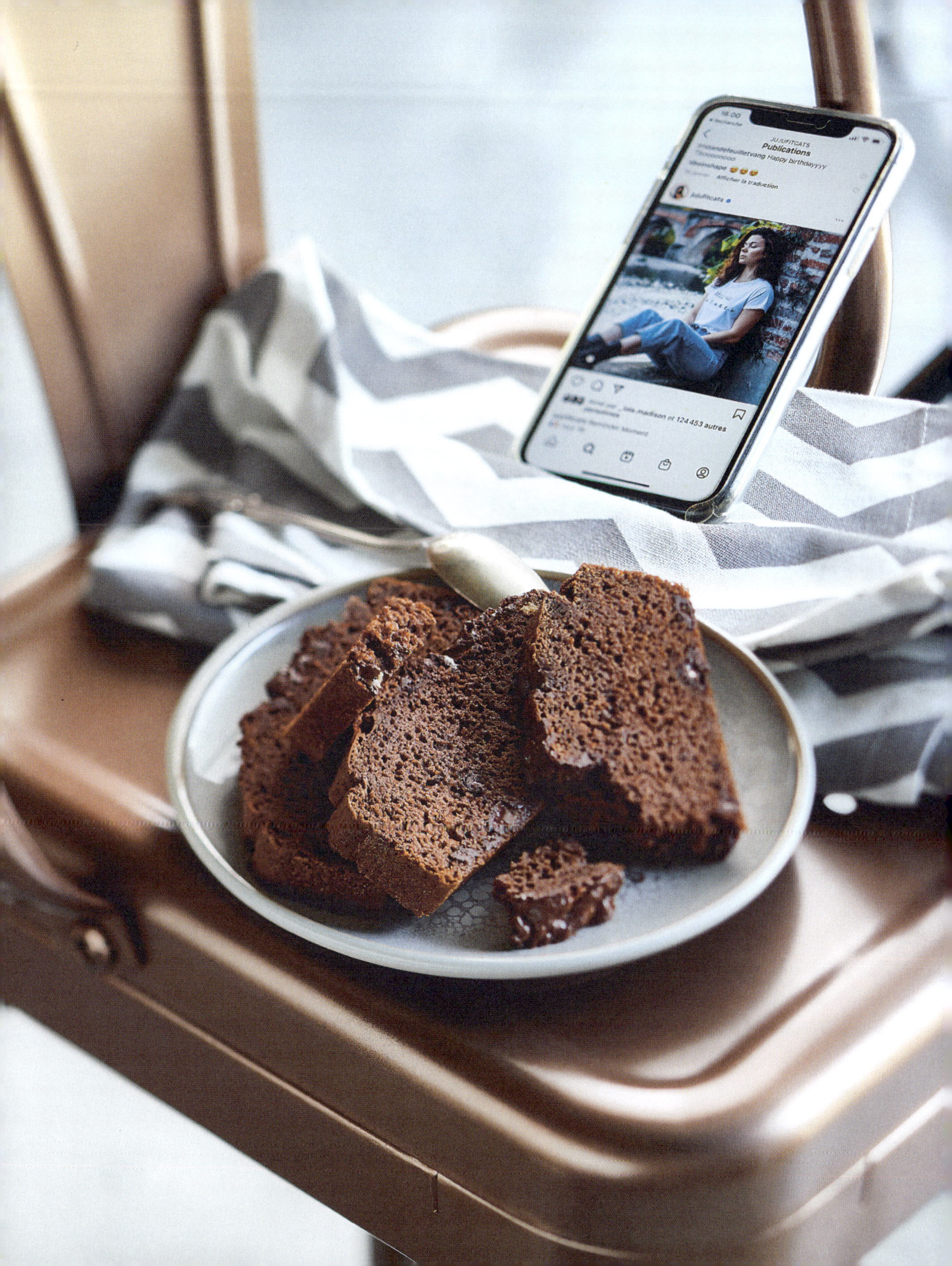
JUJUFITCATS
Publications
Happy birthdayyyy
Afficher la traduction
124 453 autres

POUR LA FAMILLE & LES AMIS

GÂTEAU AU « YAOURT » ET AUX POMMES

SANS GLUTEN
VÉGÉTARIENNE
PROTÉINÉE

POUR
10 PERSONNES

TEMPS DE PRÉPARATION
10 MINUTES

TEMPS DE CUISSON
40-45 MINUTES

INGRÉDIENTS

- 2 œufs
- 1 pot de yaourt de soja nature
- 2 pots de farine de riz
- 1 pot de farine d'amande
- 1 pot de sucre de coco
- 1 pot de lait de soja à la vanille
- ½ pot d'huile de coco
- 1 sachet de levure
- 2 pommes
- Cannelle
- Fève tonka râpée
- 1 gousse de vanille

Dans un saladier, vider le pot de yaourt de soja. Rincer et sécher le pot correctement pour la suite de la recette.

Avec ce pot, mesurer et ajouter tous les ingrédients secs. Toujours avec ce même pot, ajouter le lait végétal ainsi que l'huile de coco. Ajouter les œufs.

Mélanger vigoureusement jusqu'à obtenir une pâte à gâteau homogène. Ajouter les épices ainsi que la levure et mélanger à nouveau. Éplucher puis couper les pommes en petits morceaux et les ajouter à la préparation avant de mélanger une dernière fois.

Verser la préparation dans un moule à gâteau. Faire cuire pendant 40 à 45 minutes au four à 180 °C (th. 6).

VALEURS NUTRITIONNELLES
(PAR PORTION)

CALORIES (KCAL)	PROTÉINES	GLUCIDES	DONT SUCRES	LIPIDES	DONT AGS	FIBRES
189	6,9	24,9	12,6	6,9	4,1	1,4

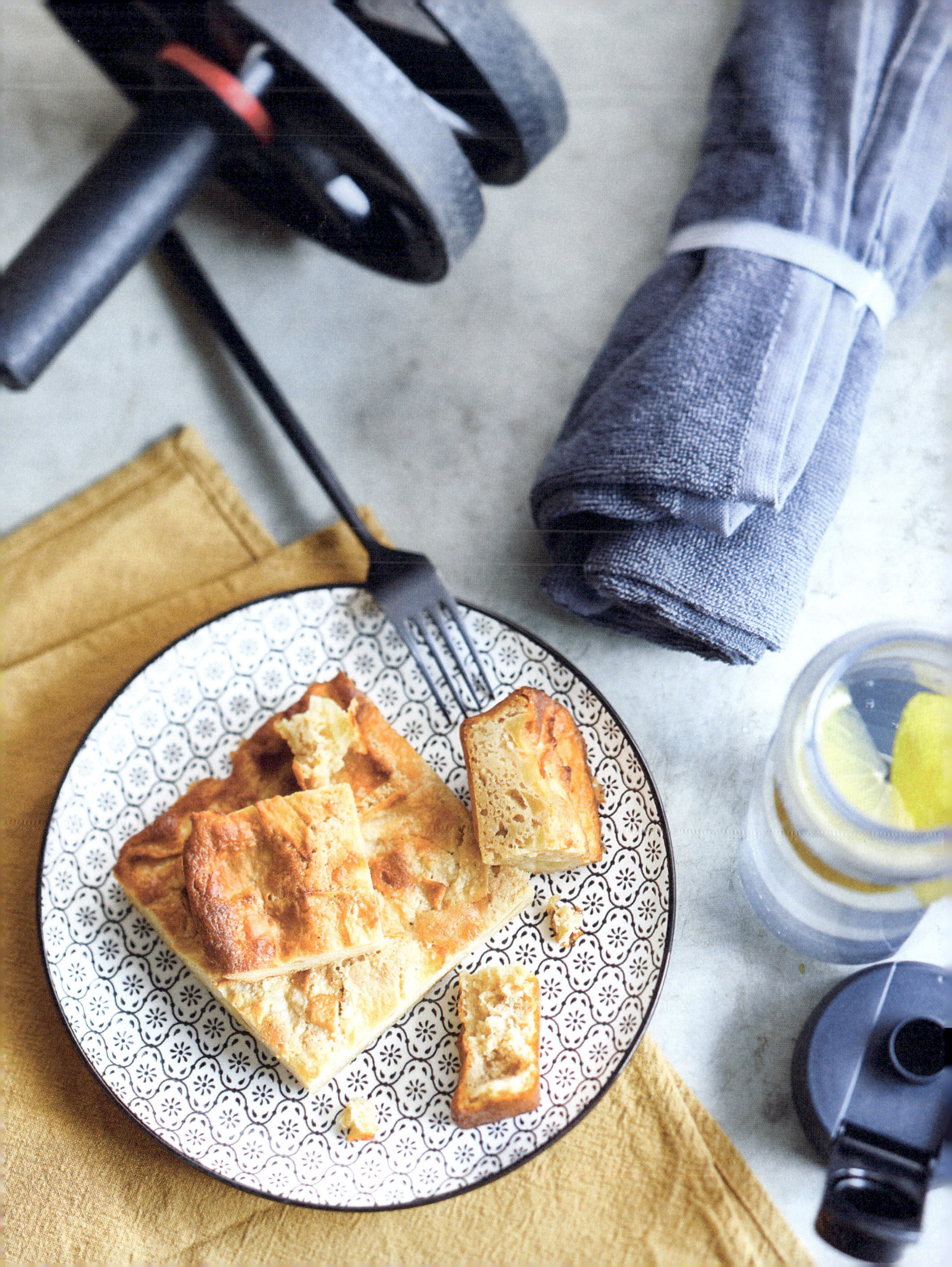

BOLOGNAISE VEGAN

SANS GLUTEN
VÉGÉTARIENNE
VÉGÉTALIENNE
FAIBLE EN SUCRES
PROTÉINÉE

POUR
4 PERSONNES

TEMPS DE PRÉPARATION
20 MINUTES

TEMPS DE CUISSON
25 MINUTES

INGRÉDIENTS

- 100 g de protéines de soja texturées
- 500 ml d'eau
- 1 cuil. à soupe de sauce soja salée
- 200 g de carottes
- ½ oignon rouge
- 3 gousses d'ail
- 2 cuil. à soupe d'huile d'olive
- 2 cuil. à soupe de vinaigre de riz
- Thym, coriandre et origan
- 300 g de tomates pelées
- 200 g de concentré de tomates
- 1 cuil. à soupe de sucre de coco
- 2 cuil. à café de paprika fumé
- 400 g de spaghettis sans gluten
- Feuilles de basilic frais

Faire chauffer l'eau et ajouter 1 cuillerée à soupe de sauce soja salée. Verser les protéines de soja texturées dans l'eau bouillante (attendre que toute l'eau soit absorbée). Éplucher et peser les carottes puis les hacher à l'aide d'un mixeur.

Verser de l'huile d'olive dans un wok et y ajouter l'oignon rouge ainsi que l'ail préalablement coupés en petits morceaux pour les faire dorer. Ajouter les carottes mixées dans le wok et les laisser dorer.

Ajouter ensuite le vinaigre de riz et laisser les carottes l'absorber.

Ajouter les épices (thym, coriandre et origan), les protéines de soja texturées et deux cuillerées à soupe d'eau puis laisser la préparation absorber le liquide.

Verser les tomates pelées, le concentré de tomates, le sucre de coco ainsi que le paprika fumé et remuer jusqu'à obtenir une préparation homogène.

Dans une grande casserole, faire cuire les pâtes, les égoutter. Déposer les spaghettis dans des assiettes et verser la bolognaise par-dessus. Ciseler quelques feuilles de basilic.

VALEURS NUTRITIONNELLES
(PAR PORTION)

CALORIES (KCAL)	PROTÉINES	GLUCIDES	DONT SUCRES	LIPIDES	DONT AGS	FIBRES
578	39,2	80,4	12,5	8,5	0,2	9,2

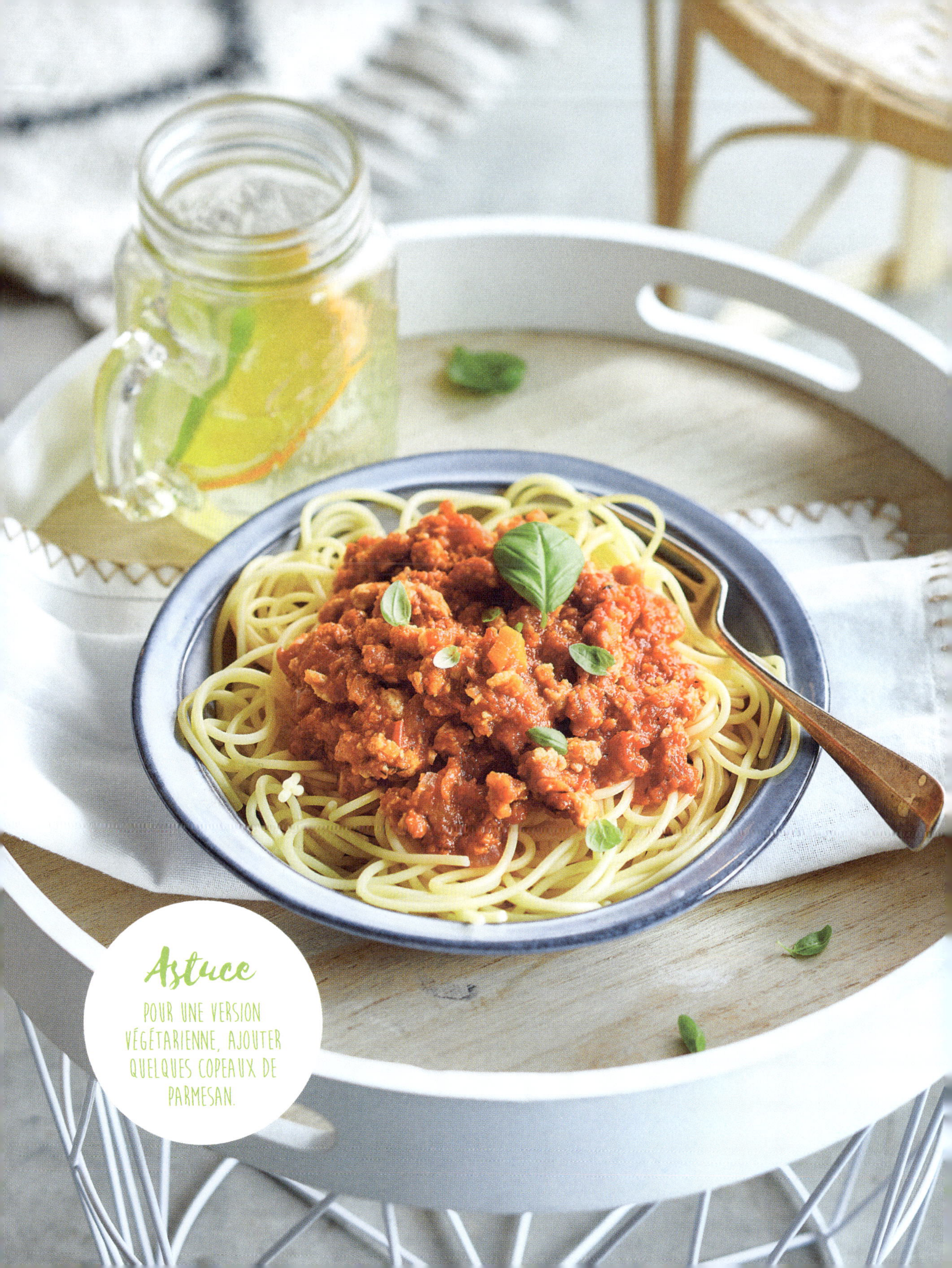

Astuce

POUR UNE VERSION VÉGÉTARIENNE, AJOUTER QUELQUES COPEAUX DE PARMESAN.

COQUILLETTES À LA CARBONARA VEGAN

SANS GLUTEN
VÉGÉTARIENNE
VÉGÉTALIENNE
FAIBLE EN SUCRES
PROTÉINÉE

POUR
4 PERSONNES

TEMPS DE PRÉPARATION
20 MINUTES

INGRÉDIENTS

- ½ petit oignon rouge
- 1 grosse gousse d'ail
- Persil ou coriandre fraîche
- 400 g de coquillettes (blé complet ou sans gluten de préférence)
- 200 g de tofu fumé
- 200 ml de crème de coco
- 1 cuil. à soupe d'huile d'olive

Porter l'eau des pâtes à ébullition. Pendant ce temps, dans une poêle, faire revenir l'oignon rouge et l'ail émincés dans une cuillerée à soupe d'huile d'olive.

Lorsque l'eau bout, y verser les pâtes et les faire cuire selon le temps de cuisson indiqué sur le paquet.

Dans la poêle, déposer les dés de tofu finement coupés et les laisser dorer sur chaque face à feu moyen. Une fois les dés de tofu bien dorés et les pâtes cuites, égoutter les pâtes et les mélanger au tofu dans la poêle.

Diminuer la température de cuisson (feu très doux), ajouter la crème de coco puis mélanger.

Verser les parts dans chaque assiette, ajouter quelques feuilles de coriandre fraîche sur le dessus et servir.

Pour une version pesco-végétarienne, remplacer les dés de tofu par du saumon fumé (environ 75 g par personne).

VALEURS NUTRITIONNELLES (PAR PORTION)

CALORIES (KCAL)	PROTÉINES	GLUCIDES	DONT SUCRES	LIPIDES	DONT AGS	FIBRES
544	18,6	76,5	4,7	17	9,4	4,8

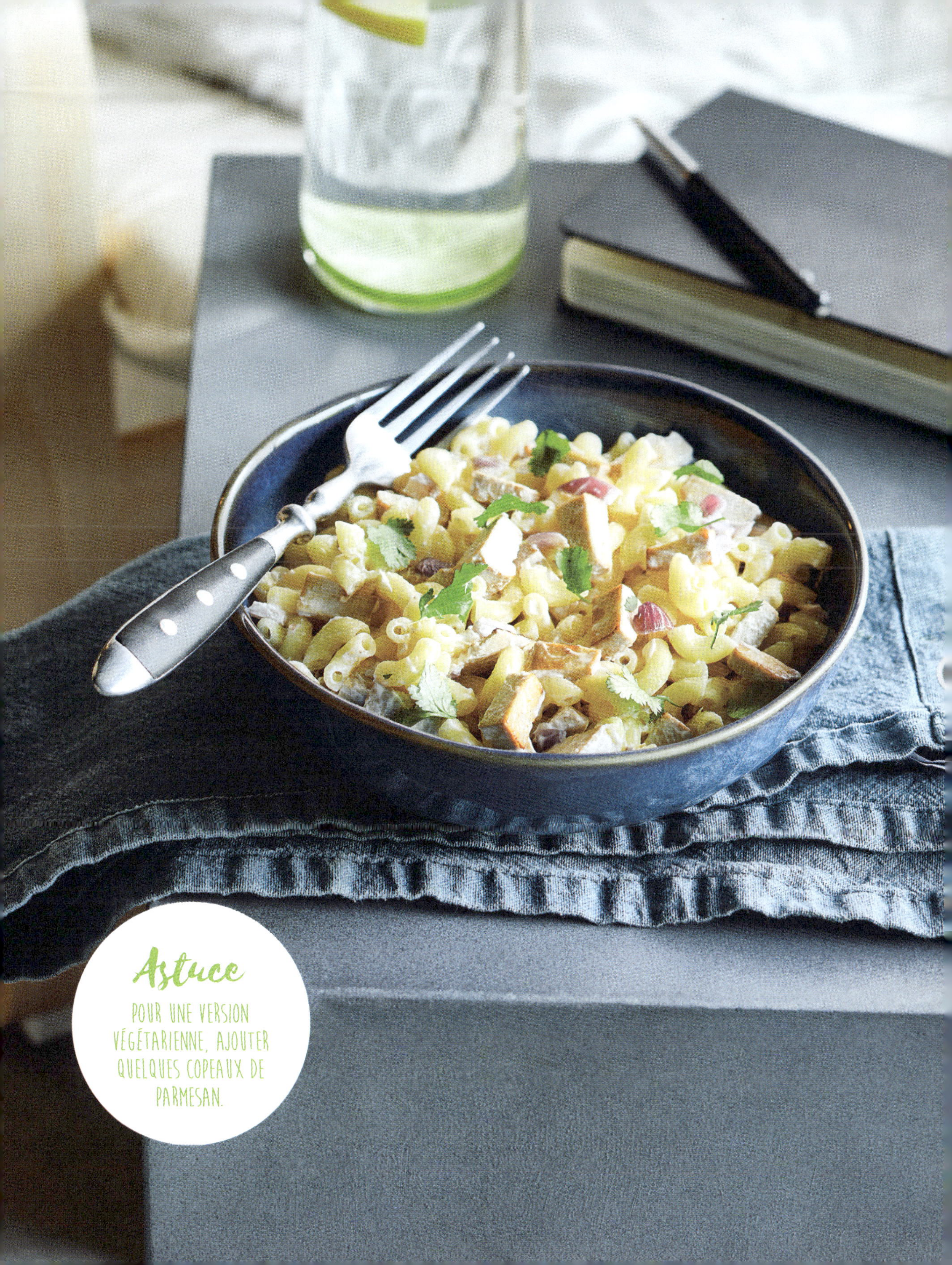

Astuce

POUR UNE VERSION VÉGÉTARIENNE, AJOUTER QUELQUES COPEAUX DE PARMESAN.

MAC&CHEESE VEGAN

- SANS GLUTEN
- VÉGÉTARIENNE
- VÉGÉTALIENNE
- FAIBLE EN SUCRES

POUR
8-10 PERSONNES

TEMPS DE PRÉPARATION
45 MINUTES

TEMPS DE REPOS
2-8 HEURES

INGRÉDIENTS

500 g de macaronis (sans gluten si possible)

300 g de courge muscade

70 g de noix de cajou trempées (au minimum 2 h)

1 cube de bouillon de légumes

½ oignon jaune

1 cuil. à soupe d'huile d'olive

3 cuil. à soupe de levure maltée

1 cuil. à café d'ail des ours

1 cuil. à café de paprika fumé

1 cuil. à café de curcuma

Basilic frais

Faire tremper les noix de cajou la veille ou 2 h avant de préparer le plat. Porter une casserole d'eau à ébullition y faire fondre le cube de bouillon. Une fois que l'eau bout, y faire cuire les macaronis le temps indiqué sur l'emballage.

Pendant ce temps, porter une deuxième casserole d'eau à ébullition et éplucher puis découper la courge muscade en petits cubes. Une fois que l'eau bout, y faire cuire les morceaux de courge muscade.

Dans une poêle, verser une cuillère à soupe d'huile d'olive et y faire dorer le demi-oignon préalablement coupé en petits morceaux. Dans un mixeur, ajouter les noix de cajou trempées, les cubes de courge bien cuits, la levure maltée, l'ail des ours, le paprika fumé, le curcuma, les oignons dorés et 150 ml de l'eau des pâtes puis mixer vigoureusement.

Une fois bien mixée, ajuster la préparation à l'aide de l'eau des pâtes jusqu'à obtenir une texture bien crémeuse et bien lisse (sans morceaux et sans l'aspect « purée »).

Verser les macaronis cuits dans un plat allant au four.

Verser la sauce par-dessus et mélanger le tout dans le plat.

Ajouter à nouveau un peu de levure maltée sur le dessus avant de mettre le plat au four pendant 15 minutes à 180 °C (th. 6).

Sortir le plat du four et ajouter quelques feuilles de basilic frais.

VALEURS NUTRITIONNELLES
(PAR PORTION)

CALORIES (KCAL)	PROTÉINES	GLUCIDES	DONT SUCRES	LIPIDES	DONT AGS	FIBRES
239	5,6	48,4	1,1	5,1	0,6	1,2

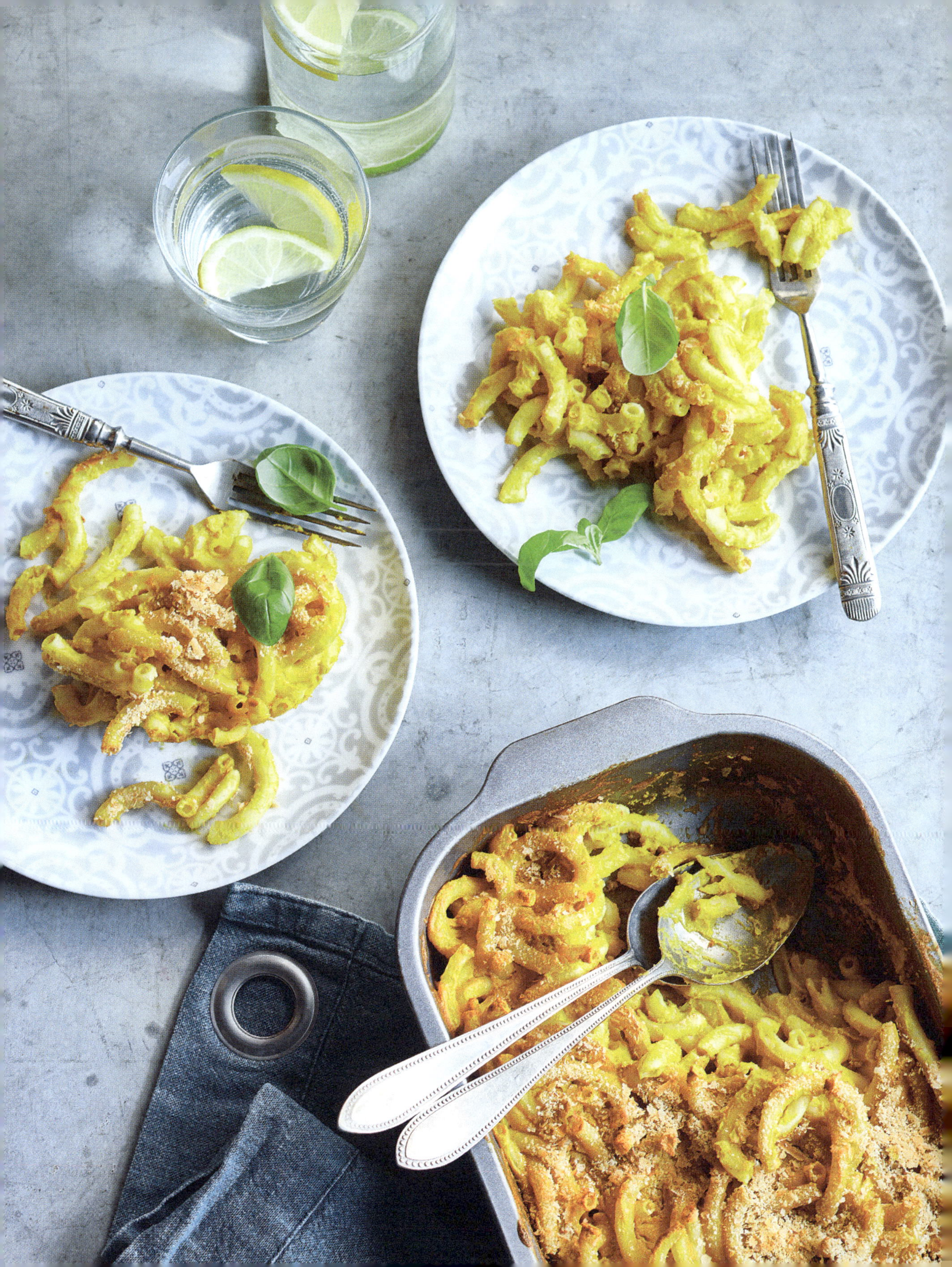

RISOTTO VEGAN

SANS GLUTEN
VÉGÉTARIENNE
VÉGÉTALIENNE
LOW CARB
FAIBLE EN SUCRES
PROTÉINÉE

POUR
4 PERSONNES

TEMPS DE PRÉPARATION
45 MINUTES

INGRÉDIENTS

- ½ petit oignon rouge
- 1 grosse gousse d'ail
- 250 g de riz à risotto
- 200 g de tofu fumé
- 150 g de châtaignes
- 100 ml de vin blanc
- 100 ml de crème de soja
- 1 cube de bouillon de légumes
- 400 g d'épinards
- 2 cuil. à soupe d'huile d'olive
- Basilic ou ail des ours

Porter à ébullition 500 ml d'eau pour le bouillon et y faire fondre le cube.

Pendant ce temps, dans une grande casserole, faire revenir l'oignon rouge et l'ail (coupés en petits morceaux) dans une cuillérée à soupe d'huile d'olive.

Une fois bien dorées, ajouter le riz à risotto et laisser-le nacrer pendant 2-3 minutes. Déglacer au vin blanc et attendre que le riz l'absorbe.

Ajouter ensuite le bouillon de légumes louche après louche tout en remuant. Une fois que chaque louche est absorbée, ajouter la suivante.

Pendant ce temps, faire revenir les épinards dans une poêle dans une cuillerée à soupe d'huile d'olive, attendre qu'ils soient bien dorés, saupoudrer avec un peu d'ail des ours et réserver.

Faire dorer le tofu fumé préalablement coupé en dés dans une poêle sans matière grasse.

Une fois que le risotto est prêt et que tout le bouillon a été ajouté et absorbé, le retirer du feu, ajouter la crème de soja et remuer. Ajouter le tofu fumé, les épinards et les châtaignes puis remuer pour obtenir une préparation homogène.

Disposer dans 4 assiettes et ciseler un peu de persil et de basilic sur chacune.

VALEURS NUTRITIONNELLES
(PAR PORTION)

CALORIES (KCAL)	PROTÉINES	GLUCIDES	DONT SUCRES	LIPIDES	DONT AGS	FIBRES
469	14,1	64,4	3,1	13,8	2,1	8,3

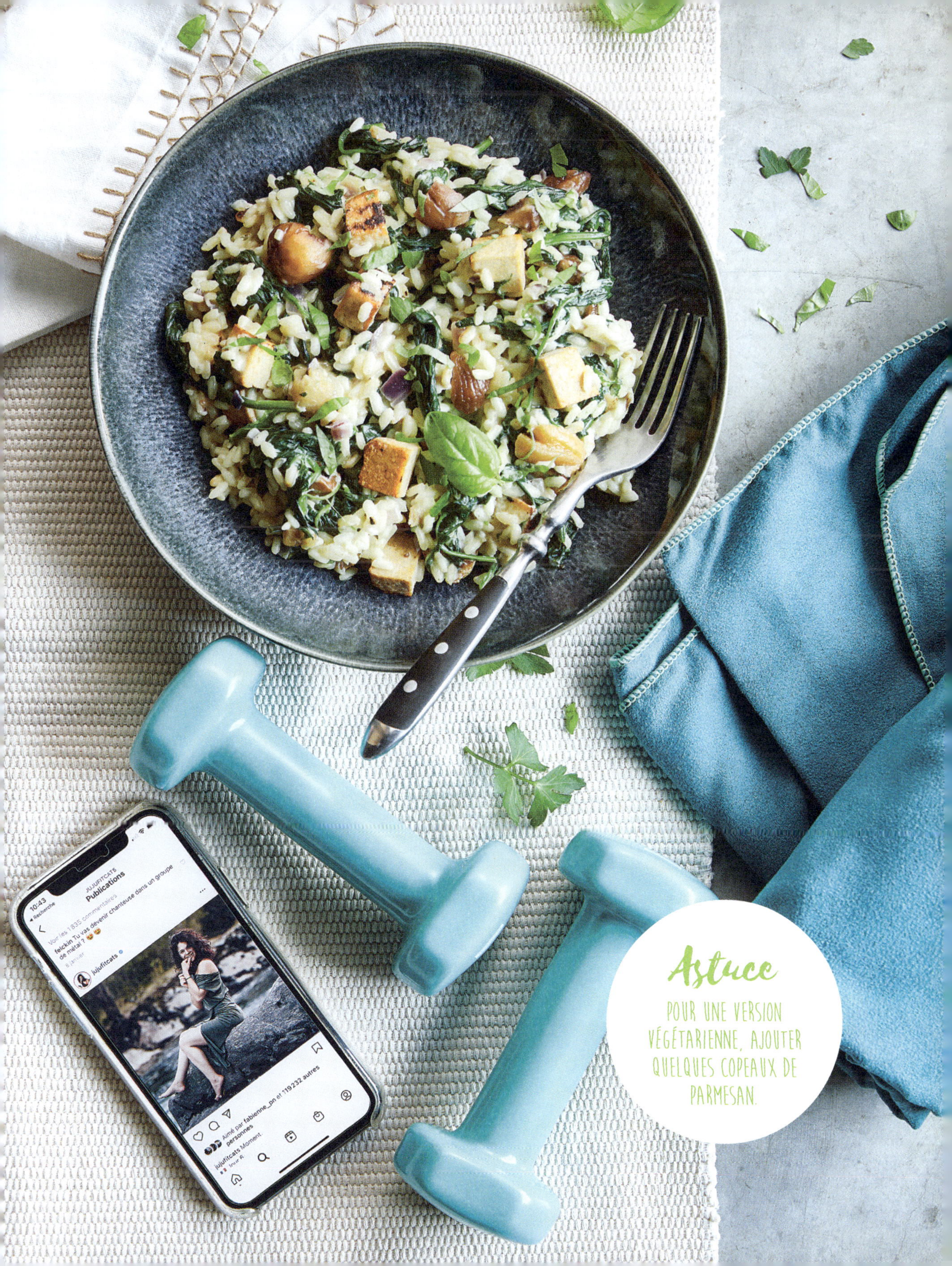

Astuce

POUR UNE VERSION VÉGÉTARIENNE, AJOUTER QUELQUES COPEAUX DE PARMESAN.

« ŒUFS » BROUILLÉS VEGAN

SANS GLUTEN
VÉGÉTARIENNE
VÉGÉTALIENNE
LOW CARB
FAIBLE EN SUCRES

POUR
2 PERSONNES

TEMPS DE PRÉPARATION
10 MINUTES

TEMPS DE CUISSON
10 MINUTES

INGRÉDIENTS

- 200 g de tofu nature lactofermenté
- Une quinzaine de tomates cerises
- 100 g de yaourt de soja
- 1 cuil. à café de curcuma
- Coriandre et persil frais
- Ail des ours
- Un peu d'oignon rouge
- 2 cuil. à soupe de sauce soja salée
- 2 cuil. à café de sirop de coco (ou d'agave, ou de miel)
- 1 cuil. à soupe d'huile de sésame
- 1 cuil. à soupe d'huile d'olive

Écraser le tofu lactofermenté dans une poêle et le faire griller sans matière grasse. Ajouter le curcuma ainsi que la coriandre et le persil frais ciselés et remuer.

Verser la sauce soja salée sur la préparation ainsi que le yaourt de soja et remuer à nouveau.

Ajouter le sirop de coco, mélanger une dernière fois et réserver.

Dans une poêle chauffée huilée à l'huile d'olive, faire revenir une quinzaine de tomates cerises préalablement rincées et coupées en deux avec des oignons rouges. Une fois dorées, ajouter l'ail des ours, mélanger et introduire les tomates dans la préparation précédente à base de tofu.

Ajouter l'huile de sésame puis mélanger correctement le tout avant de servir.

VALEURS NUTRITIONNELLES (PAR PORTION)

CALORIES (KCAL)	PROTÉINES	GLUCIDES	DONT SUCRES	LIPIDES	DONT AGS	FIBRES
345	22,7	15,1	6	21,5	2,7	1,6

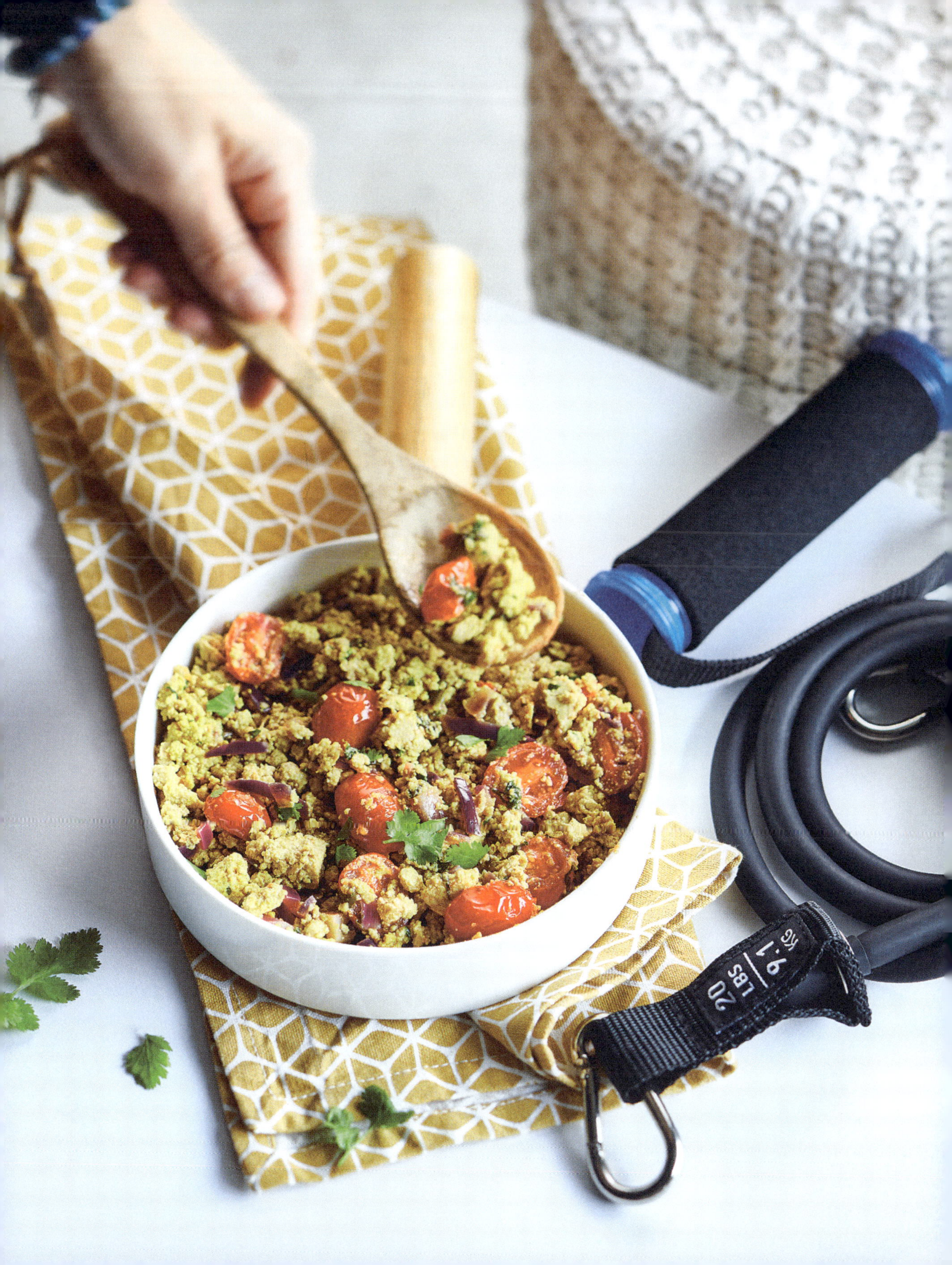
20 LBS
9.1 KG

- SANS GLUTEN
- VÉGÉTARIENNE
- VÉGÉTALIENNE
- LOW CARB
- FAIBLE EN SUCRES

POUR
1 PERSONNE

TEMPS DE PRÉPARATION
10 MINUTES

TEMPS DE REPOS
4 HEURES

INGRÉDIENTS

- 2 cuil. à soupe de graines de chia
- 1 cuil. à soupe de sirop d'agave
- 250 ml de lait de coco

PUDDING DE CHIA VEGAN

Dans un bol, un mug ou un verre, ajouter les graines de chia, le lait végétal ainsi que le sirop d'agave et mélanger correctement.

Placer la préparation au réfrigérateur 4h au minimum (mais tu peux le préparer la veille et le laisser reposer toute une nuit, c'est encore mieux).

Toppings au choix

GOURMAND

Banane

granola maison (voir p. 93)

cannelle

1 cuil à café de beurre de cacahuètes

un filet de sirop d'agave

DETOX

Fruits rouges (myrtilles, framboises, mûres, groseilles)

amandes concassées

copeaux de coco

un filet de sirop d'agave

NOËL

Pommes caramélisées (½ pomme coupée en fines lamelles, revenues dans une noisette d'huile de coco à la poêle et un filet de sirop d'érable)

noisettes concassées

copeaux de chocolat noir

1 pincée de cannelle

EXOTIQUE

Purée de mangue fraîche (100 g de mangue mixée avec 15 g de purée de noix de cajou)

½ fruit de la passion

noix de pécan concassées

VALEURS NUTRITIONNELLES
(PAR PORTION, SANS TOPPING)

CALORIES (KCAL)	PROTÉINES	GLUCIDES	DONT SUCRES	LIPIDES	DONT AGS	FIBRES
268	7,6	18,2	0,8	16,6	6,3	0

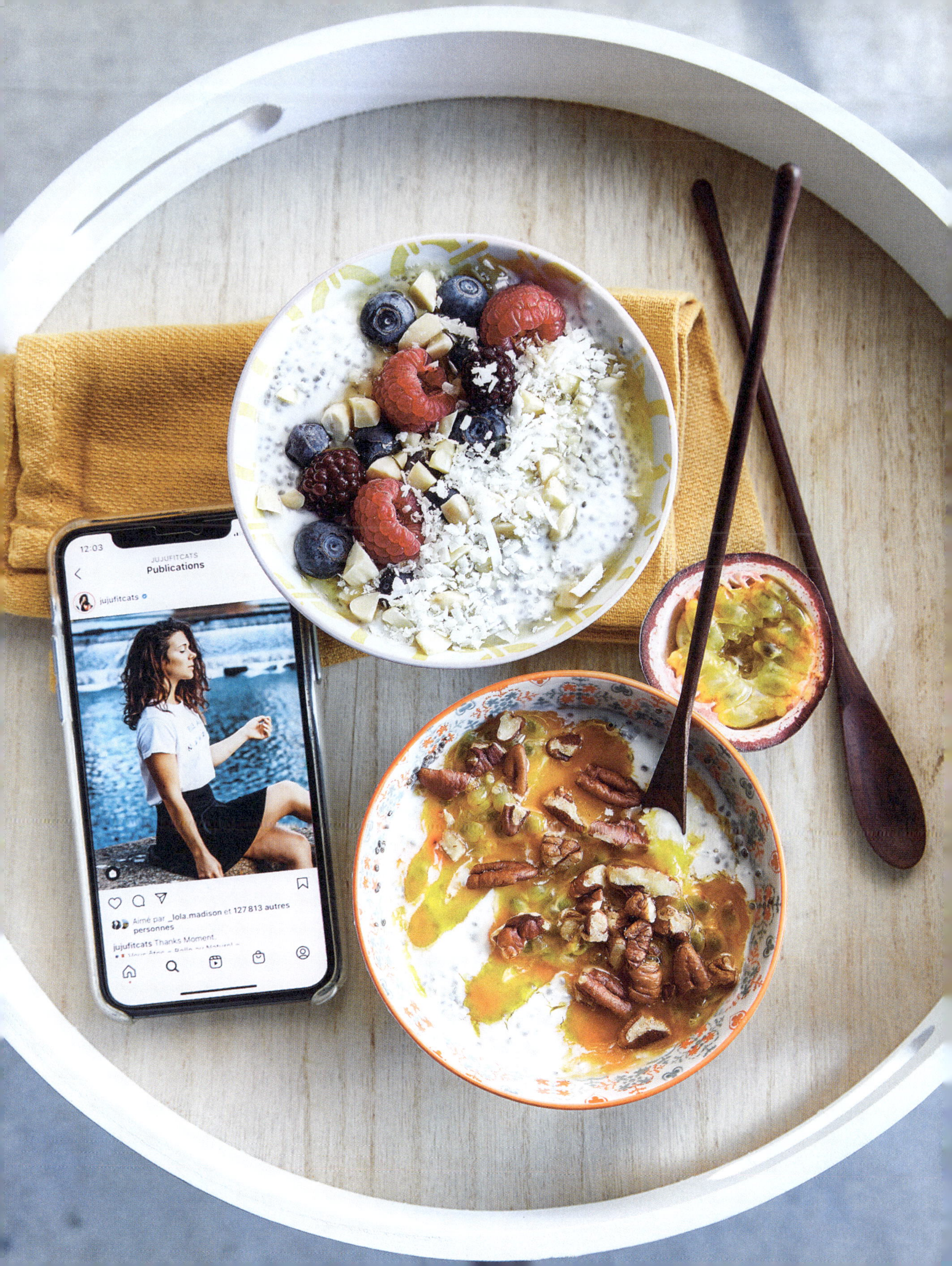
12:03
JUJUFITCATS
Publications
jujufitcats
Aimé par _lola.madison et 127 813 autres personnes
jujufitcats Thanks Moment.

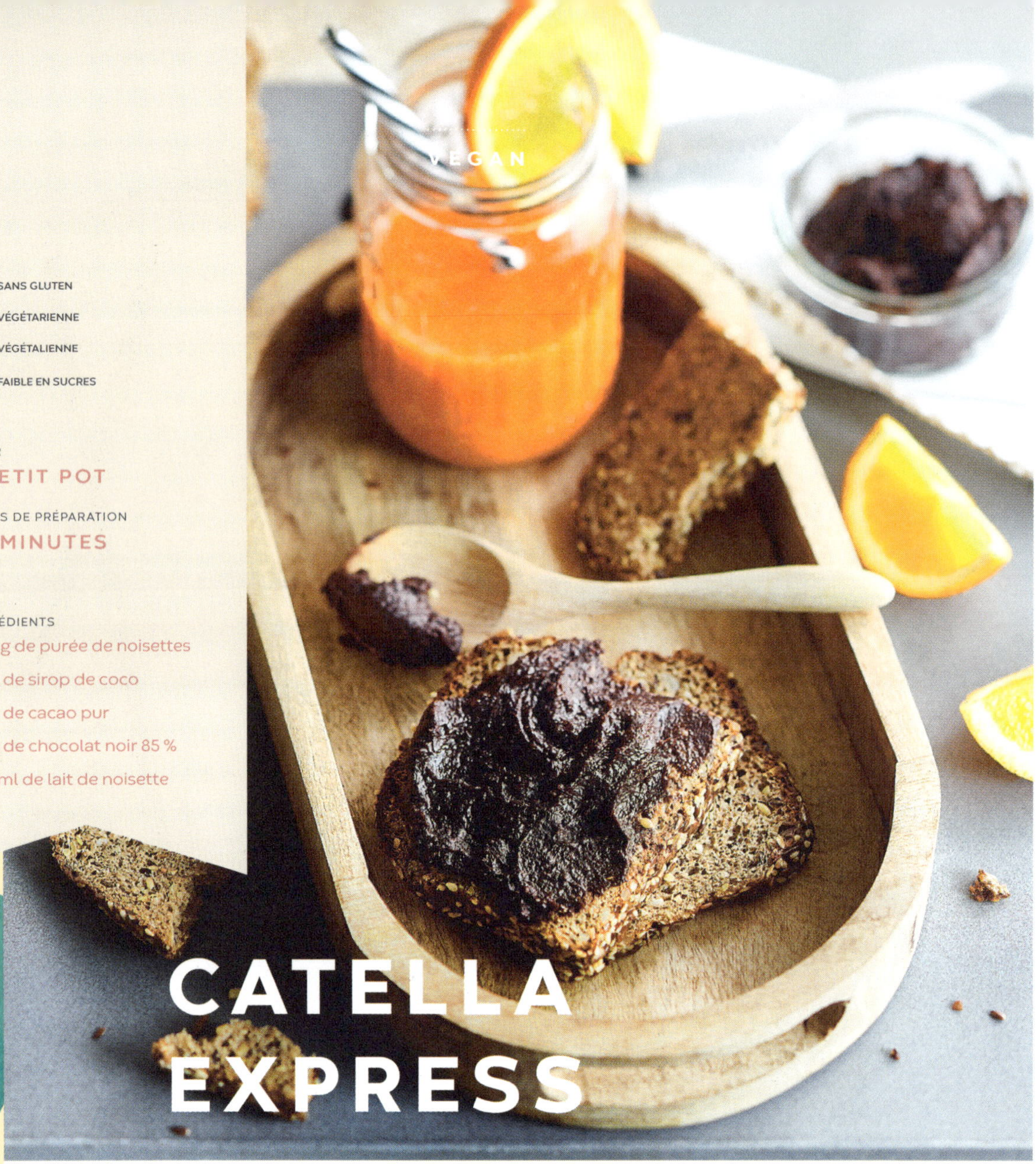

SANS GLUTEN

VÉGÉTARIENNE

VÉGÉTALIENNE

FAIBLE EN SUCRES

POUR
1 PETIT POT

TEMPS DE PRÉPARATION
10 MINUTES

INGRÉDIENTS
- 200 g de purée de noisettes
- 50 g de sirop de coco
- 20 g de cacao pur
- 50 g de chocolat noir 85 %
- 100 ml de lait de noisette

CATELLA EXPRESS

Mélanger tous les ingrédients dans un récipient à l'exception du chocolat noir.

Faire fondre le chocolat noir au micro-ondes ou au bain-marie puis l'ajouter au mélange précédent.

Remuer vigoureusement jusqu'à obtention d'une pâte homogène.

VALEURS NUTRITIONNELLES
(POUR 100 GRAMMES)

CALORIES (KCAL)	PROTÉINES	GLUCIDES	DONT SUCRES	LIPIDES	DONT AGS	FIBRES
454	9	15,4	4,3	37,6	6,7	0,7

VEGAN

BANANICE-CREAM VEGAN

SANS GLUTEN
VÉGÉTARIENNE
VÉGÉTALIENNE
PROTÉINÉE

POUR
1 PERSONNE

TEMPS DE PRÉPARATION
10 MINUTES

REPOS
1 NUIT

INGRÉDIENTS
- 150 g de banane
- 50 g de yaourt de coco
- +/- 50 ml de lait de coco
- 25 g de protéines végétales à la vanille
- 15 g de purée d'amandes
- Arôme vanille
- Topping : mueslis, noix de coco, oléagineux, chocolat, pollen...

Couper la banane en morceaux, en peser 150 g, les mettre dans un sachet congélation et les laisser une nuit entière au congélateur.

Le lendemain, introduire les morceaux de banane congelés dans un mixeur, ajouter tous les autres ingrédients à l'exception des toppings et mixer jusqu'à obtention d'un smoothie glacé bien épais.

Ajouter le topping de votre choix : pour ma part, c'est granola maison (recette p. 93), coco râpée et un peu de pollen.

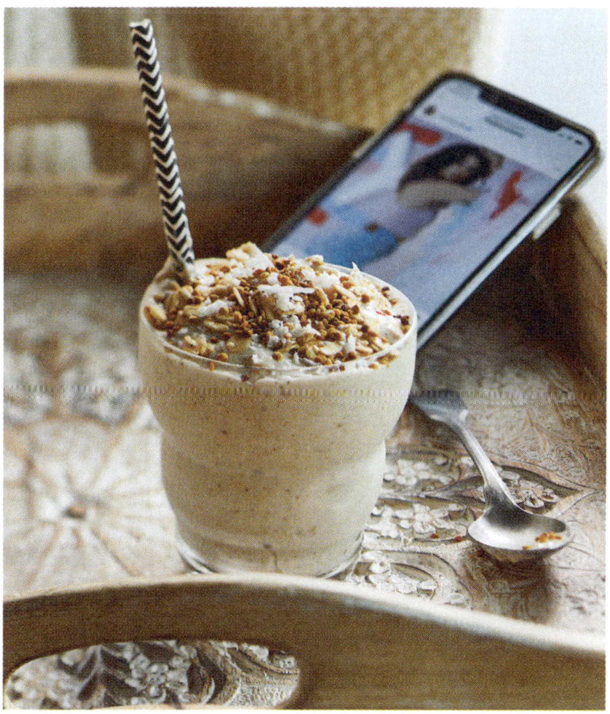

VALEURS NUTRITIONNELLES
(PAR PORTION, SANS TOPPING)

CALORIES (KCAL)	PROTÉINES	GLUCIDES	DONT SUCRES	LIPIDES	DONT AGS	FIBRES
418	23,1	40,3	1	19,6	9,9	2,6

RECETTES VEGAN

AÇAÏ BOWL VEGAN

SANS GLUTEN
VÉGÉTARIENNE
VÉGÉTALIENNE
PROTÉINÉE

POUR
1 PERSONNE

TEMPS DE PRÉPARATION
5 MINUTES

INGRÉDIENTS

- 1 banane
- 100 g de fruits rouges surgelés
- 1 cuil. à soupe de poudre d'açaï
- 150 ml de lait d'amande
- 1 cuil. à soupe de sirop de coco

Ôter la peau de la banane. Déposer la chair fans un blender avec les fruits surgelés, la poudre d'açaï, le lait d'amande et le sirop de coco puis mixer jusqu'à obtention d'une texture homogène.

Verser la préparation dans un bol.

Disposer le topping par-dessus.

Toppings

- granola maison (recette p. 93)
- 1 cuil. à café de beurre de cacahuètes
- myrtilles
- pollen
- copeaux de coco
- bananes séchées

VALEURS NUTRITIONNELLES
(PAR PORTION, SANS LE TOPPING)

CALORIES (KCAL)	PROTÉINES	GLUCIDES	DONT SUCRES	LIPIDES	DONT AGS	FIBRES
286	14,4	50,5	11,5	3,3	0	10,6

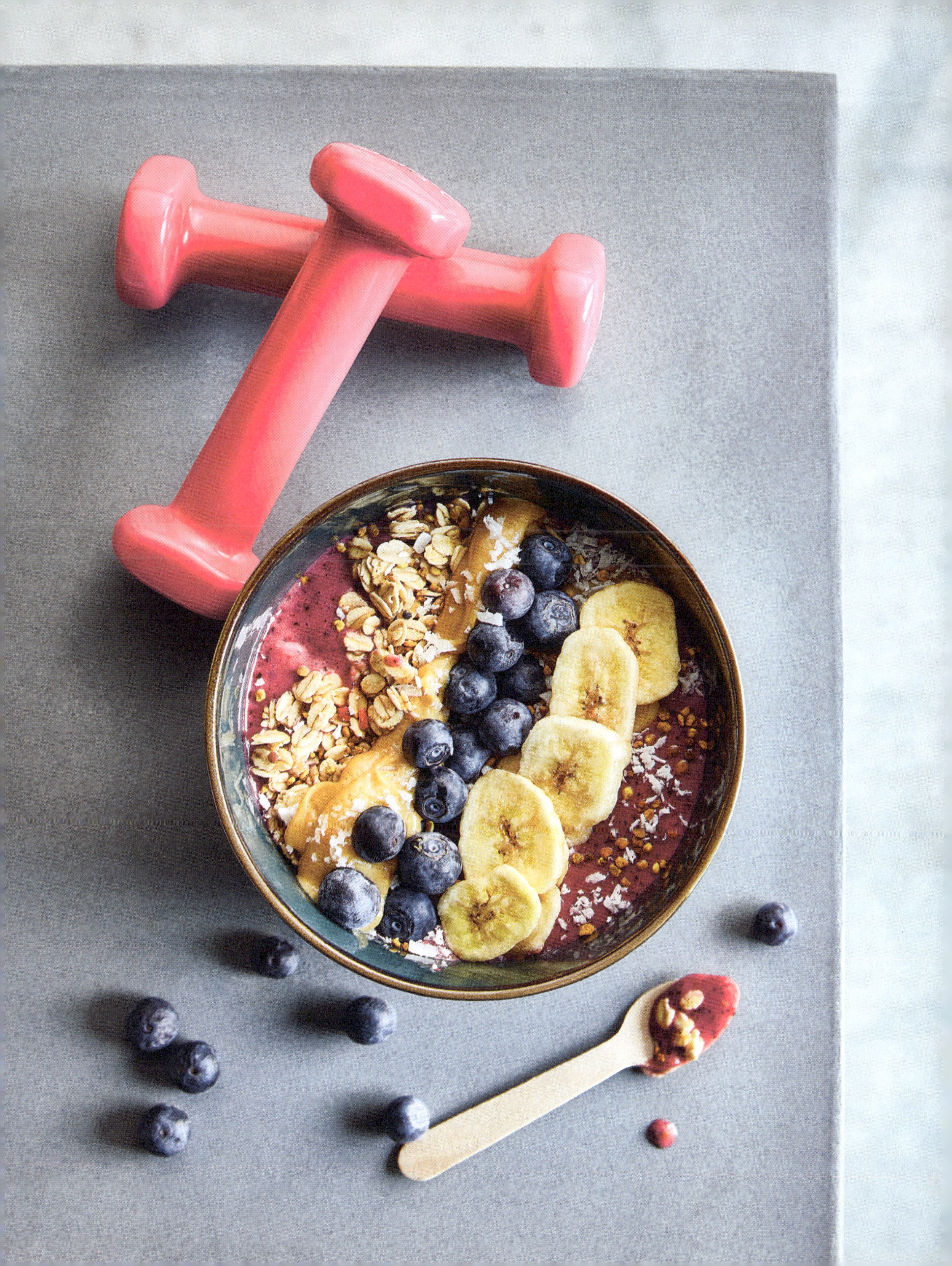

SANS GLUTEN
VÉGÉTARIENNE
VÉGÉTALIENNE
FAIBLE EN SUCRES

POUR
10-12 PARTS

TEMPS DE PRÉPARATION
10 MINUTES

TEMPS DE CUISSON
45 MINUTES

INGRÉDIENTS

- 2 grosses bananes bien mûres + 1 banane
- 75 g d'huile de coco
- 125 ml de lait de soja à la vanille
- 100 g de farine d'amande
- 150 g de farine de riz
- 75 g de sucre de coco
- 2 cuil. à soupe de graines de chia
- 1 cuil. à café de cannelle
- 1 cuil. à café de poudre de fèves de tonka
- 1 gousse de vanille
- 10-12 noix de pécan
- 50 g de chocolat noir (70% minimum)
- 1 sachet de levure

BANANA BREAD VEGAN

Mixer les deux bananes bien mûres à l'aide d'un mixeur et les mettre dans un saladier.

Faire fondre l'huile de coco au four à micro-ondes et l'ajouter dans le saladier avec le lait de soja. Mélanger la préparation jusqu'à obtention d'une pâte homogène.

Introduire la farine d'amande et la farine de riz petit à petit.

Ajouter le sucre de coco, les graines de chia, la cannelle, la poudre de tonka, la gousse de vanille ainsi que la levure et mélanger le tout.

Verser la préparation dans un moule antiadhésif ou garni de papier cuisson et disposer les pépites de chocolat noir ainsi que les noix de pécan sur le dessus du gâteau.

Couper la banane restante en deux et la disposer joliment sur le dessus du banana bread.

Enfourner pendant 45 minutes à 180 °C (th. 6).

VALEURS NUTRITIONNELLES (PAR PORTION)

CALORIES (KCAL)	PROTÉINES	GLUCIDES	DONT SUCRES	LIPIDES	DONT AGS	FIBRES
228	6,9	24,7	6,7	10,4	1,7	6,9

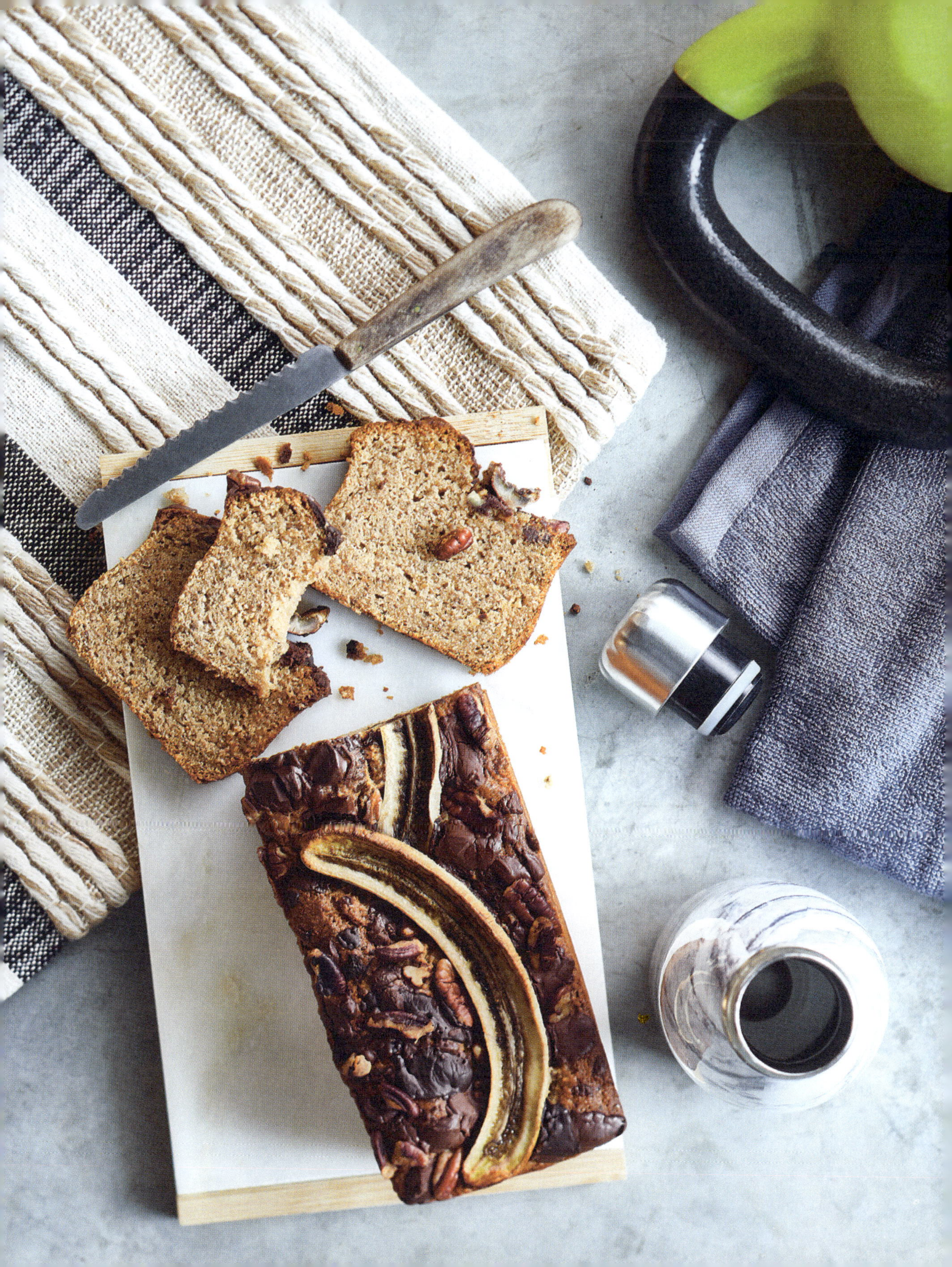

GASPACHO DE TOMATES ET POIVRONS ROUGES

- SANS GLUTEN
- VÉGÉTARIENNE
- VÉGÉTALIENNE
- LOW CARB
- FAIBLE EN SUCRES

POUR
4 PERSONNES

TEMPS DE PRÉPARATION
10 MINUTES

TEMPS DE CUISSON
2 HEURES

INGRÉDIENTS

- 500 g de tomates cerises
- 2 gros poivrons rouges
- 1 gousse d'ail
- ½ oignon jaune
- 1 cuil. à soupe d'huile d'olive
- 1 cuil. à café d'origan
- 1 cuil. à café de paprika fumé
- Persil, basilic et menthe fraîche
- 1 cuil. à soupe de vinaigre balsamique
- Sel, poivre

Faire frémir l'huile d'olive dans une casserole. Ajouter la gousse d'ail épluchée et coupée en petits morceaux ainsi que l'oignon jaune coupé en petits morceaux et les laisser dorer.

Ajouter ensuite les tomates cerises préalablement rincées et coupées en deux ainsi que les poivrons préalablement épépinés et coupés en petits morceaux.

Une fois les légumes bien fondus, les transvaser dans un blender et mixer. Ajouter les épices et les herbes fraîche, mixer encore. Ajuster la texture avec un peu d'eau si nécessaire.

Placer le gaspacho au frais minimum 2 heures avant de le servir. Au moment de servir, ajouter un peu d'herbes fraîches ciselées sur le dessus.

VALEURS NUTRITIONNELLES
(PAR PORTION)

CALORIES (KCAL)	PROTÉINES	GLUCIDES	DONT SUCRES	LIPIDES	DONT AGS	FIBRES
72	2	7,9	4,8	2,8	0	2,4

Idée

À DÉGUSTER AVEC UN TOAST DE PAIN COMPLET OU SANS GLUTEN, GRILLÉ ET TARTINÉ D'UN PEU DE FROMAGE FRAIS (CHÈVRE OU BREBIS PAR EXEMPLE).

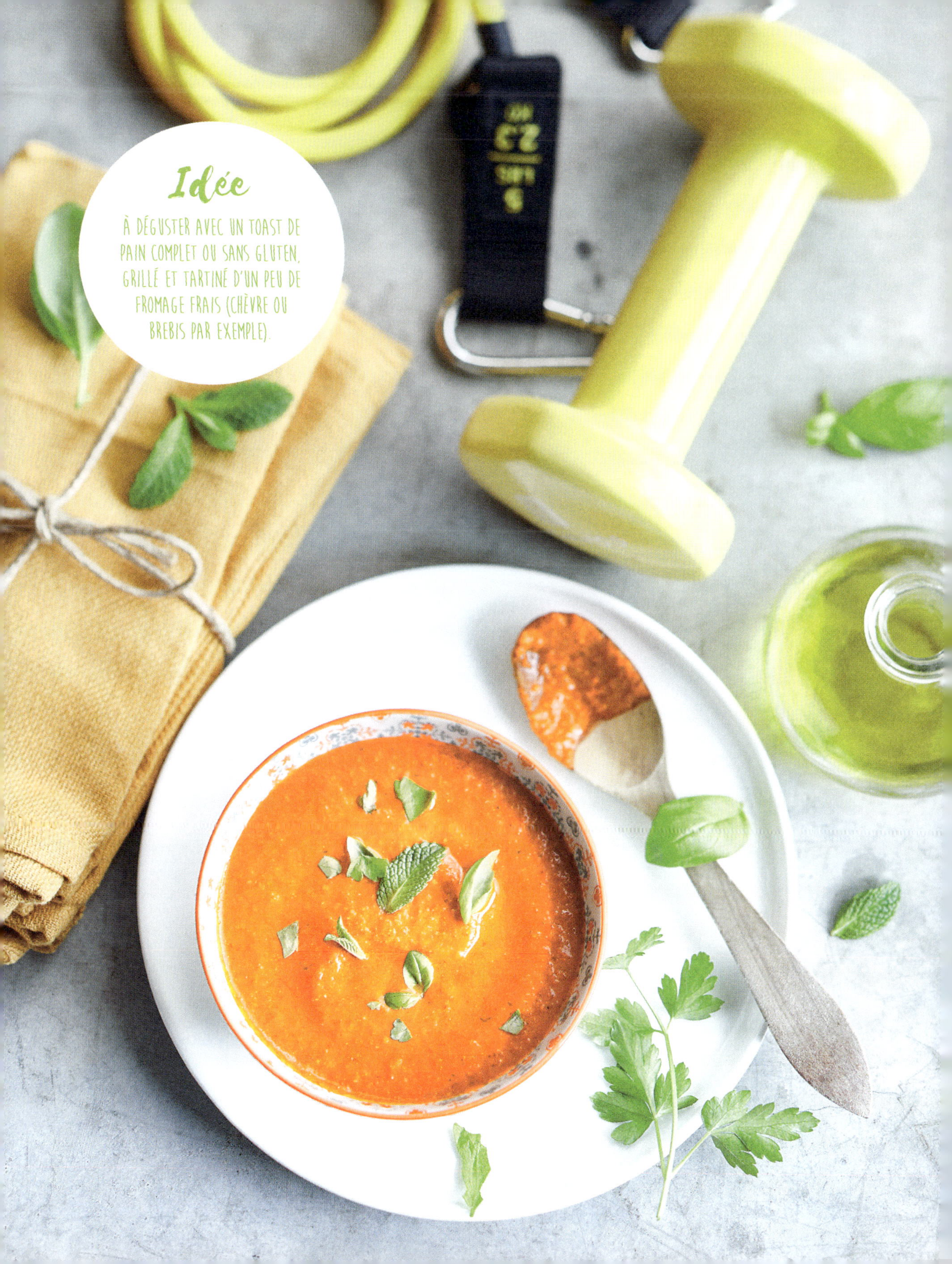

VELOUTÉ DE COURGE MUSCADE

SANS GLUTEN
VÉGÉTARIENNE
LOW CARB
FAIBLE EN SUCRES

POUR
4 PERSONNES

TEMPS DE PRÉPARATION
15 MINUTES

TEMPS DE CUISSON
15 MINUTES

INGRÉDIENTS

- 750 g de courge muscade
- 250 g de carottes
- 1 cuil. à café de curry doux
- 1 cuil. à café de curcuma
- ½ cuil. à café de muscade en poudre
- 3 gousses d'ail
- ½ oignon jaune
- 2 échalotes
- 1 cuil. à soupe d'huile d'olive
- Persil et basilic frais
- 1 cube de bouillon de légumes
- Graines de courge
- Pignons de pin
- Feta

Porter à ébullition 1,5 litre d'eau avec le bouillon.

Éplucher puis découper la courge muscade ainsi que les carottes, peser respectivement 750 et 250 grammes.

Une fois que l'eau bout, y ajouter les morceaux de courge et de carottes et les laisser cuire. Une fois les légumes cuits, les égoutter et réserver dans un saladier en conservant le bouillon.

Pendant ce temps, faire chauffer l'huile d'olive dans une poêle. Éplucher puis émincer l'ail, l'échalote et l'oignon et les faire dorer dans l'huile.

Ajouter toutes les épices aux légumes ainsi que le mélange ail-échalote-oignon. Mixer à l'aide d'un mixeur plongeant tout en ajoutant l'eau du bouillon progressivement jusqu'à ce qu'il n'y ait plus de morceaux : la texture doit être plus crémeuse qu'une soupe et beaucoup moins épaisse qu'une purée.

Une fois le velouté prêt, le verser dans des bols puis ajouter des graines de courge ainsi que des pignons de pin sur le dessus.

Décorer de quelques feuilles de basilic, de persil frais et ajouter un peu de feta émiettée.

VALEURS NUTRITIONNELLES (PAR PORTION)

CALORIES (KCAL)	PROTÉINES	GLUCIDES	DONT SUCRES	LIPIDES	DONT AGS	FIBRES
170	6,2	17,7	7,1	8,1	0	4,8

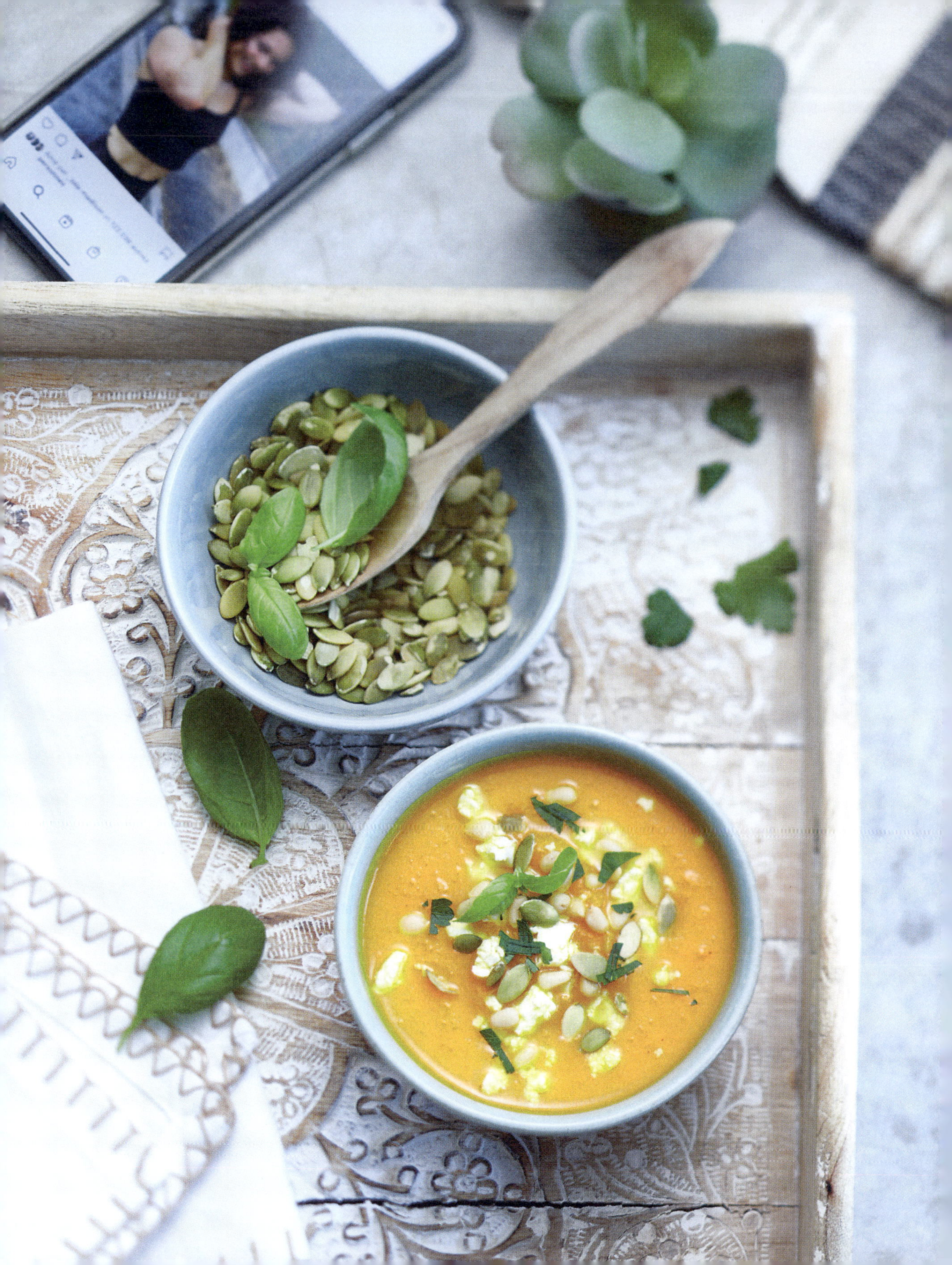

VELOUTÉ DE POIREAUX

- SANS GLUTEN
- VÉGÉTARIENNE
- VÉGÉTALIENNE
- LOW CARB
- FAIBLE EN SUCRES

POUR
4 PERSONNES

TEMPS DE PRÉPARATION
15 MINUTES

TEMPS DE CUISSON
15 MINUTES

INGRÉDIENTS

- 500 g de poireaux
- 2 belles courgettes
- 250 g d'épinards
- ½ cuil. à café de muscade en poudre
- 1 cuil. à café de thym en poudre
- 1 cuil. à café d'origan
- 3 gousses d'ail
- ½ oignon jaune
- 2 échalotes
- 2 cuil. à soupe d'huile d'olive
- Persil et basilic frais
- 1 cube de bouillon de légumes
- Crème de coco
- Graines de sésame noir
- Huile de sésame
- Sel, poivre

Porter 1,5 litre d'eau à ébullition avec le cube de bouillon. Rincer et éplucher les poireaux, les épinards et les courgettes.

Dans une poêle, verser l'huile d'olive et faire frémir. Éplucher puis émincer l'ail, l'échalote et l'oignon puis les faire dorer dans la poêle. Ajouter ensuite les courgettes puis les poireaux, et en fin de cuisson, les épinards.

Ajouter toutes les épices puis mélanger. Une fois les légumes prêts, les réserver dans un saladier avec 500 ml du bouillon de légumes. Mixer à l'aide d'un mixeur plongeant tout en ajoutant l'eau du bouillon progressivement jusqu'à ce qu'il n'y ait plus de morceaux : la texture doit être plus crémeuse qu'une soupe et beaucoup moins épaisse qu'une purée.

Une fois le velouté prêt, le verser dans des bols puis garnir d'une cuillère à soupe de crème de coco ainsi qu'une cuillère à soupe d'huile de sésame et quelques graines de sésame.

Décorer de quelques feuilles de basilic et de persil frais. Saler et poivrer à votre convenance.

VALEURS NUTRITIONNELLES
(PAR PORTION)

CALORIES (KCAL)	PROTÉINES	GLUCIDES	DONT SUCRES	LIPIDES	DONT AGS	FIBRES
215	5,8	11,1	3,5	15,9	3,8	3,6

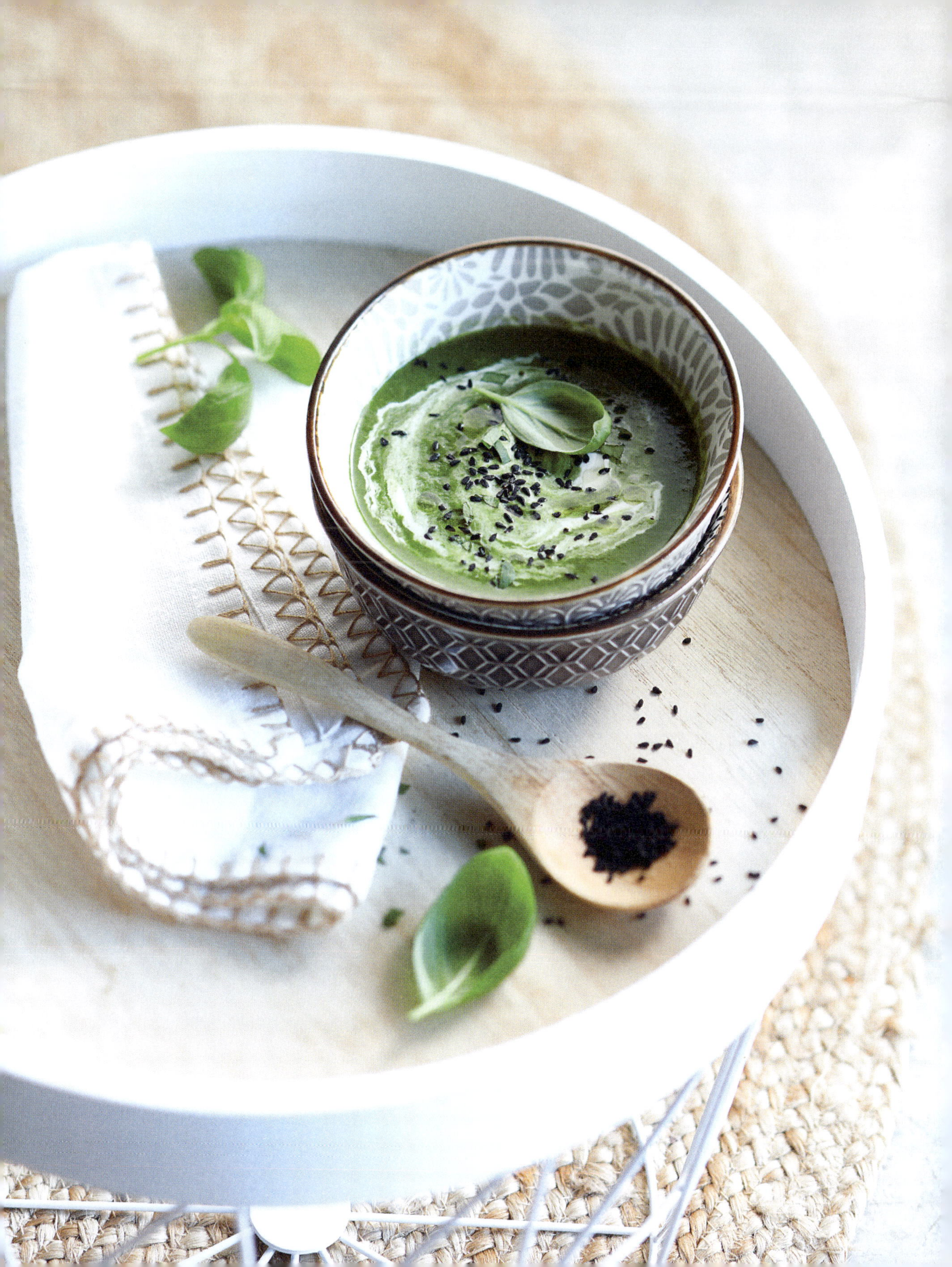

RED SMOOTHIE ANTIOXYDANT

SANS GLUTEN

VÉGÉTARIENNE

POUR
1 PERSONNE

TEMPS DE PRÉPARATION
5 MINUTES

INGRÉDIENTS

1 petite betterave cuite (75g)

½ banane

50 g de framboises surgelées

1 cuil. à café de graines de chia

1 petite poignée de baies de goji

1 cuil. à café de miel

200 ml de lait végétal (soja à la vanille)

Éplucher puis couper la betterave en petits cubes avant de l'ajouter dans un mixeur. Dans ce même mixeur, ajouter la demi-banane ainsi que les framboises surgelées.

Ajouter les graines de chia, le miel, les baies de goji ainsi que le lait végétal. Mixer jusqu'à obtention d'un smoothie bien crémeux.

Pour une version vegan, remplace le miel par du sirop d'agave !

VALEURS NUTRITIONNELLES
(PAR PORTION)

CALORIES (KCAL)	PROTÉINES	GLUCIDES	DONT SUCRES	LIPIDES	DONT AGS	FIBRES
319	11	46	31	6	1	8

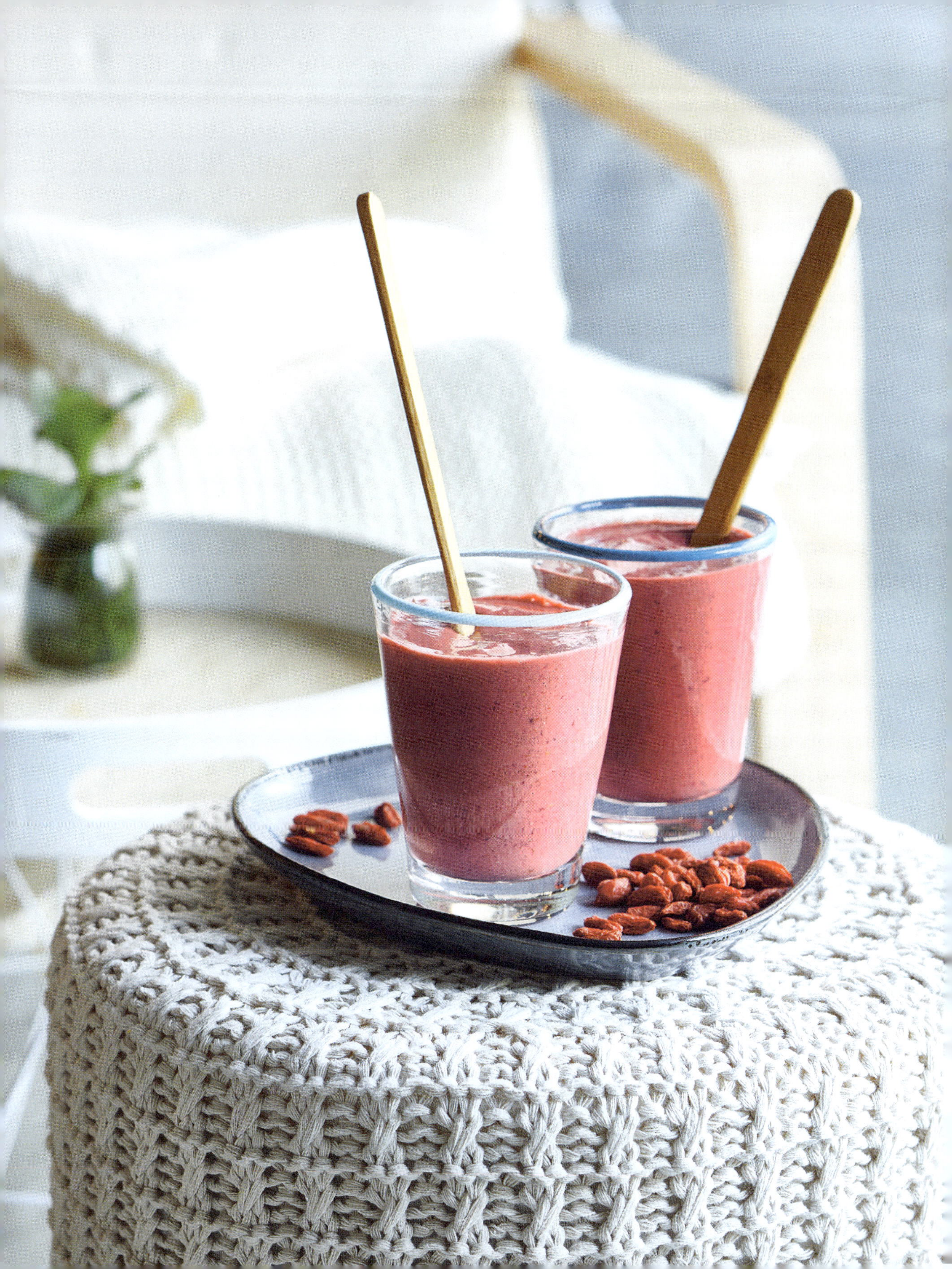

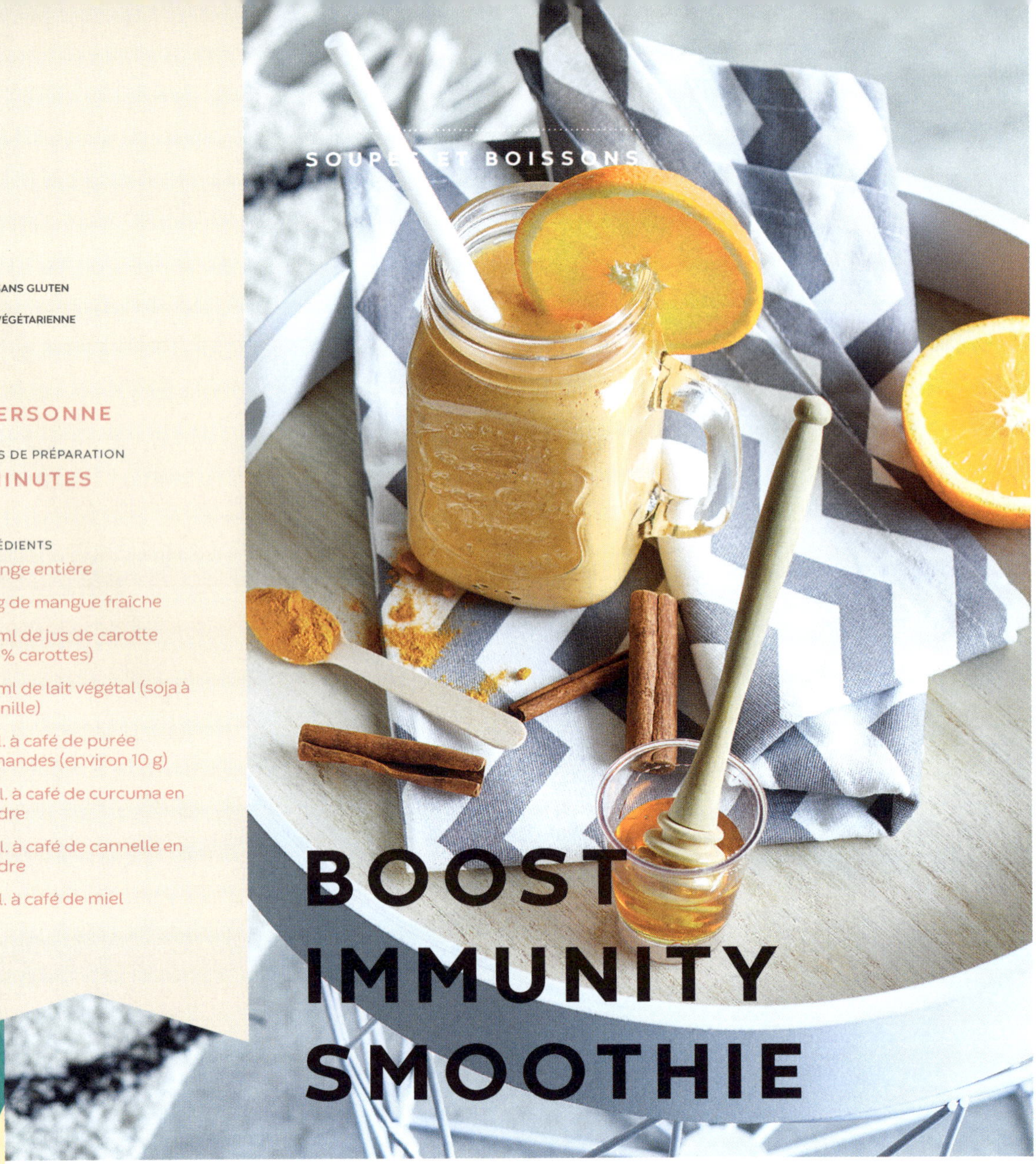

SANS GLUTEN

VÉGÉTARIENNE

POUR
1 PERSONNE

TEMPS DE PRÉPARATION
5 MINUTES

INGRÉDIENTS

- 1 orange entière
- 100 g de mangue fraîche
- 100 ml de jus de carotte (100 % carottes)
- 100 ml de lait végétal (soja à la vanille)
- 1 cuil. à café de purée d'amandes (environ 10 g)
- $\frac{1}{2}$ cuil. à café de curcuma en poudre
- $\frac{1}{2}$ cuil. à café de cannelle en poudre
- 1 cuil. à café de miel

BOOST IMMUNITY SMOOTHIE

Peler l'orange et récupérer la pulpe. Éplucher un peu de mangue, en peser 100 g et la couper en morceaux.

Dans un mixeur, ajouter d'abord les fruits puis les liquides. Ajouter ensuite la purée d'amandes et le miel ainsi que les épices.

Mixer jusqu'à obtention d'un smoothie bien crémeux.

VALEURS NUTRITIONNELLES
(PAR PORTION)

CALORIES (KCAL)	PROTÉINES	GLUCIDES	DONT SUCRES	LIPIDES	DONT AGS	FIBRES
308	8	44	42	9	1	5

GREEN SMOOTHIE DETOX

SANS GLUTEN

VÉGÉTARIENNE

POUR
1 PERSONNE

TEMPS DE PRÉPARATION
5 MINUTES

INGRÉDIENTS

- 1 bol d'épinards frais (50g)
- ½ banane bien mûre
- 1 kiwi
- ½ petit avocat (50g)
- Un peu de persil frais
- 1 cuil. à café de miel
- 200 ml de lait végétal (soja à la vanille)

Rincer et peser les épinards avant de les ajouter dans un mixeur. Dans ce même mixeur, déposer l'avocat, la demi-banane ainsi que le kiwi préalablement épluché.

Ajouter le persil, le miel puis le lait végétal. Mixer jusqu'à obtention d'un smoothie bien crémeux.

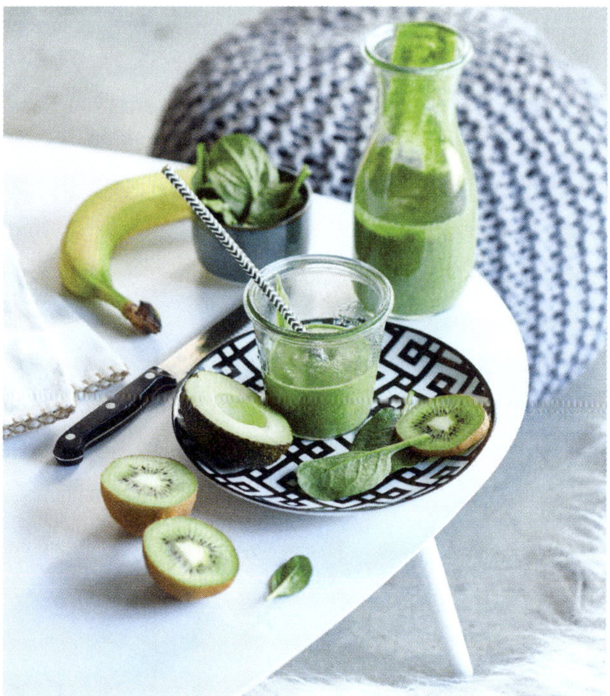

Pour des versions vegan, remplace le miel par du sirop d'agave !

VALEURS NUTRITIONNELLES
(PAR PORTION)

CALORIES (KCAL)	PROTÉINES	GLUCIDES	DONT SUCRES	LIPIDES	DONT AGS	FIBRES
353	10	36	22	17	1	5

FAIRE DU SPORT

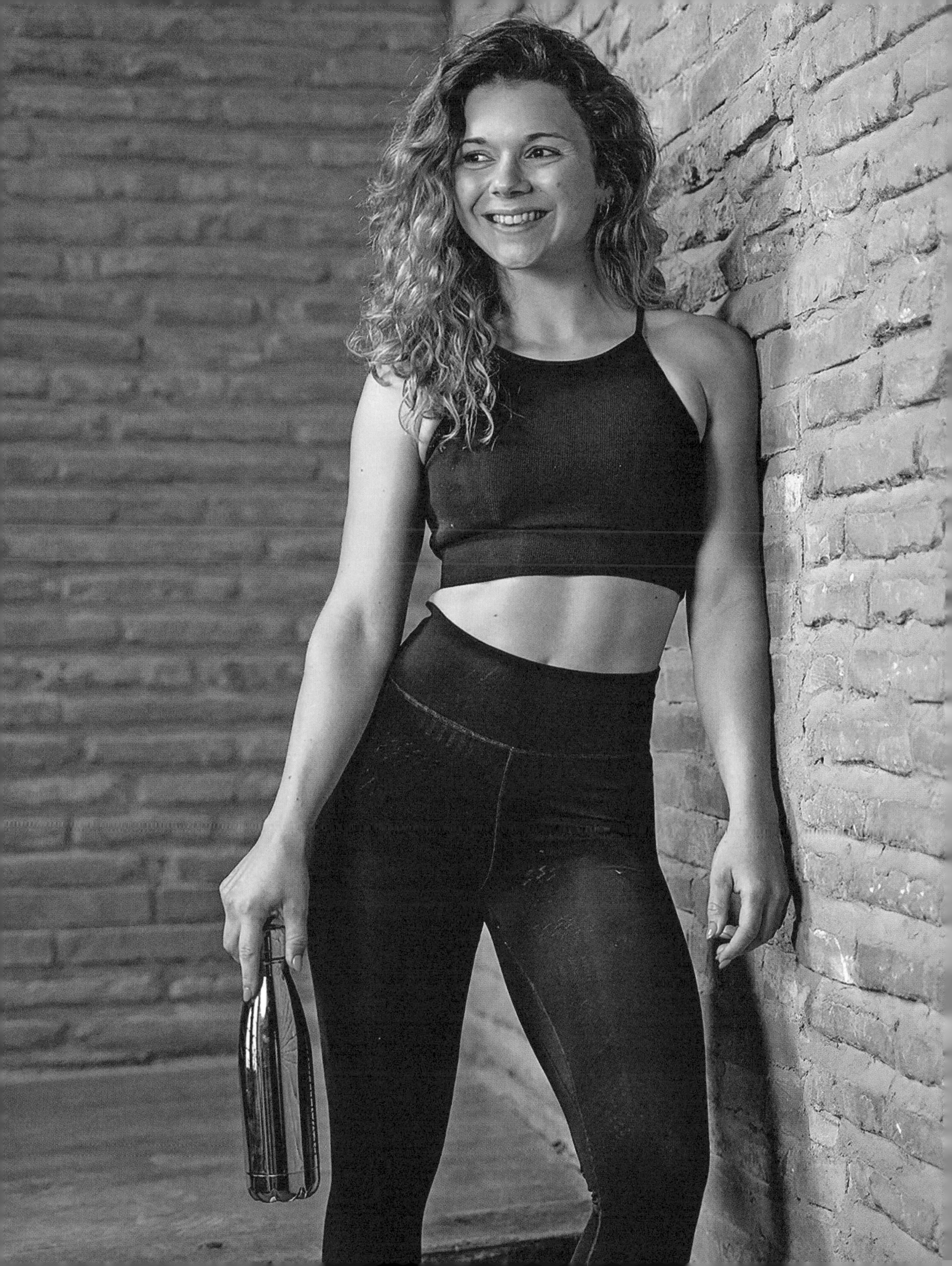

POURQ

FAIRE DU SPORT

LE CRO

Avant de t'expliquer pourquoi je suis amoureuse de ce sport, laisse-moi t'expliquer ce que c'est. Il s'agit d'une une méthode d'entraînement croisée qui mélange plusieurs disciplines et activités sportives telles que l'haltérophilie, la gymnastique, le renforcement musculaire, le cardio en intérieur (rameur, SkiErg, Assault Bike...) ou en extérieur (course à pied, paddle, trail...). Le nom CrossFit® est déposé, le nom générique est crosstraining.
Le but est de développer 10 compétences athlétiques : l'endurance cardiovasculaire et respiratoire, l'endurance musculaire, la force, la souplesse, la puissance, la vitesse, l'agilité, la coordination, l'équilibre et la précision.
La diversité des exercices proposés permet de travailler ces différentes capacités et d'améliorer la condition physique d'une personne dans sa globalité de façon à se sentir mieux dans l'accomplissement des tâches quotidiennes.

Mais comment s'articule une séance ? **On parle du « WOD » : le Workout Of the Day (l'entraînement du jour).** Cet entraînement se décompose de la façon suivante :

• **Le Warm-Up :** échauffement des parties du corps qui seront le plus sollicitées lors de la séance. Tu en profites aussi pour échauffer ton cardio ;

• **Un Skill :** c'est le moment où tu travailles quelque chose en particulier, un point faible par exemple. Tu peux améliorer ta technique sur un mouvement de gym, chercher une répétition à une charge maximale en squat...

• **Un Metcon :** c'est la partie « cardio », celle qui fait le plus transpirer. Attention, cela ne signifie pas que tu vas juste faire du vélo ou partir courir. C'est au contraire le moment où se mélangent les différentes disciplines et compétences du crosstraining (des mouvements de gym comme des tractions avec de la course à pied et des squats à la barre à 50 kg par exemple) pour te dépenser un maximum.

Si j'aime autant ce sport c'est pour la diversité des exercices qui le composent et la richesse des entraînements. D'un jour à l'autre, tout est différent, y'a pas moyen de se lasser. Depuis que je le pratique, j'ai la sensation d'être en perpétuelle progression. Il y a toujours quelque chose à améliorer. Ce sport te remet chaque jour un peu à ta place. Si un matin, tu viens t'entraîner et que tu finis en te disant que tu as tout défoncé, le lendemain... prépare-toi à pleurer (dans le bon sens, évidemment). Le crosstraining repousse sans cesse tes limites et te prouve que tu es toujours capable de plus. Il t'apprend à être fier.ère de chaque petite victoire, de chaque petit progrès pour lequel tu as travaillé dur. C'est un sport de partage où la difficulté crée des liens avec les personnes avec qui tu partages un entraînement, même lorsque tu ne les connais pas. Il crée un vrai sentiment de communauté. Et pour moi, c'est LE sport qui m'a aidée à me détacher de mon apparence pour me concentrer sur mes performances, qui m'a permis de chasser tous mes vieux démons, de ne plus être l'esclave de mon alimentation.

N'oublie pas que le BON sport, c'est celui qui te passionne, qui te ressemble. C'est celui pour lequel tu n'as que très rarement besoin de motivation, pour lequel tu te sens capable de te donner à fond, et plus encore. Celui qui te fait vibrer, qui te vide la tête, qui te fait te sentir toujours plus fort.e mentalement et physiquement. C'est le sport qui te manque lorsque tu ne peux pas le pratiquer pendant quelques jours, dans lequel tu as envie de mettre toute ton énergie et pour lequel tu as tout un tas d'objectifs en tête. Le bon sport, c'est celui que tu fais avec envie mais surtout avec le cœur. Trouve ce sport, trouve ton sport car à partir du moment où il te plaira, il sera parfait... parfait pour toi !

UOI

SSFIT® ?

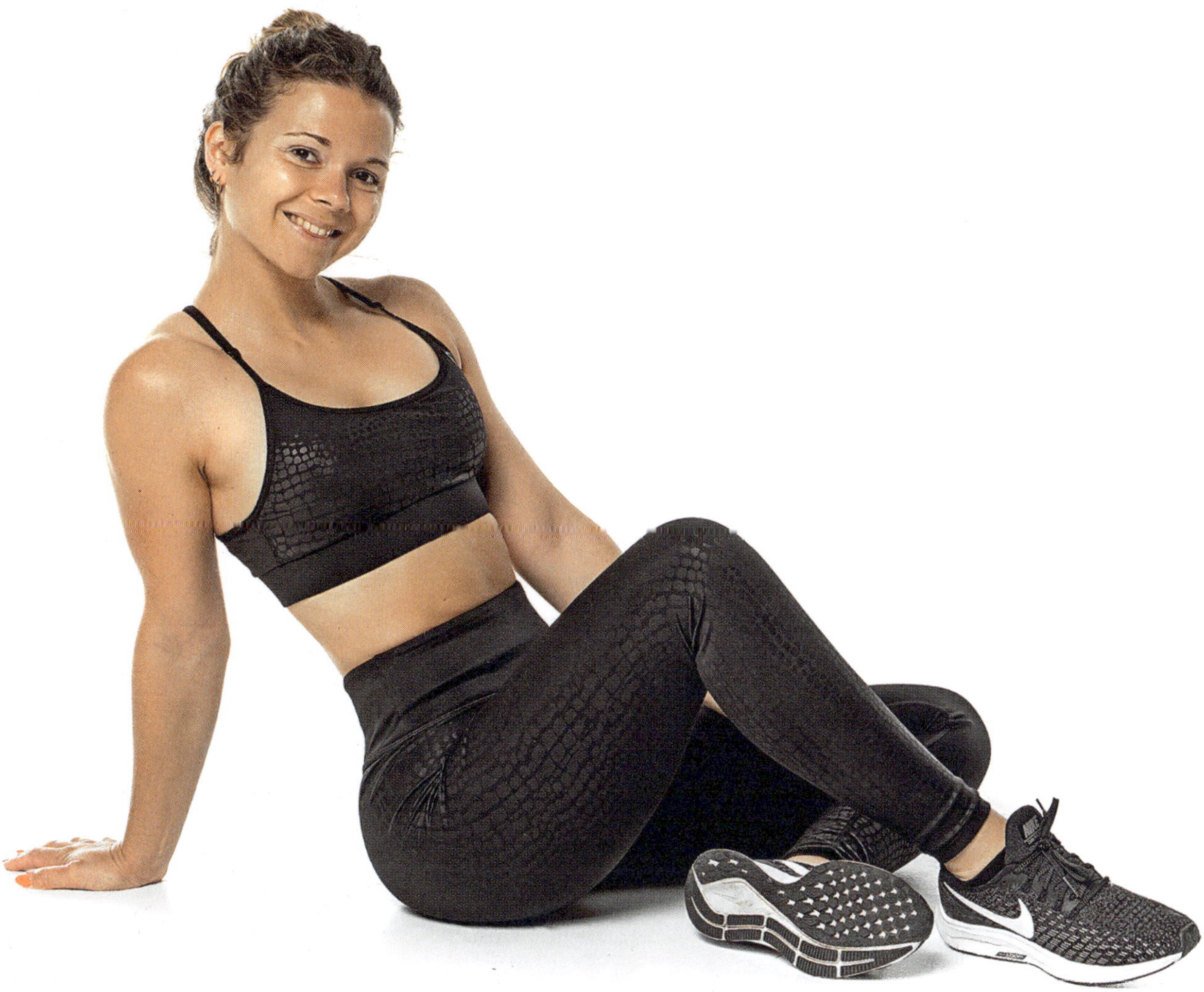

FÉMININE & MUSCLÉE

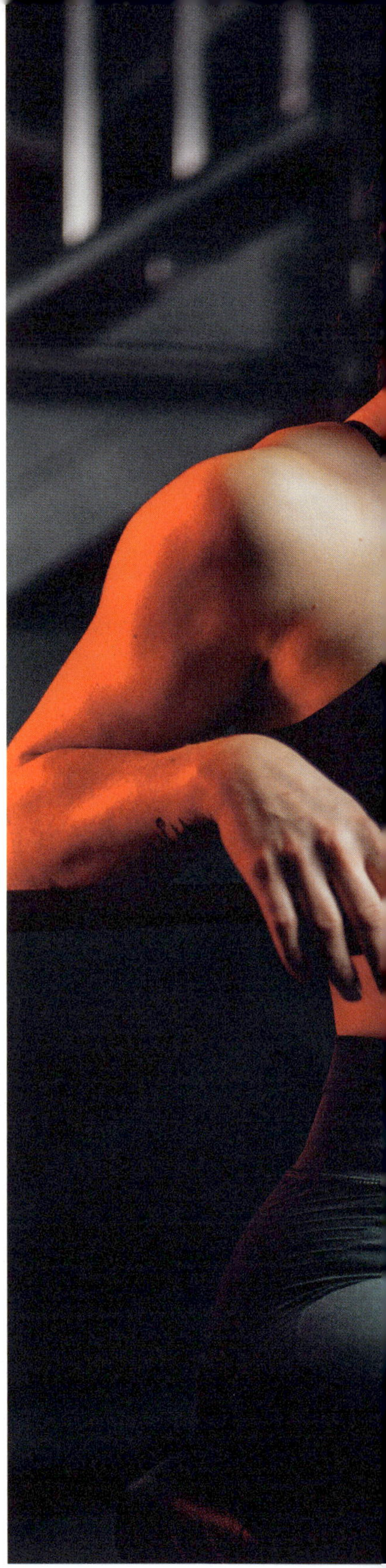

Être musclée ne fait pas de moi quelqu'un qui est à l'aise avec son corps, avec ma définition de la féminité. Je sais que ça peut sembler assez paradoxal, parce que je passe mon temps à la salle, par passion et pour me forger le corps qui me correspond, et pourtant... ce n'est jamais évident lorsqu'il est question d'ôter mes survêtements. Je me sens toujours mieux avec mon legging et une brassière. Si tu me croises dans la rue, tu as plus de chances de me voir en leggings qu'en robe ! Je crois que c'est parce que je me sens ainsi plus en cohérence avec ma carrure. C'est comme si, lorsque quelqu'un me regarde, cela me rassurait qu'il puisse se dire « ah mais oui ok, elle est très sportive, c'est pour ça qu'elle est comme ça ». C'est un peu comme si, en tenue de tous les jours, je n'étais pas légitime à avoir des épaules larges.

Tu n'imagines même pas le nombre de fois où l'on m'a dit : « Juju, t'as un peu trop pris des trapèzes... et c'est pas très féminin ». J'ai un dos qui déborde de mes vêtements, des cuisses qui se touchent et « une croupe » à la place des fesses, comme on me l'a déjà dit... Mais, bien que j'aime énormément mes leggings, j'apprends doucement à apprécier mon corps musclé dans des tenues plus « travaillées » et puis j'ose m'aimer un peu plus quand je suis « apprêtée ». Ça peut paraître futile mais crois-moi, c'est parfois difficile. Tu n'imagines pas le nombre de fois où j'ai eu peur de poser pour des photos autres que des photos en salle de sport par crainte de paraître trop taillée ? Je me suis souvent tortillée pour cacher mes gros trapèzes d'un côté, mes avant-bras « trop » développés de l'autre, ou encore ma taille très gainée... en me demandant si j'arriverais, un jour, à paraître aussi menue que certains modèles que je voyais poser sur les jolies photos qu'on voit sur Instagram.

Si je te dis tout ça c'est parce qu'aujourd'hui, j'ai compris que ce corps musclé, il va avec la pratique du sport que j'ai choisi et qu'il fallait que j'apprenne à m'y sentir bien, et à m'y sentir « féminine » si c'était ce dont j'avais envie. J'ai compris que la féminité se joue dans l'attitude, le regard, la façon de se comporter, d'être, de se sentir bien et en accord avec soi et qu'il existe une multitude de façons d'être féminine. J'ai compris que ce ne sont ni une robe, ni une coiffure, ni un maquillage qui me feront me sentir plus « femme » et que la féminité ne s'arrête pas à une tenue ou à un make up et surtout pas à une définition, qu'elle est propre à chacun.e d'entre nous, et je pense que nous sommes

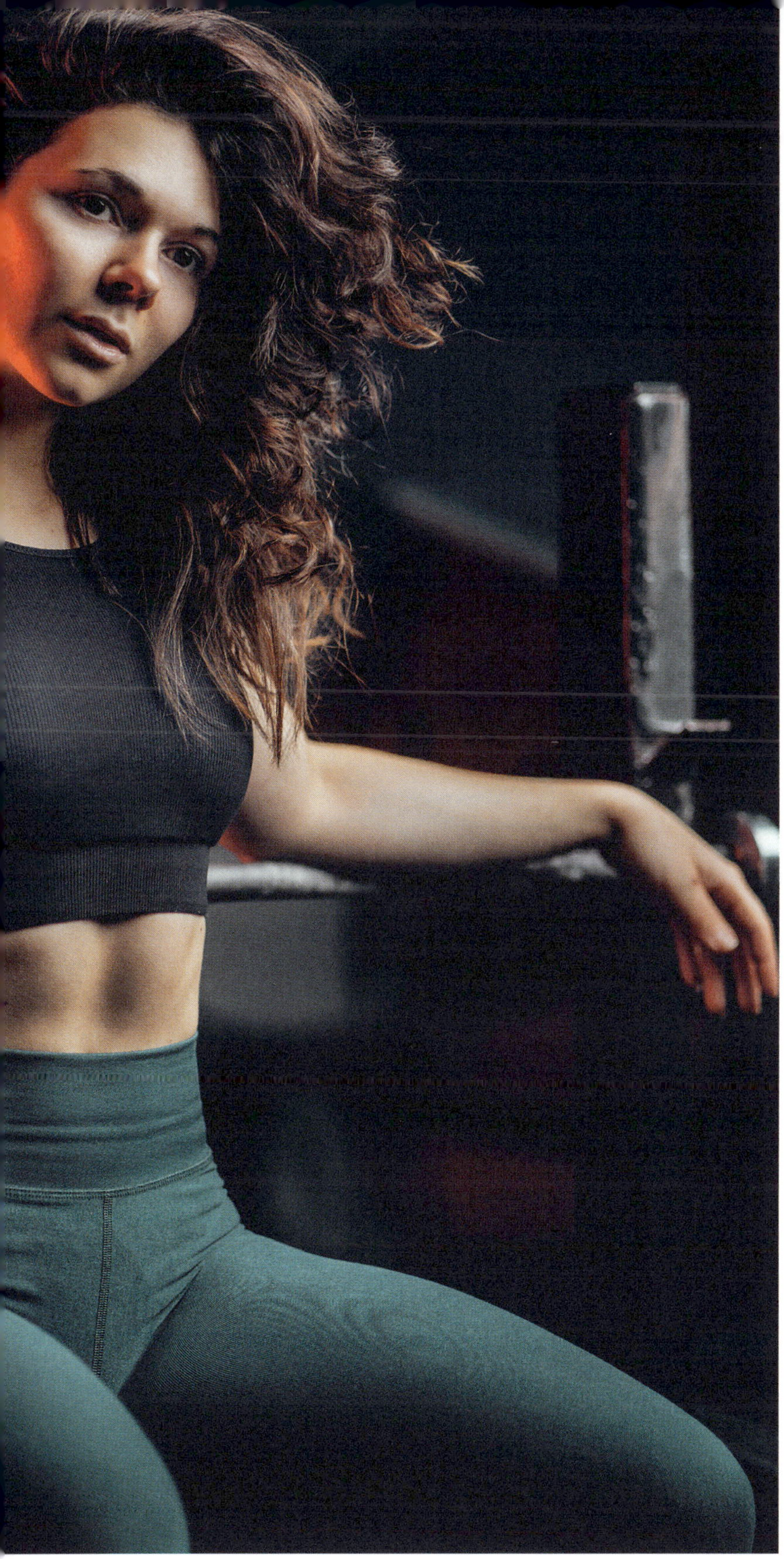

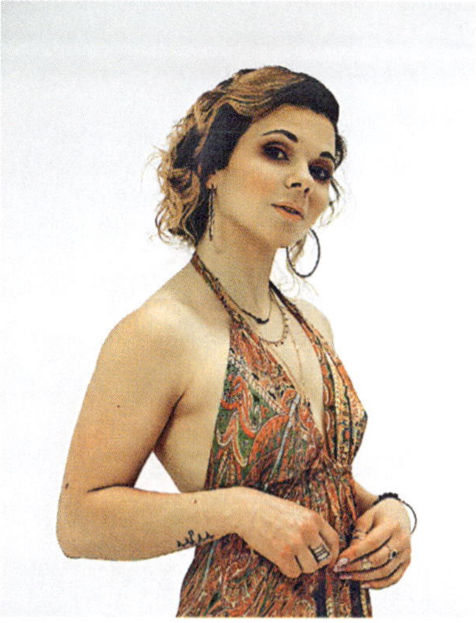

toutes féminines à notre manière. J'ai compris qu'il n'y avait pas de normes à « respecter » pour avoir un « corps féminin ». WTF ? Qu'est-ce que ça signifie d'ailleurs avoir un corps « féminin » sérieux ? Rien ! On a le corps que l'on a, il est propre à chacun.e d'entre nous, il en existe mille et une définitions et nous devons en être fièr.e.s. Que l'on soit ronde, skinny, musclée... nous sommes toutes féminines... si on le veut ! D'ailleurs, on peut aussi décider de... ne pas être « féminine » !
La féminité ne se définit pas à notre apparence physique, elle va bien au-delà, elle se situe dans ce que l'on dégage, dans ce que tu dégages, petit chat. Si je décide d'être féminine avec mes gros trapezes qui, soit dit en passant, me permettent d'être performante à l'entraînement, tu peux décider d'être féminine comme tu l'entends, et personne ne pourra rien y changer. J'ai aussi compris que peu importe le physique que tu as (mince, fort, musclé, enrobé, maigre...), il y aura toujours des personnes pour apprécier ou détester... Il y aura toujours des gens pour t'admirer et d'autres, te dénigrer. Alors sois fièr.e de ton physique, il est le reflet de tes efforts. Sois fière de toi, et prouve-leur qu'ils ont tort. La plus belle personne que tu puisses être, c'est toi !

FAIRE DU SPORT

SE DÉTACHER DES IDÉES REÇUES

1

« JE SUIS UNE FEMME, SI JE FAIS DE LA MUSCULATION, JE VAIS RESSEMBLER À UN HOMME. »

FAUX

Les hommes produisent environ vingt fois plus de testostérone que les femmes (qui en produisent très peu). Le développement de leur masse musculaire est aussi plus lente en raison d'une masse grasse plus élevée, 25-30% contre 10-15% chez les hommes.

2

« SI JE FAIS 100 SQUATS PAR JOUR PENDANT 30 JOURS, JE VAIS DÉVELOPPER MES FESSIERS. »

FAUX

Les squats permettent de cibler les quadriceps (muscles situés sur le dessus des cuisses) à plus de 80 %. Pour cibler les fesses, on choisira plutôt des exercices comme les fentes ou le *hip thrust* (voir p.179). En plus les muscles fessiers sont les muscles les plus puissants du corps et ils ont besoin d'une charge additionnelle pour être stimulés.

3

« SI JE FAIS DES ABDOS PENDANT 30 MINUTES TOUS LES JOURS AU POIDS DU CORPS, ILS FINIRONT PAR ÊTRE VISIBLES. »

FAUX

Les abdos, comme tous les autres muscles du corps, ont besoin de repos. Inutile de les travailler plus de deux à trois fois par semaine. Il n'y a pas non plus d'intérêt à passer plus de 12 minutes (l'équivalent de trois Tabata) sur les abdominaux. Si tes exercices sont intenses, tu peux les cramer en seulement 4 minutes, crois-moi ! D'autre part, ils ont besoin d'être stimulés avec du poids additionnel ! Le mieux étant de varier entre des exercices au poids du corps et des exercices avec des charges. Enfin, les abdos, c'est dans l'assiette que ça se joue. Si tu ne manges pas sainement, ils ne sortiront jamais de leur cachette.

4

« SI JE M'ENTRAÎNE PLUS LONGTEMPS ET QUE JE FAIS BEAUCOUP D'EXERCICES DIFFÉRENTS, J'AURAI PLUS DE RÉSULTATS. »

FAUX

Si tu es capable de t'entraîner pendant deux heures et de faire mille exos différents, c'est que tu ne mets pas d'intensité dans ta séance. Quand j'ai démarré la musculation, je restais à la salle de sport plus de deux heures, je faisais entre six et huit exercices différents et j'enchaînais avec 45 minutes de cardio. Résultat : pas de résultat. Mes entraînements n'étaient pas efficaces. Depuis, je ne fais pas plus de trois ou quatre exercices par séance, souvent un ou deux exercices poly-articulaires (qui sollicitent plusieurs groupes musculaires en même temps) puis un ou deux exercices de « finition » ou alors de technique ! Je finis par un « WOD » ; une partie cardio qui dure entre 10 et 30 minutes et ma séance ne dépasse jamais les 1 heure 30. Parfois, il m'arrive de venir uniquement pour 40 minutes de WOD ou pour une heure de renforcement musculaire et de travail de technique. Et je n'ai jamais eu autant de résultats que depuis que j'applique cette méthode. Entraîne-toi MOINS, mais entraîne-toi MIEUX et avec INTENSITÉ. (Et pose ton téléphone !)

5

« SI JE FAIS LES BONS EXERCICES, JE PEUX PERDRE DU GRAS DE FAÇON CIBLÉ. »

FAUX

Non, faire des abdos ne permet pas de perdre le gras du ventre, faire des squats ne permet pas d'affiner les jambes. Les muscles puisent leur énergie dans les glucides. Et même si les graisses sont la deuxième source d'énergie utilisée par les muscles, elles doivent être transformées avant d'être relâchées dans la circulation sanguine, de pouvoir servir de carburant et ce processus prend plus de temps que pour les glucides. Faire du sport et manger de façon équilibrée aura, bien entendu, un effet sur la perte de poids donc tu peux faire des squats et des abdos, mais ce ne sera pas efficace pour perdre de façon ciblée. Je te conseille plutôt de faire des exercices poly-articulaires qui sollicitent plusieurs groupes musculaires en même temps et qui sont beaucoup plus demandeurs en énergie ! C'est la meilleure façon de se muscler et de perdre du poids sur l'ensemble du corps si c'est ton souhait.

6

« JE SUIS UNE FEMME, JE NE PEUX PAS M'ENTRAÎNER COMME LES HOMMES. »

FAUX

Tu es tout à fait en capacité de suivre le même entraînement qu'un homme. Et si ce qui te retient c'est la peur de devenir « trop musclée », sache qu'il y a peu de chances que cela arrive. Les programmes musculation « Girly » ou « 100% féminine » ne sont que du marketing. Ne te fais pas avoir, et n'aie surtout pas peur de suivre l'entraînement que tu veux. Les reportages à la télé représentent souvent les femmes en train de faire du cardio ou de suivre des cours collectifs et les hommes en train de travailler le haut du corps sur les bancs de muscu. Rien de plus cliché ! Que tu sois un homme ou une femme, tu dois faire du cardio pour ton cœur et muscler aussi bien le haut que le bas du corps pour créer une harmonie musculaire. C'est cette harmonie qui importe, tant physiologiquement qu'esthétiquement.

7

« JE DOIS ABSOLUMENT AVOIR DES COURBATURES APRÈS UNE SÉANCE, C'EST SIGNE QUE J'AI BIEN TRAVAILLÉ. »

FAUX

La plupart du temps, avoir des courbatures signifie que tu as « traumatisé » ton corps, tes muscles et que la charge de travail que tu lui imposes est trop conséquente par rapport à ce qu'il peut endurer. On pense à tort que lorsque l'on n'a plus de courbatures, c'est signe qu'il faut changer de méthode d'entraînement ou augmenter les charges. Ce n'est pas totalement FAUX, mais ne plus avoir de courbatures est aussi une bonne chose ! Cela prouve que ton corps se renforce et commence à encaisser les séances. Ne change pas tout de suite ta routine et continue un peu d'évoluer avec celle-ci pour continuer de t'endurcir. Tout comme pour les programmes d'entraînement, on pense qu'il faut en changer toutes les semaines pour progresser mais il faut laisser le temps au corps de s'habituer aux séances et que celles-ci deviennent de plus en plus faciles pour lui.

8

« SI JE SUIS LE MÊME PROGRAMME SPORTIF ET/OU ALIMENTAIRE QUE TELLE PERSONNE, J'AURAIS LES MÊMES RÉSULTATS. »

FAUX

Je sais que, comme moi, tu as certainement déjà rêvé d'avoir le même corps qu'une personne que tu admirais. Et tu t'es dit : si je m'entraîne comme lui.elle et que je mange la même chose, j'aurai les mêmes résultats. Malheureusement, si c'était si facile, on ne se prendrait pas la tête à faire des programmes sportifs et des diètes alimentaires personnalisées. La vérité est que chaque personne est différente, chaque corps est différent et chaque métabolisme aussi. Un programme ou une diète fonctionnera parfaitement sur quelqu'un et sera un échec sur quelqu'un d'autre.

9

« SI JE VEUX MAIGRIR, JE DOIS MOINS MANGER. »

FAUX

Pour fonctionner correctement, allongé et au repos, ton corps a besoin d'un minimum d'énergie, (le métabolisme de base). À cela s'ajoute l'énergie dépensée tout au long de la journée par tes activités. Le tout correspond aux dépenses énergétiques journalières. Pour être en bonne santé, tu dois apporter autant d'énergie à ton corps qu'il en consomme. Si tu en apportes, un peu plus, tu prendras du poids, si tu en apportes un peu moins, tu perdras. On a tendance à penser que pour perdre du poids, il faut drastiquement réduire son apport alimentaire. Mais en faisant ça, ton corps va se mettre en « état d'alerte ». Il va commencer à diminuer ses dépenses énergétiques et surtout, il va stocker le moindre apport alimentaire que tu lui fournis pour se protéger de la « famine ». À terme, tu ne perdras plus du tout de poids et tu stockeras le moindre nutriment apporté par ton alimentation. C'est ce que l'on appelle « avoir un métabolisme à l'arrêt ». Dès que tu vas faire un écart, c'est même l'effet inverse qui va se produire, tu vas prendre du poids. Donc non, pour perdre du poids, il ne faut pas MOINS mais MIEUX manger !

10

« JE NE DOIS SURTOUT PAS MANGER DE GLUCIDES (PÂTES, RIZ, PATATE DOUCE...) LE SOIR. »

FAUX

Encore une fois, les glucides sont la source d'énergie principale de ton corps. Tu en as besoin tout au long de la journée. Je te l'accorde, dormir n'est pas une activité très énergivore mais si tu as envie/besoin de manger des pâtes le soir, inutile de t'en priver. Ce qui importe, c'est la quantité totale de glucides (et des calories qu'ils apportent) que tu vas consommer dans la journée. L'idéal est de les répartir sur les 3 ou 4 repas (les goûters c'est la vie) que tu vas consommer. Il n'y a donc aucun problème à en manger le soir à partir du moment où la quantité que tu consommes entre dans tes apports quotidiens.

GARDER LA

1

Trouve le sport qui te plaît. On entend rarement ce conseil, pourtant le plus important. Il ne faut pas croire que le crosstraining et la muscu sont les seuls sports qui permettent de se vider la tête, d'être en bonne santé, de bouger, de se muscler, de performer ou simplement, de kiffer… Alors qu'il existe une infinité de sport et c'est à toi de trouver celui qui te conviendra ! Ce n'est pas parce qu'Instagram te donne l'impression que pour être bien dans ta tête et dans ton corps, il faut pratiquer la musculation que tu dois lui donner raison. Même si tu dois passer un peu de temps à chercher, à tester, à échouer, tu finirais par trouver le sport qui te plaît !

2

Fixe-toi des objectifs. C'est toujours plus facile de faire du sport quand on se fixe un objectif à atteindre : ça peut être une prise ou une perte de poids, mais aussi des mouvements à apprendre ou à perfectionner, une chorégraphie à présenter, un match à gagner, une compétition à laquelle participer… un objectif, ça aide souvent à maintenir le cap et les entraînements.
À chaque fois que la motivation te fera faux bond, rappelle-toi pourquoi tu fais tout ça.

3

Sois patient.e et bienveillant.e. Trouver son sport, c'est cool. Plus on le pratique, plus on a envie de progresser, c'est humain ! Mais parfois, on oublie que l'échec et que les périodes moins « productives » font aussi partie du jeu. On ne peut pas toujours tout réussir alors ne sois pas trop exigeant envers toi-même, surtout au début. Tout ne sera pas toujours parfait et, comme dans tous les sports (et dans tous les domaines de la vie), tu essuieras des revers. Dans ces moments, prends du recul, quelques jours de repos si besoin et tu verras que tu repartiras encore plus déterminé.e, plus motivé.e et que tes progrès en seront multipliés.

4

Félicite-toi. Tout le temps mais encore plus dans les périodes où les entraînements te semblent plus difficiles. Chaque petite victoire, petit but atteint, petit progrès est un pas de plus vers ton objectif et ça se fête ! Plutôt que de voir toutes les choses que tu ne maîtrises pas encore, focalise-toi sur tout ce que tu as déjà accompli : début de transformation physique, augmentation de charges, acquisition d'un nouveau pas de danse, victoire à un premier match de tennis…

MOTIVATION

5

Ne te compare pas. C'est humain et il y aura forcément des moments où tu auras envie de te comparer à ton voisin ou ta voisine « mais pourquoi il/elle arrive déjà à faire ça et pas moi ? » ou encore « il/elle a une plus belle évolution physique »... Nous sommes tous différents et nous avons tous des points forts et des points faibles différents, eux aussi. Et puis tu ne sais pas quel est le passif et l'histoire de cette personne, alors ne te focalise pas sur les autres, focalise-toi sur toi. L'important, c'est TOI et l'objectif que tu veux atteindre !

6

Filme-toi, prends des photos ! Qu'il s'agisse d'une transformation physique, d'une nouvelle performance à atteindre, d'un mouvement à apprendre... se prendre en photo et se filmer permet de mieux apprécier sa progression. On pourrait se dire « ça fait un an et je n'ai absolument pas progressé, j'suis saoulée... » (moi la première) et pourtant, quand on regarde les vidéos filmées un an auparavant, on prend conscience de tout le chemin parcouru !

7

Trouve quelqu'un avec qui pratiquer ! Tout le monde n'est pas fait pour pratiquer un sport tout seul, et c'est OK. Alors si tu as besoin de te motiver à faire du sport avec quelqu'un (un ami, un proche), où est le problème ? Feu ! À deux, c'est souvent encore mieux.

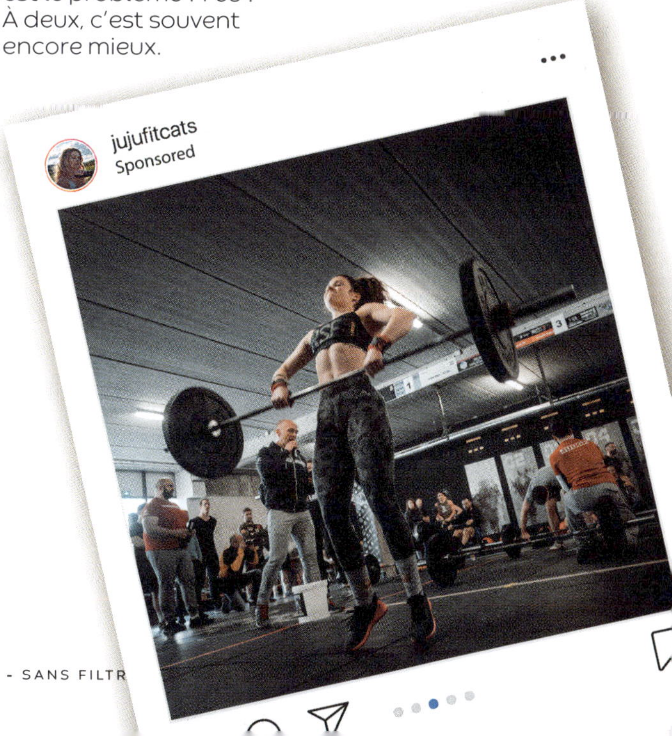

MON CARNET D'ENTRAÎNEMENT

Lorsque j'ai démarré la musculation il y a 6 ans, et encore plus depuis que je pratique le crosstraining (plus de 3 ans), j'ai pris l'habitude de noter mes séances dans un carnet d'entraînement. Bibou me dit souvent que c'est mon petit côté « intello » mais la réalité, c'est que ça m'est d'une très grande utilité. Je vais te montrer de quoi ce carnet est composé et je t'expliquerai ensuite pourquoi il est d'une grande efficacité !

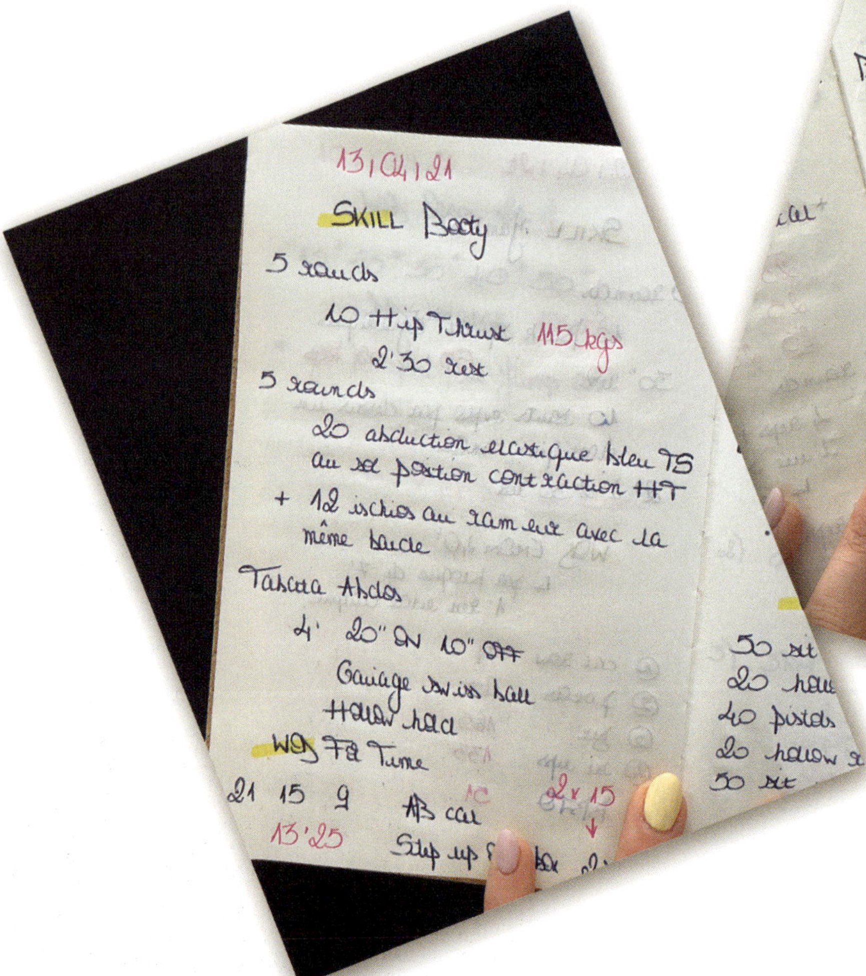
13/04/21
SKILL Booty
5 rounds
10 Hip Thrust 115 kgs
2'30 rest
5 rounds
Tabata Abdos
4' 20" ON 10" OFF
Gainage swiss ball
Hollow hold
WOD For Time
21 15 9
13'25

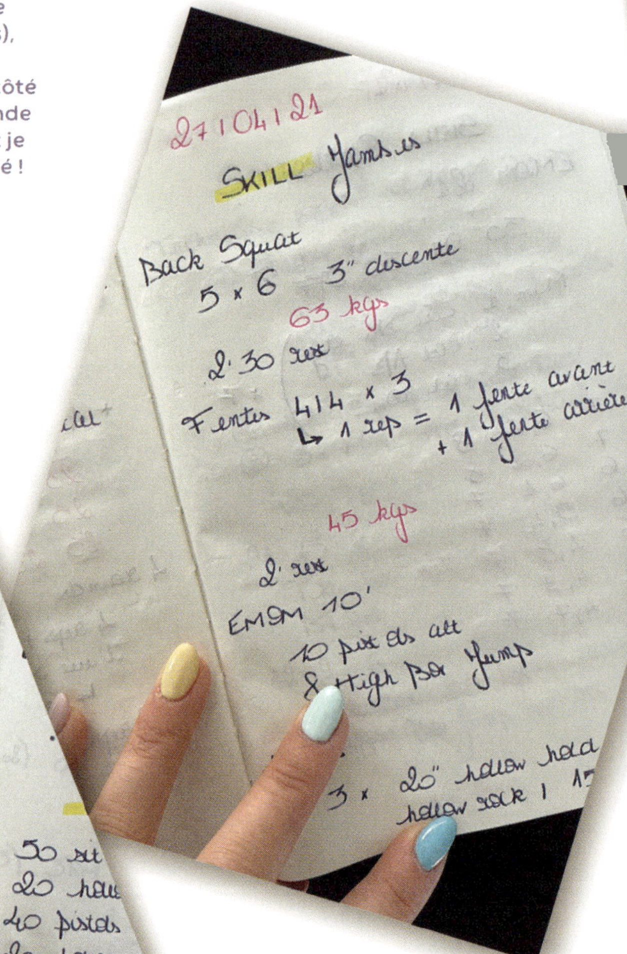
27/04/21
SKILL Jambes
Back Squat
5 x 6 3" descente
63 kgs
2'30 rest
Fentes 414 x 3
1 rep = 1 fente avant + 1 fente arrière
45 kgs
2' rest
EMOM 10'
8 High Box Jump
3 x 20" hollow hold

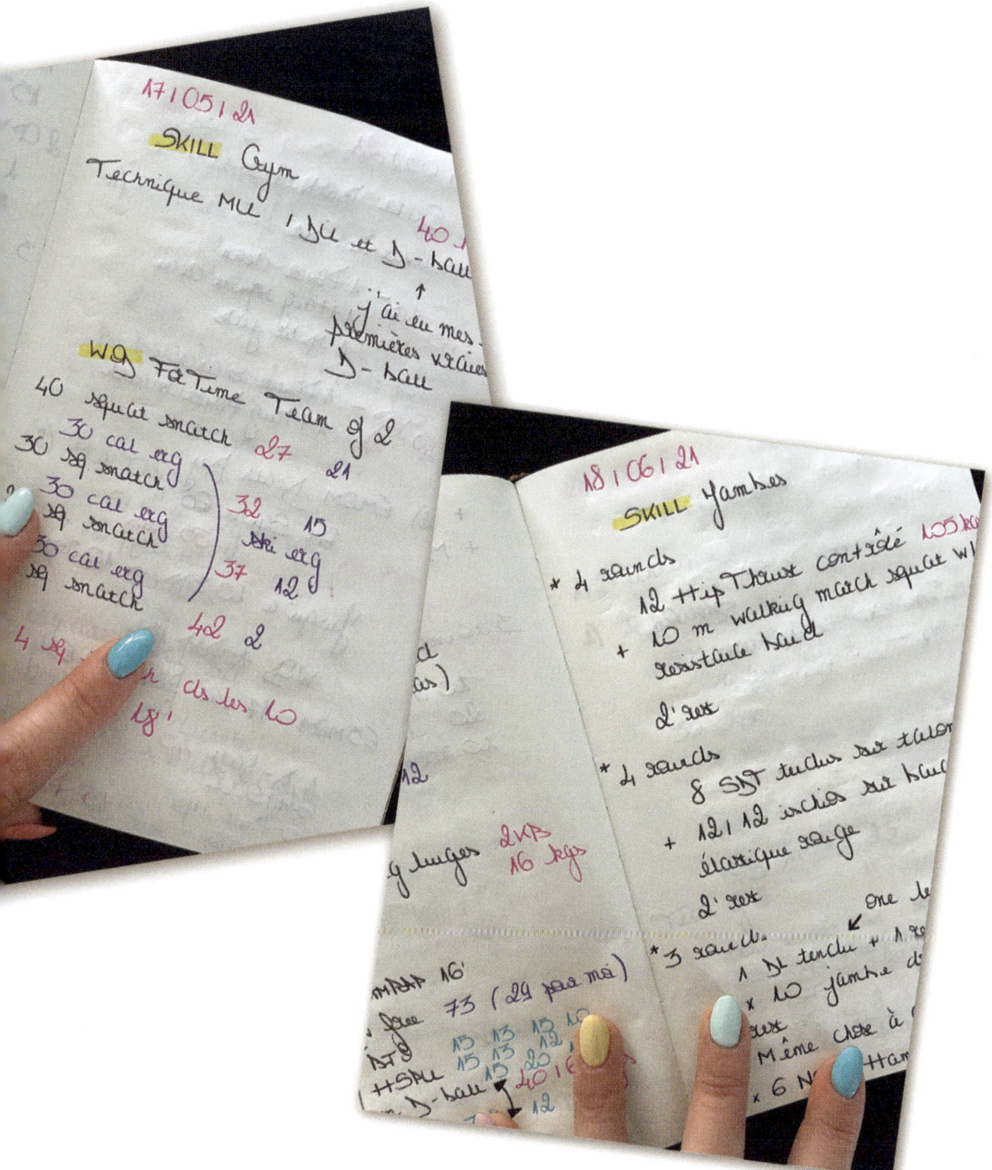

Date :
Pour savoir à quelle date j'ai réalisé un entraînement ou réalisé un record personnel, le retrouver facilement et suivre mon évolution, mais aussi gérer le temps séparant deux entraînements qui sollicitent un même groupe musculaire (séances jambes par exemple).

Mention « Skill » et « WOD »
(voir aussi p.164) ces deux parties importantes des séances sont caractéristiques du crosstraining. Je n'écris jamais les « Warm-Up » (échauffements) » car je les connais par cœur et je les adapte à ce que je souhaite travailler.

Core de séance
Que ce soit dans la partie « Skill » ou dans la partie « WOD », je note (en bleu) tous les exercices que j'ai réalisés, combien de fois (répétitions et séries) et le temps de récupération que j'ai pris entre chaque. Je note également (en rose) les charges que j'ai utilisées, si je travaille avec du poids. Et je note aussi (en violet) des petits commentaires sur comment je me suis sentie pendant l'entraînement, ce que j'ai plus ou moins réussi ou plus ou moins raté par rapport à la fois précédente.

Tu sais maintenant ce qui se cache dans mes carnets d'entraînements. C'est la meilleure technique que j'aie trouvée pour continuer de progresser (en plus des photos et des vidéos). Ça me permet de voir si mes performances ont évolué ou régressé et de pouvoir l'expliquer. C'est très pratique de pouvoir retrouver un entraînement déjà réalisé et de le refaire pour voir de quelle façon je me suis améliorée (si c'est le cas) (et ça c'est très cool). Ça me permet d'expliquer à ma coach (oui, je suis coachée !) comment la séance s'est déroulée, et, lorsqu'on fait des bilans, je peux lui apporter mon carnet d'entraînement. Et par-dessus tout, j'adore l'idée de pouvoir les relire, dans 50 ans, pour me remémorer de bons souvenirs !

À NOTER :
Tu peux réaliser cet entraînement 2 à 3 fois par semaine MAXIMUM !

ROUTINE ABDOMINAUX

(SANS MATÉRIEL)

Une chose à savoir sur moi, c'est que je suis une vraie fan de la méthode Tabata, d'autant plus lorsqu'il s'agit de s'entraîner à la maison. Le Tabata, originaire du Japon et créé par un médecin, le Dr Tabata, est une technique d'entraînement dérivé du HIIT (High Intensity Interval Training).

Le Tabata se construit comme ceci :

- **20 secondes d'efforts intensifs**
- **10 secondes de repos**

À répéter 8 fois pour un total de 4 minutes de travail.

Le plus important à retenir est le mot INTENSIF. Si, à la fin d'un Tabata, tu as encore de l'énergie, petit chat, c'est que tu n'as pas réalisé l'entraînement correctement.

Le Tabata présente plusieurs avantages. Premièrement, il peut s'effectuer partout : à la maison, à la salle de sport, à l'hôtel et même au bureau. Deuxièmement, finies les excuses du style : « Impossible pour moi de faire du sport, j'ai trop de travail, je n'ai pas le temps... » puisque nous avons tous le temps de faire 4 minutes de sport dans une journée. Troisièmement, l'intensité est telle lors d'un Tabata que 4 minutes de cet entraînement te permet de brûler la même quantité de calories qu'un exercice cardio standard de 20 minutes. Encore mieux, lors d'un Tabata, l'effort est tellement important que tu continueras de brûler des calories après la séance.

ALORS, QUI DIT MIEUX ?

Maintenant que tu en sais un peu plus sur cette méthode, laisse-moi te dire que je n'ai pas trouvé plus efficace pour bosser mes abdos. En général, j'enchaîne trois Tabata différents de 4 minutes, soit 12 minutes d'entraînement (en incluant les temps de repos entre les Tabata).

TABATA 1

Hollow hold :

Bras tendus et omoplates décollées. Jambes tendues, serrées, décollées. Dos et lombaires bien plaqués, tenir la position.

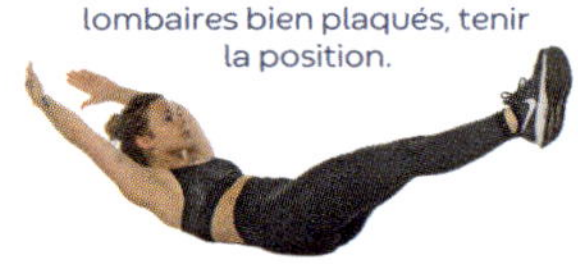

Gymnast plank :

Gainage sur les mains. Mains au sol, largeur d'épaules. Épaules légèrement en avant. Pointes de pieds. Fesses légèrement relevées et on aspire le nombril. Tenir la position.

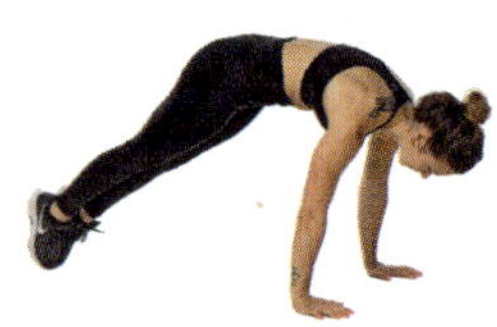

ET MAINTENANT, C'EST À TOI PETIT CHAT !

2

MINUTES DE REPOS

TABATA 2

Hollow rock :
Hollow Hold auquel on ajoute un mouvement de balancier.

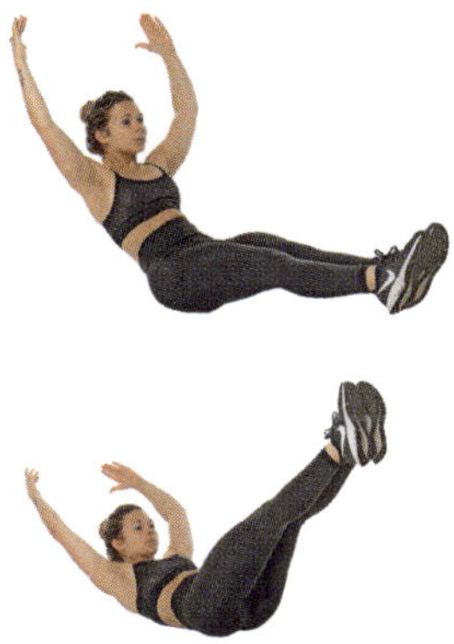

Mountain climbers :
Départ comme le Gymnast Plank. Amener alternativement chaque jambe au plus proche de la poitrine en serrant les abdos.

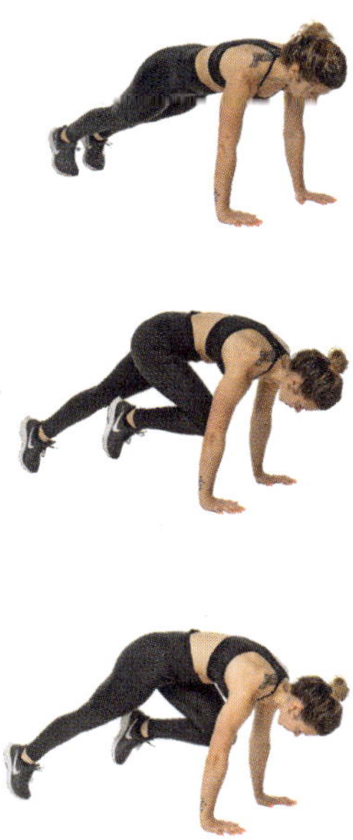

2

MINUTES DE REPOS

TABATA 3

Hollow hold :

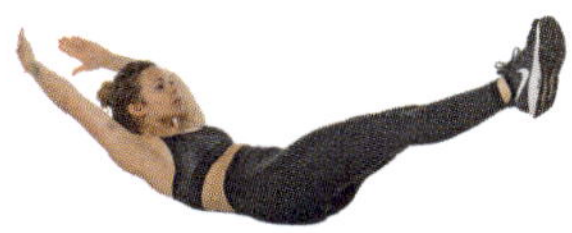

Gymnast plank :

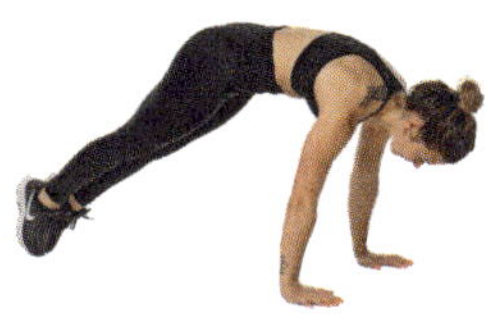

Hollow rock :

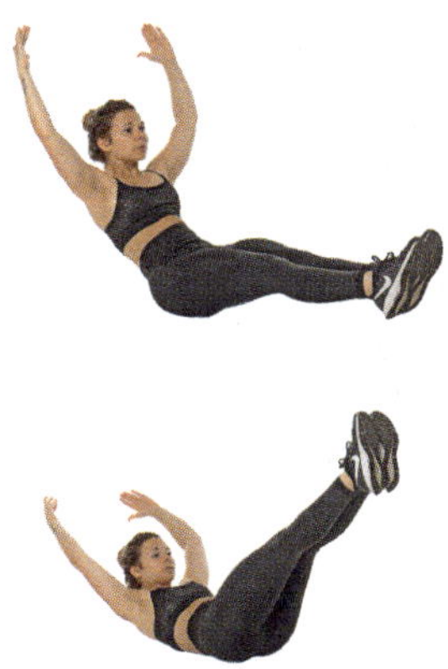

Mountain climbers :

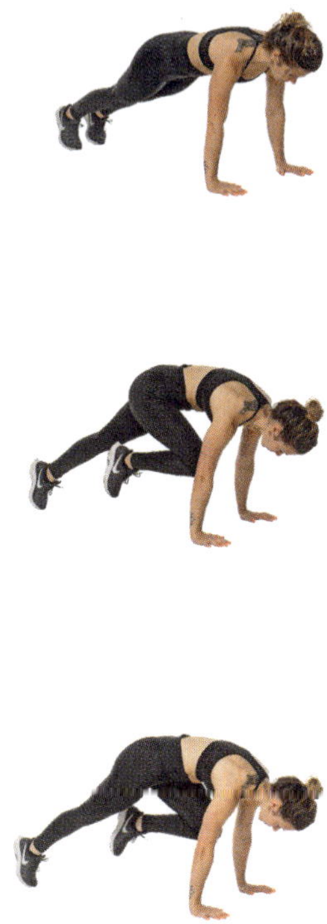

ROUTINE CUISSES-FESSIERS

(SANS MATÉRIEL)

Tout comme pour les abdos, je te propose d'utiliser la méthode Tabata pour faire brûler tes cuissots, let's gooooooooo !

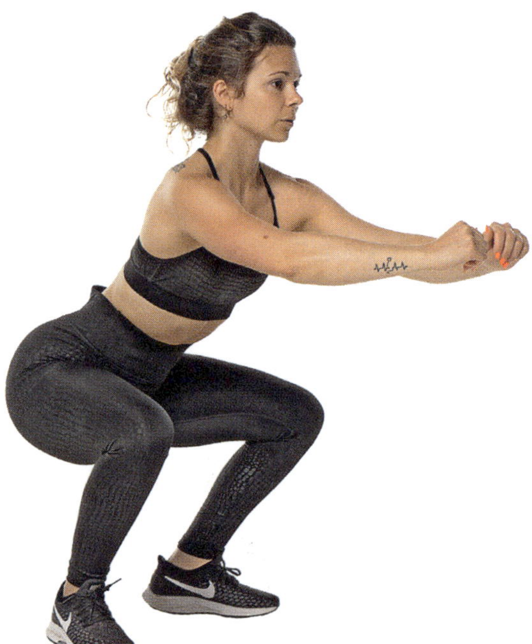

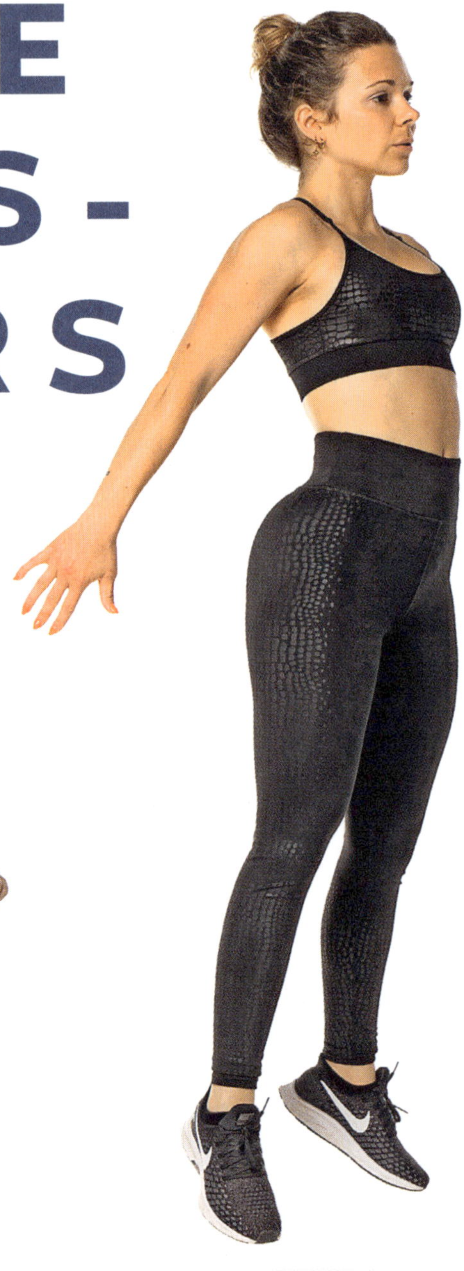

À TOI DE JOUER !

TABATA 1

Squats sautés :

Position de squats. Pieds légèrement plus larges que le bassin. Pointes de pieds rentrées. Descendre le dos droit en cassant la parallèle (fesses sous les genoux) remonter en sautant, jambes tendues.

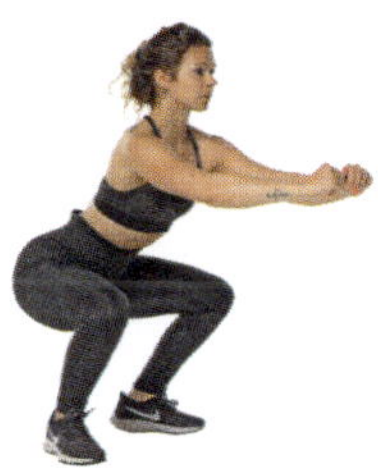

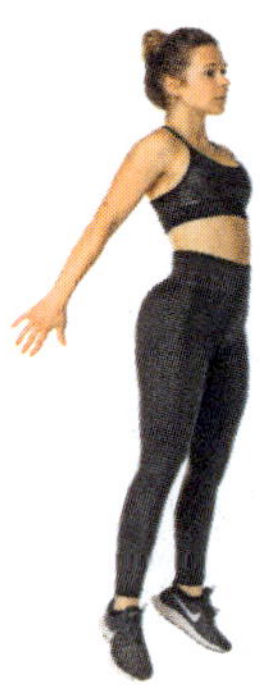

Squats en isométrie :

Positions de squats. Pieds légèrement plus larges que le bassin. Pointes de pieds sorties. Descendre le dos droit en cassant la parallèle (fesses sous les genoux) maintenir la position.

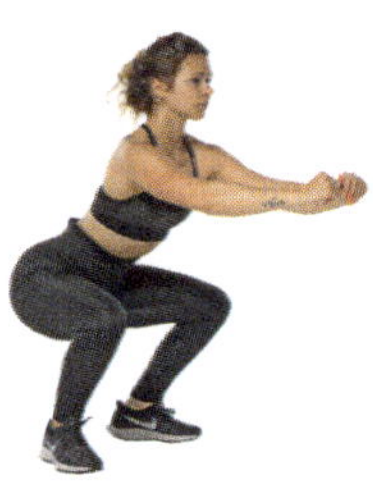

2 MINUTES DE REPOS

TABATA 2

Fentes sautées :

Position de fente. Le genou de la jambe au-dessus du pied, celui de la jambe arrière effleure le sol. Prendre de l'élan ; au moment du saut, changer de jambe.

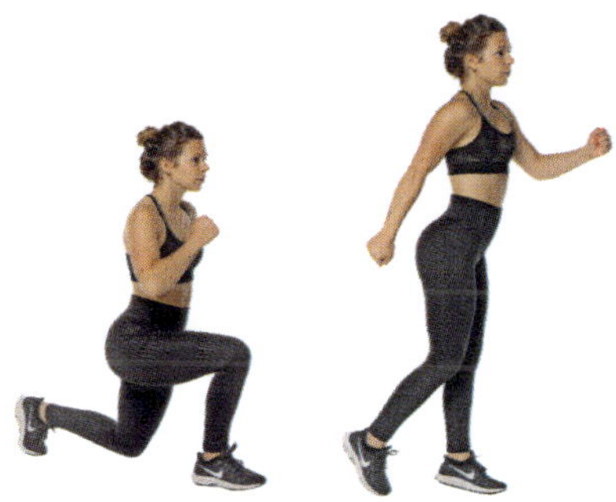

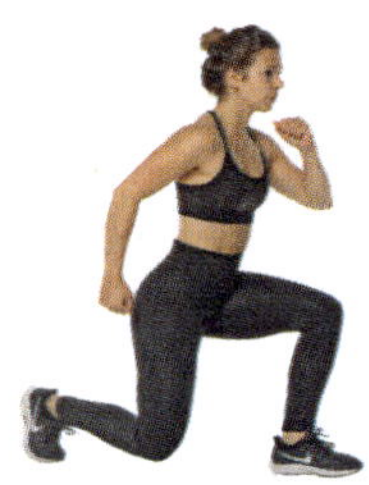

Fentes en isométrie (20 secondes pour une jambe 20 secondes pour l'autre jambe) :

Position de fente. Le genou de la jambe au-dessus du pied, celui de la jambe arrière effleure le sol. Maintenir la position d'un côté puis de l'autre.

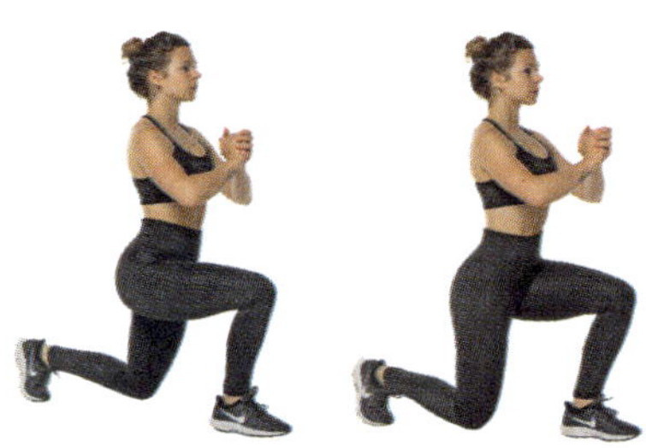

2 MINUTES DE REPOS

TABATA 3

Hip thrust dynamiques :

Placer les bras en « étoiles » de chaque côté du corps. Plier les jambes, pieds légèrement plus écartés que le bassin, proches des fesses et pointes de pieds sorties. Relever les fessiers en contractant et répéter.

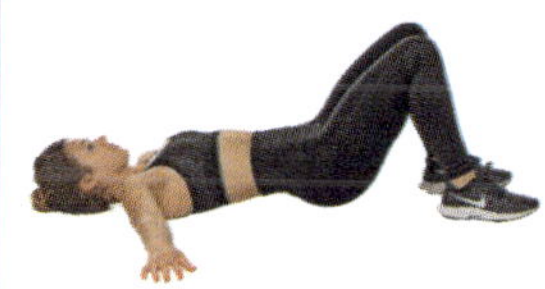

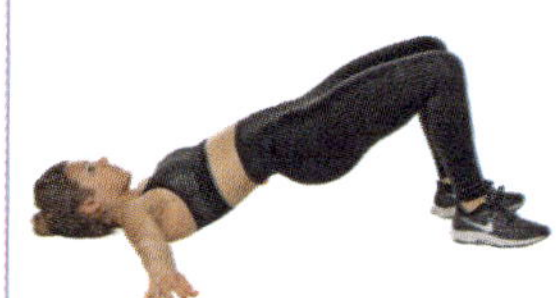

Hip thrust en isométrie :

Placer les bras en étoile de chaque côté du corps. Plier les jambes, pieds légèrement plus écartés que la largeur du bassin, proches de vos fesses et pointes de pieds à l'extérieur. Relever les fessiers et maintenir la position.

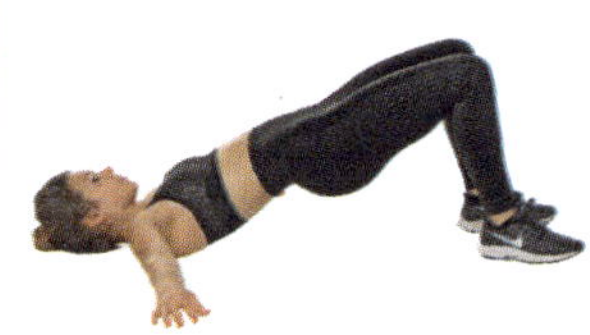

FULL BODY

(À LA MAISON)

Tout comme pour les abdos et les cuissots, j'te propose d'utiliser la méthode TABATA pour faire monter le cardiooo !

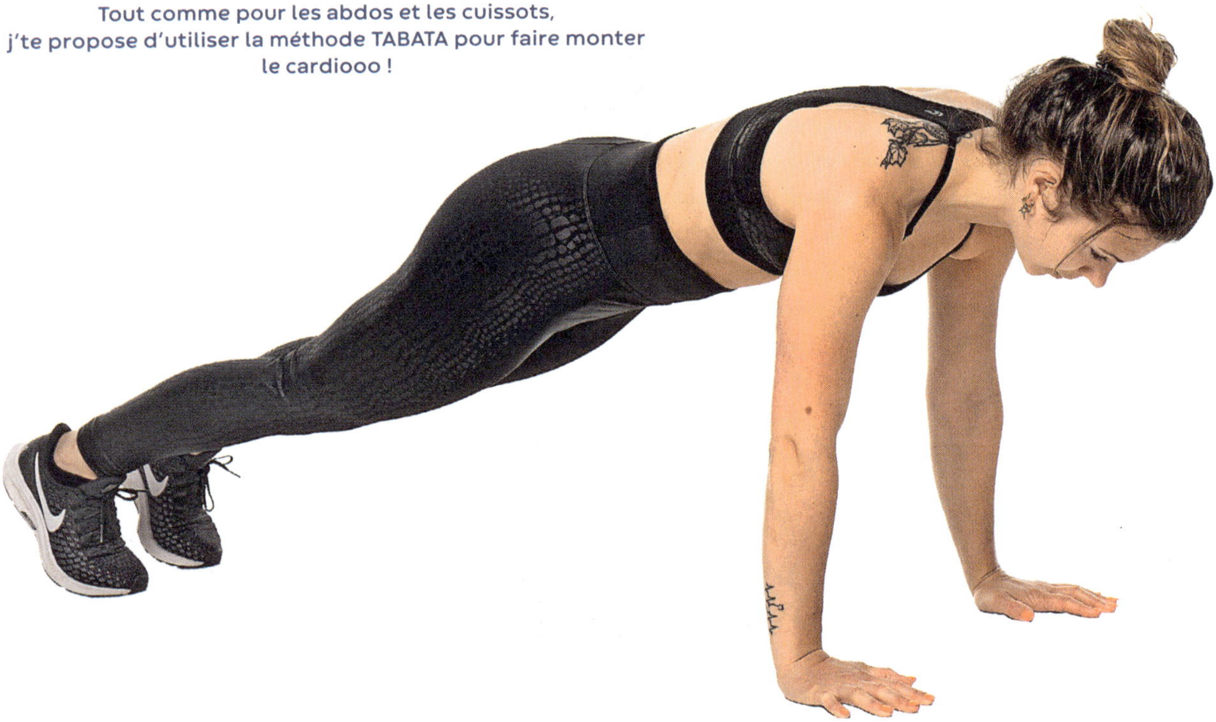

À TOI DE JOUER !

TABATA 1

Burpees :

Départ debout, se « jeter au sol » les deux pieds en même temps, poitrine au sol. Se relever les deux pieds en même temps et les rapprocher le plus près possible des mains. Sauter en tapant les mains au-dessus de la tête.

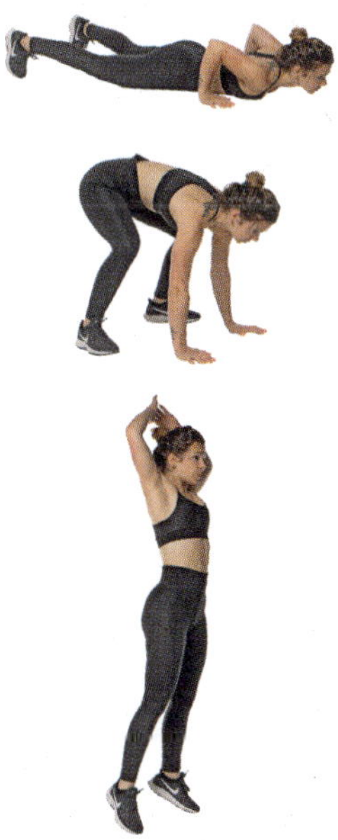

Push Ups :

Mains de chaque côté de la poitrine. Coudes proches du corps. Abdos et fessiers gainés. Jambes tendues et pieds collés. Descendre en pompe, poitrine au sol et remonter. Si trop difficile : la même chose sur les genoux.

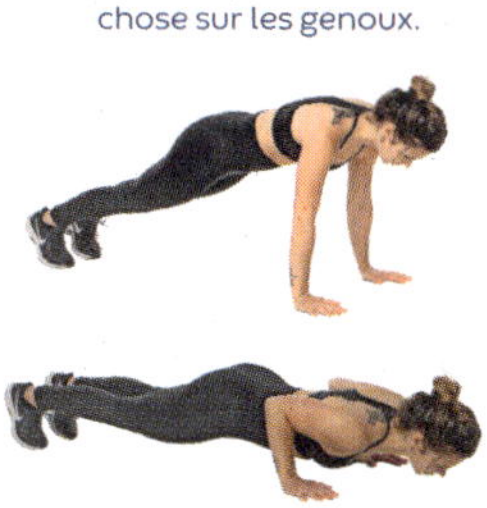

2 MINUTES DE REPOS

TABATA 2

Tuck Jump :

Sauter le plus haut possible en position de crapaud tout en rapprochant les genoux de la poitrine. Taper les mains sur les genoux à chaque saut.

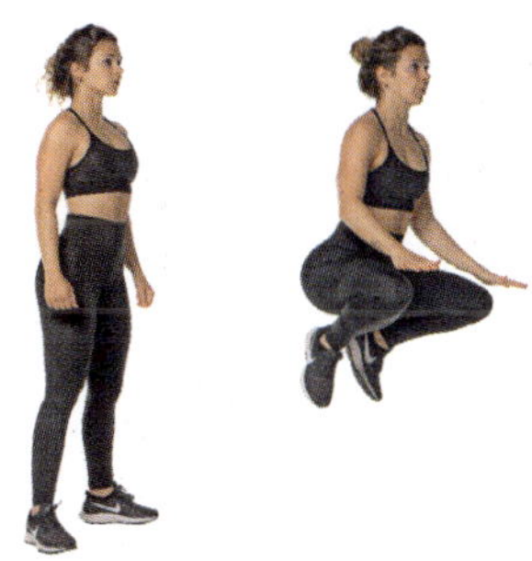

Air Squat :

Positions de squats. Pieds légèrement plus larges que le bassin. Pointes de pieds rentrées. Descendre, le dos droit, en cassant la parallèle (fesses sous les genoux) et répéter.

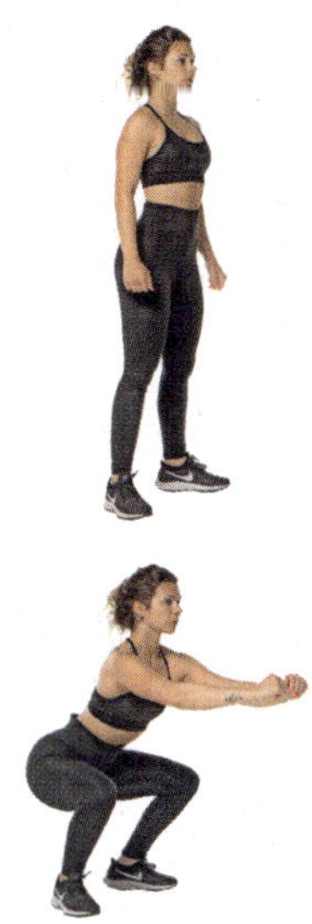

2 MINUTES DE REPOS

TABATA 3

High Knees :

Comme des montées de genoux (plus hauts), toucher le genou avec le coude opposé.

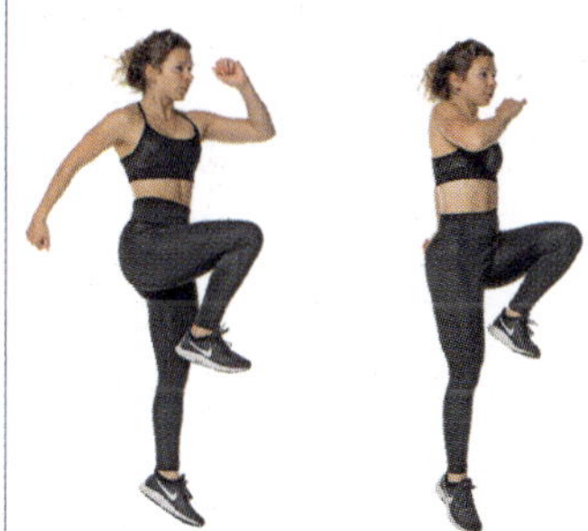

Commando :

Position de départ : gainage sur les mains. Descendre un coude puis l'autre et remonter un coude après l'autre. Abdos gainés. Jambes serrées et tendues. Fesses pas plus hautes que le reste du corps.

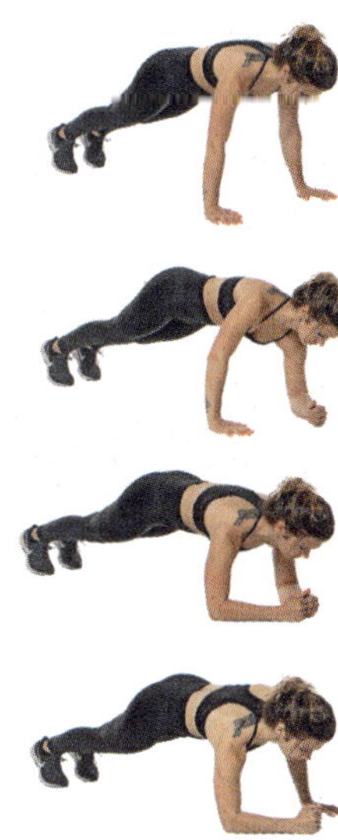

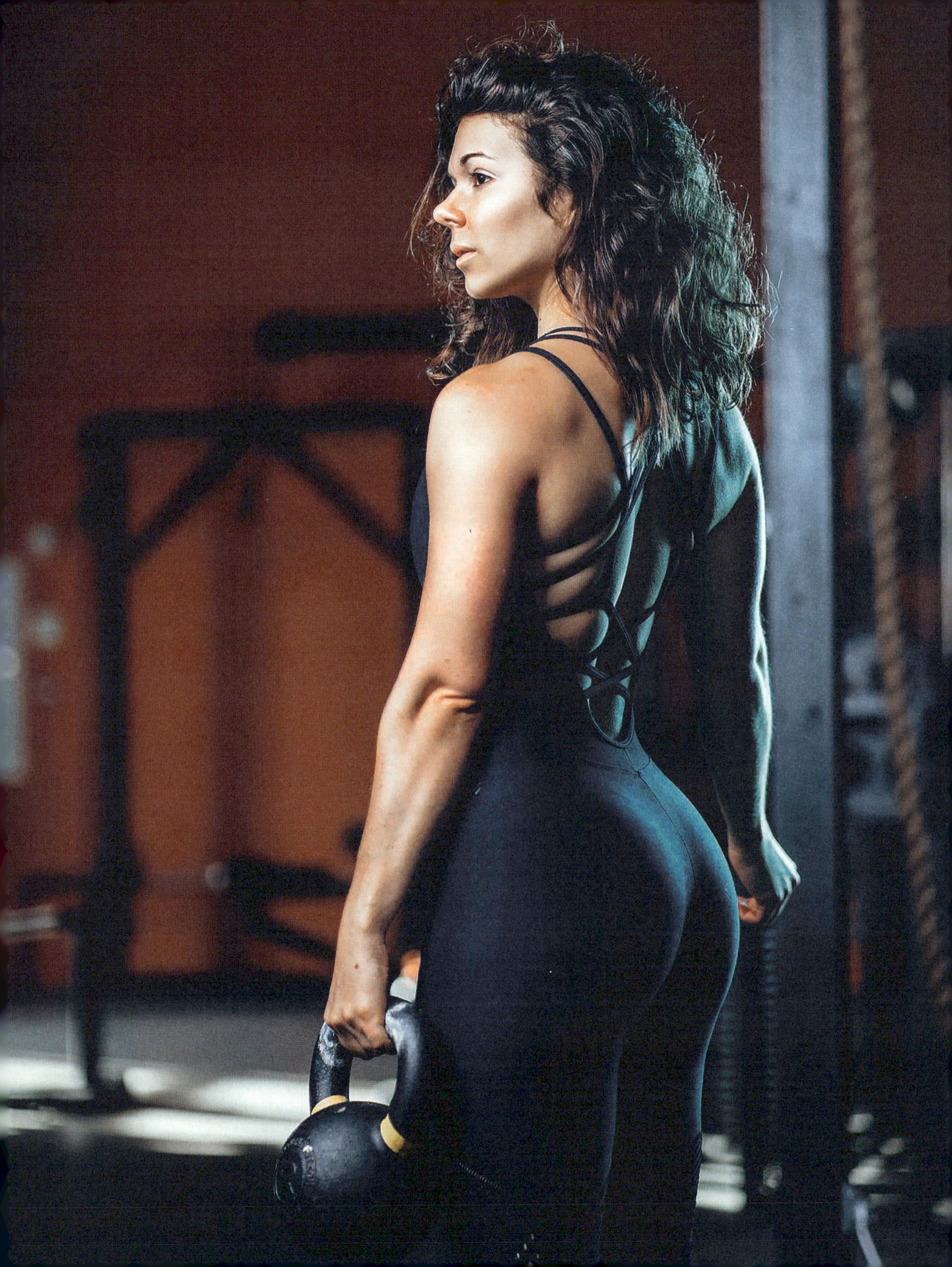

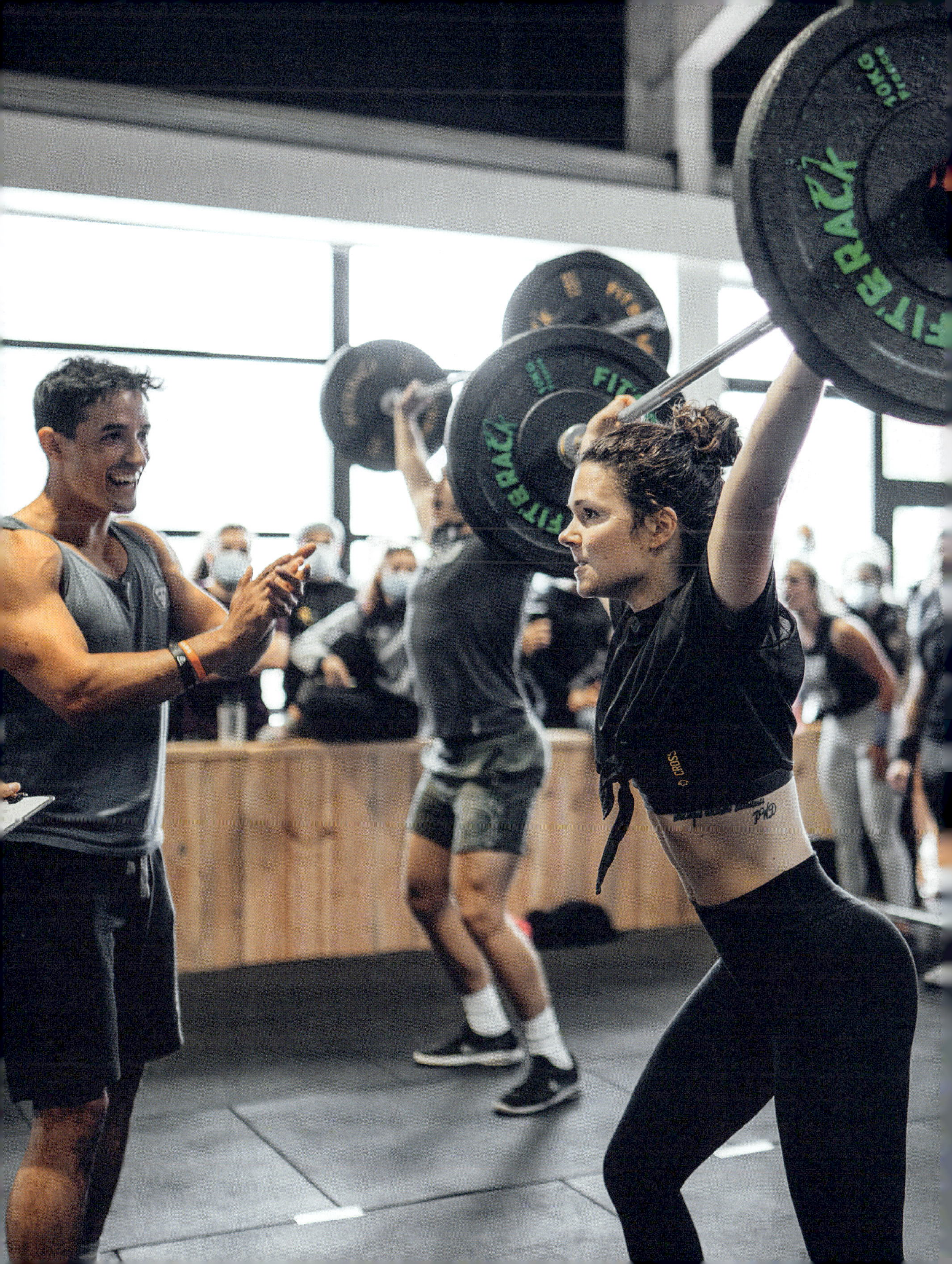
FITRACK
10KG

DÉFIS À LA CON

PENDANT LE PREMIER CONFINEMENT, J'AI CHERCHÉ UN MOYEN DE TUER LE TEMPS… ET C'EST ALORS QUE LES «DÉFIS À LA CON» ONT FAIT LEUR APPARITION.

Le but ? Te dépasser, tenter de les relever (en fonction de tes capacités) et peut-être même, me mettre une raclée ! Tous les « défis à la con » que je vais te proposer ici sont réalisables à la maison et sans aucun matériel, sooo… TU N'AS AUCUNE EXCUSE POUR NE PAS TOUT DONNER !

VOICI MON TOP 7 DES PIRES DÉFIS

1

1 000 AIR SQUATS

Le plus rapidement possible !

(Record perso : 48min03)

Niveau confirmé : 1000 répétitions ;

Niveau intermédiaire : 500 répétitions ;

Niveau débutant : 250 répétitions.

2

MAXIMUM DE PUSH UPS

En 1 minute !

(Record perso : 25 répétitions)

3

MAXIMUM DE BURPEES

en 1 minute !

(Record perso : 22 burpees)

4

POSITION DE LA CHAISE

Tenir le plus longtemps possible contre un mur !

(Record perso : 2min43)

5

100 HOLLOW ROCKS

Le plus rapidement possible !

(Record perso : 3min45)

6

HANDSTAND HOLD

Tenir le plus longtemps possible contre un mur !

(Record perso sur les deux mains : 2min30 / main droite : 27s et main gauche : 9s)

Niveau confirmé +++ : maximum de shoulder taps !

(Record perso : 42 répétitions) ;

Niveau confirmé : Sur les deux mains mais SANS le mur derrière ;

Niveau intermédiaire : Sur une seule main ;

Niveau débutant : Sur les deux mains.

7

GAINAGE PLANCHE

Tenir le plus longtemps possible !

(Record Perso : 3min09)

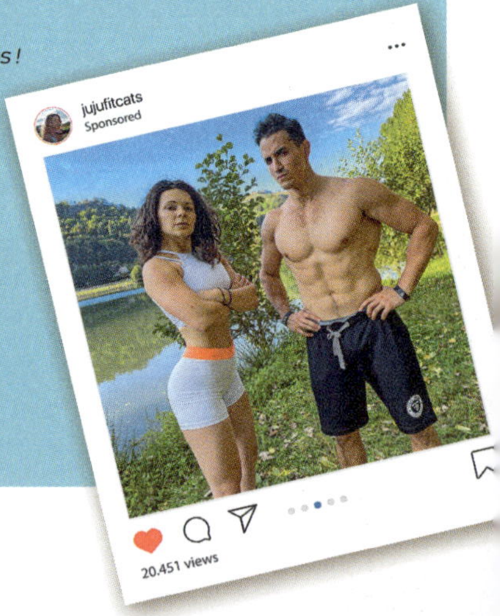

PLAYER	DATE	DÉFI 1	DÉFI 2	DÉFI 3	DÉFI 4	DÉFI 5	DÉFI 6	DÉFI 7
JUJU FITCATS	JUILLET 2020	48'3	25 REPS.	22 BURP.	2'43	3'45	2'30	3'09

REPOS FORCÉ... COMMENT GÉRER ?

Je pense que si, comme moi, tu es accro à ton sport, tu t'es déjà senti.e «mal» à l'idée de ne pas pouvoir t'entraîner. Tu t'es sûrement déjà demandé comment tu réussirais à gérer si tu en venais à te blesser. Et face à ces questions, tu as peut-être un peu (beaucouuuuup) paniqué.

Avant toute chose, rassure-toi, ta réaction est NORMALE. J'avais moi-même cette réaction lorsque «ne pas m'entraîner» ne faisait pas partie de mon programme ou lorsque, malheureusement, j'étais blessée et que je savais qu'il allait falloir, pendant quelques semaines, tout adapter. Je ne vais pas te faire de grands discours pour te dire que je gère bien mieux le repos forcé que toi et blablabla, MAIS, je vais plutôt te donner quelques-uns de mes petits conseils pour t'aider :

1

JE POSITIVE

« Foutue pour foutue, j'peux pas m'entraîner alors je vais bien manger » (par-là, j'entends tout relâcher et te jeter sur tout ce qui te fais envie). Je te vois venir, souvent on se dit « pas de sport, plus d'efforts ». Fais-toi plaisir, oui, mais garde aussi une alimentation équilibrée. Il ne faut jamais oublier, et c'est d'autant plus vrai quand on est blessé.e, que l'alimentation est notre meilleure alliée, que ce soit pour t'aider à récupérer les jours de repos ou pour te permettre de guérir plus vite en cas de bobos. Crois-moi, c'est elle qui te permet de rester ou de revenir en bonne santé.
« Je ne peux pas m'entraîner, ma journée est trop chargée... » OK, mais je peux... prendre les escaliers plutôt que l'ascenseur ou l'escalator, marcher ou faire du vélo plutôt que de prendre les transports... et j'en passe. Tu as toujours la possibilité de te dépenser, d'une façon ou d'une autre.
« Je suis blessé.e, autant rester le cul sur le canapé. » Non, non, non ! Je ne pense pas que ton corps tout entier soit immobilisé. Alors plutôt que de regarder les semaines passées à attendre d'être de nouveau sur pied, fais la liste de toutes les choses que tu peux encore faire. Dans la majorité des cas, il est tout à fait possible d'adapter tes entraînements de façon à travailler toutes les parties de ton corps qui sont encore en pleine forme sans avoir à solliciter la zone blessée. Et si ce n'est pas possible, tu peux toujours t'étirer ou travailler ta souplesse... Bref, pour guérir, il faut continuer de bouger !

2

JE RELATIVISE

J'ai toute la vie pour m'entraîner et progresser dans mon sport et quelques jours de repos ne ruineront en aucun cas tous les efforts que je fournis chaque jour. Et même si ce repos est prolongé parce que tu es blessé.e, n'oublie pas que le corps est une machine incroyablement géniale. Écoute-le et tu verras que lorsqu'il sera prêt, il te fera faire des merveilles et tu reviendras à un niveau encore plus élevé que celui que tu as laissé.
Ce n'est pas mon métier. Ni moi ni toi (je crois, ou alors dis-le moi, je suis curieuse) ne préparons les JO. Ce qu'on fait, on le fait pour nous, notre bien-être et notre plaisir perso. Alors à partir du moment où ton sport n'est pas un métier qui te fait gagner de l'argent, prends du recul et dis-toi qu'une blessure est bien plus dure à encaisser pour un.e athlète professionnel.le que pour toi ou moi.

3

JE M'ÉCOUTE

On pense souvent que pour devenir plus performant.e, il faut s'entraîner tous les jours pendant des heures et des heures. Et pourtant... Je peux t'assurer que j'ai fait mes meilleures perfs et mes meilleurs entraînements à des moments où je ne m'entraînais pas plus d'une heure, 4 fois par semaine... Parfois, il faut savoir faire MOINS pour faire MIEUX. Le repos fait partie INTÉGRANTE de la vie d'un sportif et il est l'un des paramètres les plus importants à prendre en compte si tu souhaites progresser. Alors n'oublie pas de t'écouter, et si tu sens que tu n'es pas en forme, à reporter ton entraînement. On a tou.te.s besoin, par moment, de recharger nos batteries.

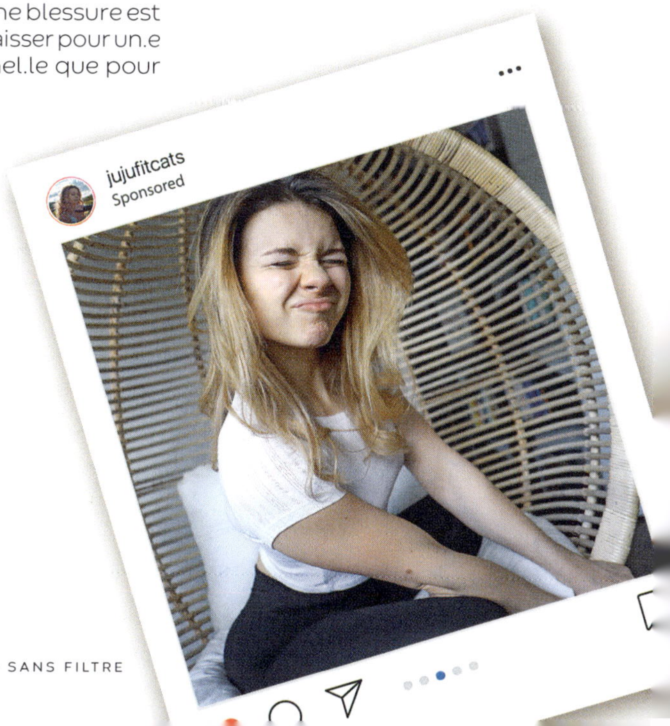

ROUTINE ÉTIREMENTS

Il y a quelques années, à force de m'entraîner, m'entraîner, m'entraîner... sans ne jamais prendre le temps de m'étirer, j'ai fini me blesser sérieusement.

Mon corps n'arrivait plus à encaisser et mon dos a décidé de me lâcher. J'ai compris ce jour-là qu'avoir une bonne mobilité était la clé pour durer ! Alors depuis trois ans je prends le temps de m'étirer et de me mobiliser quotidiennement (tous les jours, crois-moi c'est super chouette !) et je te conseille vraiment d'en faire autant pour éviter de te blesser. Voici mes exercices préférés :

EXERCICES HANCHES

POSITION DE FENTE

Avancer un pied vers l'avant, inspirer et pousser la hanche arrière vers l'avant et vers le sol sur l'expiration.

POSITION DE SQUAT

Pieds écartés un peu plus large que la largeur des épaules, pointes orientées vers l'extérieur, talons enfoncés dans le sol, descendre en position de squat, le dos bien droit. Maintenir la position quelques dizaines de secondes. Placer ensuite le bras droit à l'intérieur du pied droit, main au sol et ouvrir la cage thoracique pour lever le bras gauche vers le ciel en le suivant du regard. Faire la même chose avec l'autre bras.

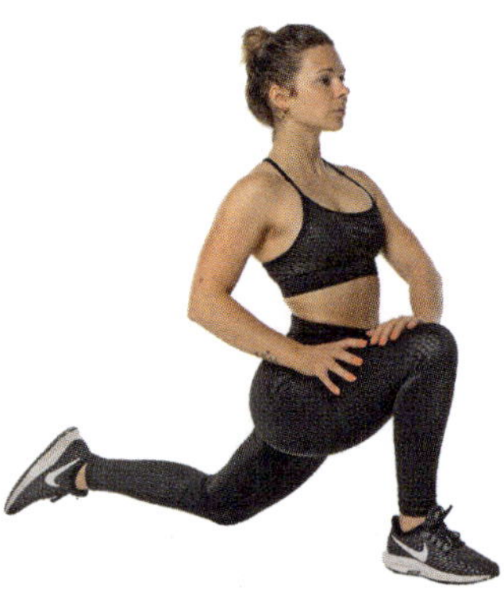

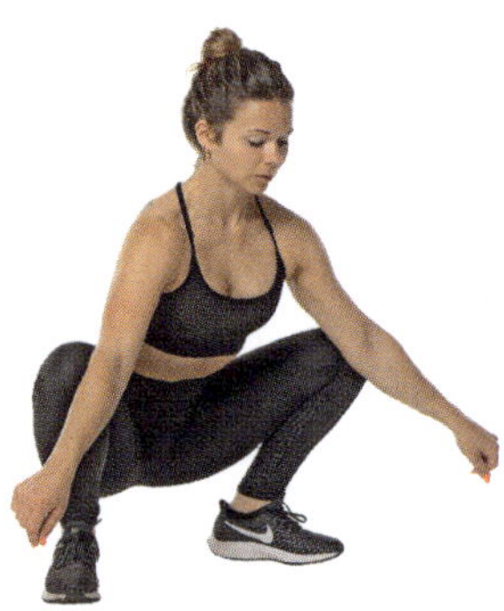

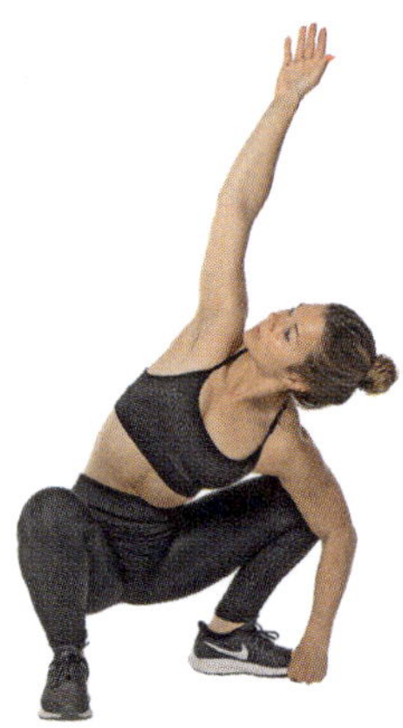

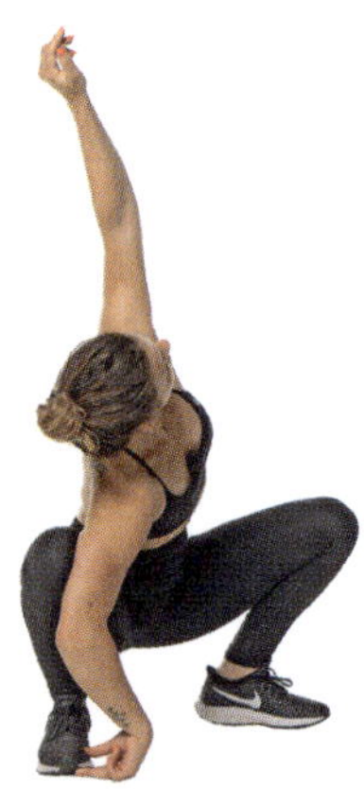

EXERCICES DOS

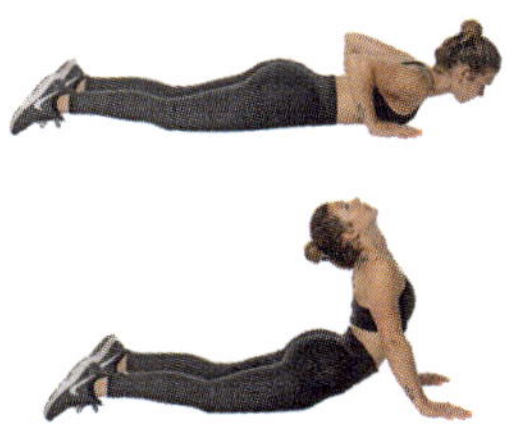

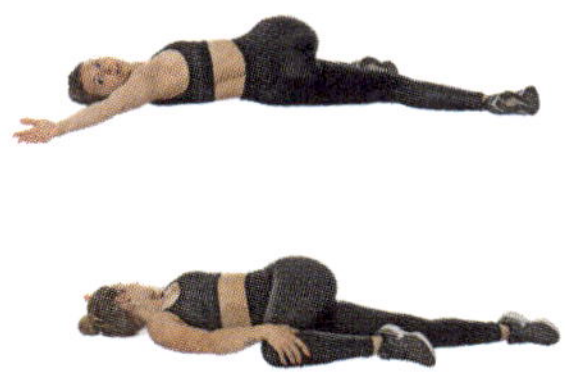

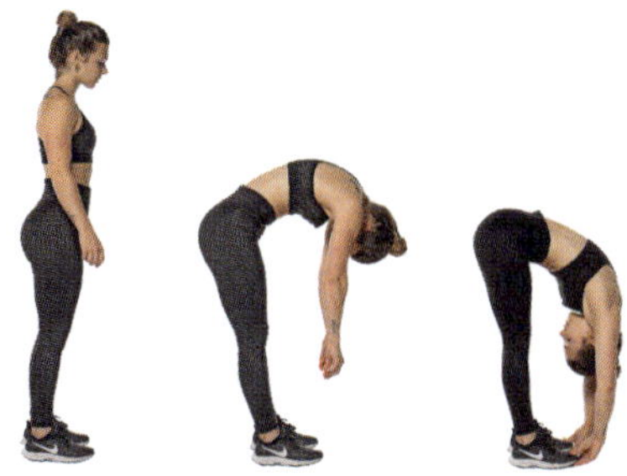

POSITION DU COBRA

Allongé.e à plat ventre sur le sol, jambes tendues, les bras sont placés dans l'alignement des épaules. On inspire puis on expire en se redressant, en cherchant à amener l'arrière du crâne le plus proche possible des fesses.

POSITION DU CRAPAUD

(oui, ce nom c'est mon invention…)
Allongé.e sur le dos, on plie les jambes, on inspire et sur l'expiration, on ramène les genoux le plus proche possible de la poitrine en arrondissant le bas du dos. Attention à bien plaquer les reins au sol.

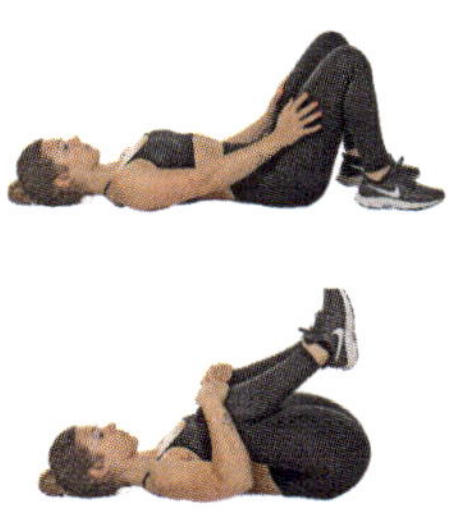

EXERCICE DE TORSION

Allongé.e sur le dos, on garde la jambe gauche tendue, on plie la jambe droite et on vient amener la jambe droite du côté gauche, le plus proche possible du sol (on essaye de toucher). La tête pivote du côté opposé et le bras droit doit rester bien plaqué au sol (l'épaule doit toucher le sol).

EXERCICE D'ASSOUPLISSEMENT

On enroule d'abord la tête, les épaules, les bras puis le dos, vertèbre après vertèbre jusqu'à amener les mains au sol (ou presque en fonction de votre souplesse). Garder les jambes tendues même si les mains ne touchent pas le sol.

HAUT DU CORPS

EXERCICE DE TORSION

Allongé.e à plat ventre sur le sol, les bras en étoiles, les jambes tendues et serrées, basculer la jambe gauche vers l'arrière côté droit (toucher le sol si possible). L'épaule droite doit rester au sol. Faire la même chose de l'autre côté.

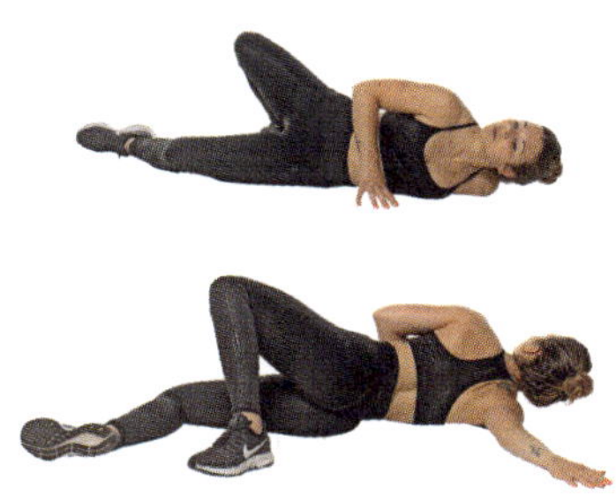

INDEX

Photographies de couverture et des pages
4, 11, 53, 59, 63, 97, 163, 165, 177 à 181, 188 et 189 :
Liltone Morris

Photographies et stylisme des recettes :
Amandine Honegger et Sylvie Rost de **Atelier Chez Elles**

Photographies des pages 17, 166-167, 173, 182, 183 : Thibaut Garcia

Photographie page 20 : Camille Delapart

Autres photographies : collection personnelle

Illustrations des pages 87, 89, 91, 93, 95 : Camille Pagni

Illustration page 8 : Adobe Stock

Photo page 167 : Nadia Bellalij

Autres illustrations : Freepik

Maquillage: Marjorie Delfau

Directeur éditorial : Didier Férat
Edition : Marjorie Goussu
D.A. & Maquette : Phil Caubit
Photogravure : Graphium
Fabrication : Laurence Duboscq

ISBN : 978-2-263-17099-7
Code éditeur : L17099
Dépôt légal : octobre 2021
Imprimé en France par Clerc.

FSC www.fsc.org MIXTE Papier issu de sources responsables FSC® C003309